骨伤科典型病例

GUSHANGKE DIANXING BINGLI

主　编　关　涛　刘　刚　齐敬东

上海科学技术文献出版社
Shanghai Scientific and Technological Literature Press

图书在版编目（CIP）数据

骨伤科典型病例/关涛，刘刚，齐敬东主编 . -- 上
海：上海科学技术文献出版社，2022
ISBN 978-7-5439-8579-7

Ⅰ . ①骨… Ⅱ . ①关… ②刘… ③齐… Ⅲ . ①骨损伤
—病案 Ⅳ . ① R683

中国版本图书馆 CIP 数据核字（2022）第 099703 号

策划编辑：张　树
责任编辑：应丽春
封面设计：李　楠

骨伤科典型病例

GUSHANGKE DIANXING BINGLI

主　　编：关　涛　刘　刚　齐敬东
出版发行：上海科学技术文献出版社
地　　址：上海市长乐路 746 号
邮政编码：200040
经　　销：全国新华书店
印　　刷：朗翔印刷（天津）有限公司
开　　本：787mm×1092mm　1/16
印　　张：25.5
版　　次：2022 年 7 月第 1 版　2022 年 7 月第 1 次印刷
书　　号：ISBN 978-7-5439-8579-7
定　　价：298.00 元

http://www.SSTLP.com

《骨伤科典型病例》

主 编

关 涛 刘 刚 齐敬东

副主编

刘桂杰 姚常伟 黄 峰 房义辉 周占国
范洪山 张宗武 安 龙 魏晓健

编 委

（按姓氏笔画排序）

丁 雯	马 建	马新强	王 飞	王 园	王 猛
王东伟	王洪超	王继扬	牛金辉	牛学刚	田义军
付邦国	白洪勇	任保亮	任贺堂	刘 飞	刘士凯
刘书强	刘晓之	刘晓宾	刘韶善	齐朋朋	关德强
孙 建	李 军	李 楠	李 攀	李泽民	李栋超
李家俊	杨 超	杨占华	杨丽婷	杨法报	吴文文
吴海峰	谷右天	邹志建	张庆云	张明伦	张忠河
张晓卫	陈 丹	陈 健	陈文祥	范宪辉	岳海振
郑大伟	孟祥栋	郝连升	侯跃超	姚辉斌	徐金华
高文博	郭 静	郭浩山	郭海涛	陶业伟	崔晏君
董吉哲	韩立建	谢洪香	路聊东	窦世鲁	蔡 军
裴崇飞	穆胜凯	魏全侠			

注：以上编委会人员工作单位均为聊城市中医医院。

主编简介

第一主编简介

关涛，主任医师，山东中医药大学兼职教授，山东中医药大学硕士研究生导师，聊城市中医医院党委委员、副院长。国家级中医重点专科骨伤科大主任、学术带头人，山东名中医药专家，山东省五级中医药师承教育项目指导老师。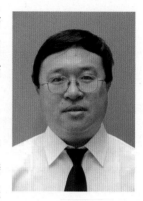

主要社会兼职：中国中医药研究促进会骨质疏松分会理事，中国老年学和老年医学学会老年骨科分会全国委员，山东省中医药学会骨伤分会副会长，山东省中医药学会创伤骨科专业委员会主任委员，山东省中西医结合学会骨科专业委员会副主任委员，山东省中医骨伤质量控制中心副主任，聊城市中医药学会副会长，聊城市中医药学会骨科专业委员会主任委员，聊城市骨科专业质量控制中心主任，聊城市中医骨伤质量控制中心主任。

发表学术论文 40 余篇，主编著作 4 部，参编著作 2 部。主持及指导国家级、省市级科研课题 20 余项，其中获山东省科技进步三等奖 1 项、聊城市科技进步三等奖 2 项。根据多年的临床经验总结出地杞壮骨胶囊、强脊活骨胶囊等特效方剂，被山东省药监局审批为院内制剂，项痹膏、风湿膏、外洗 II 号、外洗 III 号均出自他的验方。

专业擅长：精通骨伤科常见病、多发病、疑难病的诊治，以脊柱外科、骨关节病、骨肿瘤的治疗为技术特长。

第二主编简介

刘刚，主任医师，山东中医药大学兼职教授，现任聊城市中医医院大骨科副主任兼骨关节科主任。兼任聊城市中医药学会骨科专业委员会副主任委员，山东省中医药学会骨关节病专业委员会委员，山东省骨伤学会四肢创伤专业委员会委员，山东省修复与重建外科骨关节病专业委员会委员。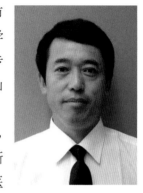

先后在国家级、省级杂志发表论文 30 余篇，主编著作 3 部，主持参与完成聊城市科技局科研项目 9 项，完成国家级实用新型专利 3 项。2002—2012 年连续被评为聊城市中医医院十佳医生并获得个人贡献奖，2007 年被评为聊城市优秀中青年中医药人才，2008 年获得"聊城市市直卫生系统先进工作者"荣誉称号。作为山东中医药大学兼职教授及聊城市中医医院骨伤科骨干，带教 1000 余人次，为聊城培养了大批中医骨伤临床人才，成为聊城骨科的中坚力量。

从医近 20 余年来，坚持运用中医骨伤理论，发挥中医特色。在技术上精益求精，精于骨科常见病、多发病、疑难病的诊治。在临床中坚持发挥中医特色优势诊治骨伤骨病，把手法复位小夹板外固定、膏药外敷、中药熏洗、推拿按摩、牵引等中医治疗方法进一步推广、扩大，对骨质疏松症中医治疗形成自己独到的治疗特色，并根据自己多年临床经验总结出补肾壮骨丸等特效方剂。同时重视现代医学技术，不断探索新技术、新方法，在本市率先开展了带锁髓内钉治疗四肢长骨干骨折，解剖钢板治疗近关节骨折，AF、RF 治疗胸腰椎骨折，腰椎滑脱，颈椎前路及人工全髋全膝置换等高难度手术。

第三主编简介

齐敬东，主任医师，山东中医药大学硕士研究生导师，山东中医药大学兼职教授，聊城市中医医院康复医学科主任。中国康复医学会骨与关节康复专业委员会委员，山东省"三经传承"宣讲团"专家，聊城市首批健康教育首席专家，聊城"好医生"，"富民兴聊"先进个人，中医中青年临床骨干。

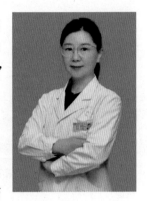

主要社会兼职：山东省中西医结合学会康复医学专业委员会常务委员，聊城市中西医结合康复专业委员会主任委员，山东省老年医药学会睡眠障碍委员会副主任委员，山东省中医药学会第二届膏方专业委员会委员，山东省亚健康防治协会首届康复分会委员，山东省脑血管防治协会脑血流重建与侧支循环专业委员会委员，聊城市中医药学会膏方专业委员会副主任委员。

研究方向：致力于中西医结合康复的临床研究，脑血管疾病和骨关节疾病的中西医结合康复治疗。

序

　　中医药是中华文明的瑰宝，数千年来，以其独特而完整的理论、丰富的实践经验和卓越的临床疗效自立于世界医学之林，在全民健康中发挥着重要作用。特别是在新型冠状病毒肺炎防控期间，中医药全程参与，中西药并用，形成了中国方案、中国经验，实现了新型冠状病毒肺炎发病率低和治愈率高的良好成绩，让中医药在古老中华大地上重焕光彩。中医骨科作为我国传统悠久的特色专科，坚持中西医并重，通过采用小夹板固定、手法整复、外固定架固定、艾灸法、拔罐法等中医特色治疗方法与手术后骨科康复相结合，在治疗和调理急慢性疾病中发挥了重大作用。

　　本书作者选取了骨创伤、脊柱、关节、运动医学、小儿骨科、手足外科、风湿免疫及骨科康复等方面的典型病例，采用中西医结合的方法进行治疗，既有常见骨折、骨病、运动损伤等疾病的手术治疗方法，又有对颈肩腰腿痛等疾病的保守治疗及康复方案，将现代医疗技术和传统中医药特色疗法有机结合，充分体现了现代化中医医院在骨伤骨病治疗中的优势。本书基本涵盖了骨科各分支方向的热点、难点典型病例，是广大基层医院骨科医师良好的参考书。

　　聊城自古就是中医药文化的发祥地之一，并且有着深厚的群众基础。早在商代，躬耕于聊城市莘县的伊尹，就开创药食同源的先河，是中药汤剂的创始人，被誉为中华汤药的鼻祖，至今仍是中医药中应用最广泛的剂型。南北朝名医李修，平阳郡馆陶（今冠县）人，曾入宫廷于内宫治病，屡受赏赐，并著有药方百卷留于后世。北魏时期的王显，是阳平郡乐平县（今莘县）人，撰写《药方》35 卷，名重当时。成无己，聊摄人（今山东省茌平县洪官屯镇成庄），是宋金时期聊城籍著名的中医理论家、临床家，伤寒学派的主要代表，著有《注解伤寒论》10 卷、《伤寒明理论》3 卷、《伤寒明理药方论》1 卷，是中国最早注释《伤寒论》的医学家。李东垣，我国医学史上著名的金元四大家之一，提出"内伤脾胃，百病由生"的观点，形成了独具一格的脾胃内伤学说，是中医"脾胃学说"的创始人。清代阳谷的孟西园，为嘉庆、道光年间名医，精内科、妇科、脉诊和瘟病；临清的李万春，擅治瘟疫，所著《集验瘟疫良方》二卷，后世应用屡有效验；叶嗣高，是清末民初名医，聊城人，先后在聊城、西安、北京等地行医，为慈禧、光绪御医。1886 年，美国传教士在临清基督教会创办"施医院"（后更名华美医院），西医开始传入聊城境内。从此，聊城传统医学在与西医相结合的路上滋养出更多的人才，获得了稳健的发展。

聊城属温带季风气候，具有显著的季节变化和季风气候特征，造就了丰富的中药材资源，最著名的阿胶就原产于山东东阿，已有两千多年的应用历史，与人参、鹿茸一起被誉为"中药三宝"，系中医治疗血虚的首选之品。全市种植主要中药材品种有 39 个，以山药、桑叶、灵芝、菊花、丹参、金银花为主，面积共 2.88 万余亩，主要分布在东昌府区、冠县、莘县等地。特别是冠县灵芝是全国最大的灵芝产销集散地，是中国科学院微生物研究所的灵芝产业化生产基地，年产销灵芝 5000 余吨，产品远销韩国、日本、新加坡等 20 多个国家和地区。

聊城有着优美的自然生态环境，是"中国十佳宜居城市"，有"江北水城"美称，不仅有深厚的中医药文化，而且有丰富的旅游资源，目前正着力推动"中医药＋"融合发展。立足阿胶产业特色和东阿阿胶品牌优势，推动中医治未病、康养理疗、休闲养生为主的健康服务业发展。2018 年，东阿阿胶世界被命名为全国中医药健康旅游示范基地创建单位，并参加了北京国际健康旅游博览会，为我市中医药健康旅游走向世界开辟了通道。

当前，中医药发展上升到国家战略，"遵循中医药发展规律，传承精华，守正创新"，是习总书记对中医药工作的重要指示，奏响了中医药高质量发展的主旋律，中医药事业发展进入了一个天时、地利、人和的崭新时期。我们要正确处理好守正与创新的关系，遵循中医药发展规律，充分发挥中医药在疾病预防、治疗、康复中的独特优势，在传承创新中，实现中医药事业和产业高质量发展。

聊城具有独特优势和深厚的中医药文化底蕴，各级中医医疗机构不但要在重点领域、重大项目上求得突破，还要在重点专科建设上有所作为，本书作者作为国家中医药管理局"十二五"中医药重点专科——中医骨科学科带头人，不仅要把中医骨科的中医药传统理论及实践经验传承下去，还要充分发挥当前我市中医药骨科的特色优势及区位优势，争创国家区域中医（专科）诊疗中心，彰显其防病治病的独特优势和作用。

为进一步推广、传播名中医专家学术思想、临床经验和技术专长，本书作者将 86 份患者病历通过整理，形成《骨伤科典型病例》一书奉献给大家。该书内容丰富，衷中参西，用简洁明了的方式讲解了中医传统骨科疾病的临床经验、学术思想及创新观点，体现了继续与创新辨证统一的基本原则，具有一定的学术价值和临床意义。希望本书的出版能使中医临床、科研和教育工作者能够从中受益，能对中医药事业的发展，推动人民群众的健康起到积极作用。也希望作者多出此类通谷易懂的中医药类书籍，为广大中医药工作者多奉献成熟的临床经验和技术指导，为迎接中医药大发展的春天到来贡献力量。

山东聊城市卫生健康委员会主任

魏天山

北京大学首钢医院

关振鹏

2022 年 1 月 6 日

前言

　　随着我国经济的发展，社会的进步，虽然百姓的生活水平不断提高，但人口老龄化也在加剧，使得健康标准不断提升，加之检查手段和各种仪器的快速更新，越来越多传统骨科疾病得到人们的重新认识，越来越多新的骨科疾病逐渐浮出水面并使人们有所了解，因此很多原来的治疗理念也不得不改变。这些变化在出版周期较长的课程类医学书籍中得不到及时的更新。

　　本书的编者们另辟蹊径，通过收集最近几年聊城市中医医院骨科的一些典型病例，在图文并茂地展现疾病诊疗过程的同时，也对该类疾病进行了总结和概述，阐明了该疾病在诊断上的新发现、新观点和在治疗方面的新技术、新进展。尤其值得称道的是，关涛院长作为中医骨科传承的典范，能够在多年的临床经验中总结出一套中西医结合的骨科疾病诊疗方案，在给出西医诊断和治疗中的同时运用中医理论和知识再加以阐释，使广大西医骨科大夫能够简单明了地学习一些中医知识，从而使中医这个祖国瑰宝继续得以发扬光大，这也是本书的一大亮点。

　　本书通过近期典型病例诊疗过程的详细展示以及结合最新文献的总结概括这一灵活快捷的方式，使广大一线的骨科医生能够及时掌握到一些骨科疾病知识的更新和一些新认识到的病种，我相信，这是一部对众多从事骨科临床工作医生极其有参考价值的专业书籍，随着这部专著的出版，医生对骨科疾病的诊疗会变得越来越及时、越来越精准、越来越规范，从而给更多的骨科患者带来福音。

编　者

目　录

第一章 颈肩部损伤

病例 1

颈髓损伤

一、病历介绍

患者：邱某，女，66岁。因"四肢麻木、无力20天"入院。

现病史：患者20天前进行手法按摩后出现左侧上肢麻木、无力，后进展为双侧上下肢麻木、无力，于2020年9月23日在聊城市某医院就诊，行颈椎MRI检查，诊断为"颈髓损伤，颈椎间盘突出症"，于2020年9月25日全麻下行"颈椎前路椎间盘切除减压植骨融合内固定术"，为行系统检查和治疗收住我科。入院症见：患者右侧上下肢体无力，双侧上下肢和双手自觉麻木，右侧上肢掣痛，项背部紧绷不适，自觉口苦、口干，无头晕、头痛，无二便控制障碍。纳差，眠可，大便偏干，小便可。

既往史：有全麻下颈椎前路椎间盘切除减压植骨融合内固定术史12天。有颈椎病病史10余年，有糖尿病病史4年余，口服二甲双胍肠溶片0.5g,3次/日以控制血糖，血糖控制不详。有胆囊炎病史1年余。有抑郁症病史4年余。

体格检查：T 36.0℃，P 64次/分，R 18次/分，BP 148/74mmHg，神清语利，颅神经（－），颈椎颈托固定，双侧上肢轻触觉、痛温觉自肘前窝外侧减退。右上肢屈肘肌肌力3⁺级，伸腕肌肌力3级，伸肘肌肌力4级，中指屈肌肌力3⁺级，小指外展肌肌力3级。右下肢屈髋肌肌力3⁺级，伸膝肌肌力3⁺级，踝背屈肌肌力4级，趾长伸肌肌力4级，踝跖屈肌肌力4级。左上肢屈肘肌肌力4⁺级，伸腕肌肌力4⁺级，伸肘肌肌力4⁺级，中指屈肌肌力4级，小指外展肌肌力4级。左下肢屈髋肌肌力4⁺级，伸膝肌肌力 4$^+$ 级，踝背屈肌肌力 4 级，趾长伸肌肌力 4 级，踝跖屈肌肌力 4 级。双上肢肌张力对称正常。双侧肱二头肌肌腱反射（+），双侧肱三头肌肌腱反射（−），双侧桡骨膜反射（−），双侧 Hoffmann 征（−）。右侧 Babinski 征（+），左侧 Babinski 征（−）。ADL 评分：60 分（中度依赖）。

辅助检查：颈椎 MRI 示：颈椎术后改变；$C_{4/5}$～$C_{6/7}$ 椎间盘后方突出；颈椎退行性改变（2010-10-04，病例 1 图 1）。

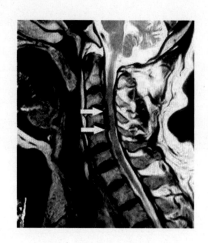

病例 1 图 1 颈椎 MRI

中医望、闻、切诊：中年女性，形体偏胖，面色萎黄，言语清晰，无异常气味，舌质淡，苔薄白，脉弦涩。

初步诊断：

中医诊断：痿病（瘀血阻络证）。

西医诊断：

1. 颈髓损伤（C_4，AIS：D 级）。

2. 颈椎前路椎间盘切除减压植骨融合内固定术后。

3. 颈椎间盘突出症。

4. 颈椎骨性关节炎。

5. 2 型糖尿病。

6. 胆囊炎。

7. 抑郁症。

治疗经过：入院后完善相关辅助检查，包括三大常规、生化分析 45 项、血凝 5 项、风湿 4 项、心电图、血沉、血凝、糖化血红蛋白测定等。辨证给予口服颈舒颗粒以活血通络止痛，口服甲钴胺胶囊以营养神经，口服氨酚双氢可待因以镇痛，口服二甲双胍肠溶片以控制血糖，静脉滴注天麻素注射液，七叶皂苷钠注射液以脱水消肿；行手指点穴以足太阳膀胱经、手阳明大肠经、督脉穴位以益气活血，温阳祛湿，通络止痛；予针刺＋电针＋TDP治疗以行气化湿、通络止痛，给予中频脉冲电治疗刺激右侧下肢股四头肌，低频脉冲电疗法刺激右侧上肢肩前屈、外展、屈伸肘肌群以增强肌力。嘱患者佩戴颈托以保护颈椎。

二、疾病概述

不完全脊髓损伤以ASIA分级中的D级常见，中央束综合征和马尾综合征也较多见。颈髓损伤是由各种原因引起的颈髓结构和功能损害，是一种严重的致残性疾病，常造成患者四肢瘫痪，对日常生活自理能力及生存质量造成严重影响[1]。脊髓损伤患者常发生严重的并发症，严重影响患者的恢复，甚至危及生命。最常见的并发症为呼吸系统感染、压疮、泌尿生殖系统感染、排便障碍、神经源性膀胱、高热、自主神经反射异常、痉挛、深静脉血栓和性功能障碍等，随着对脊髓损伤认识的加深及更科学的治疗，脊髓损伤患者的死亡率较前有所下降，但泌尿系统疾病和呼吸系统疾病仍是其主要的死亡原因。颈髓损伤因损伤平面高而容易引起严重的残疾，常常导致呼吸困难、四肢瘫痪等，是康复治疗的重点和难点，同时给家庭和社会也带来了严重的负担[2]。

痿病，又称"痿躄"。痿，指肢体痿弱不用；躄，指下肢软弱无力，不任步履。现代研究认为，痿病是指肢体筋脉弛缓，手足软弱无力，日久因不能随意运动而致肌肉萎缩的一种病证。其主要含义有二：一是指形的变化，指形体枯萎、萎缩；二是指用的变化，指功能低下，无力萎缩，不能行功能之用。前者以患肢枯萎瘦削为特征，后者以软弱无力、不能动作为特点。故凡临床上具备上述特征者，均可称为痿病。从广义上说，痿病不仅限于四肢不用之证，还应包括如肺痿、阳痿等在内的其他病证。因此，目前通常所说的痿病，实际上是一个狭义的概念，是专指肢体痿废不用而言。

痿病的发病原因十分复杂，大致可总结如下：①因虚致痿。痿多虚证，虚之因总与脾胃、肝肾相关，和气血不足相系。脾胃虚弱，则气血津液化源不足，肢体筋脉无以荣养而致；肝肾亏虚，精血不足，筋脉失濡，必使肢体痿软无力而成痿。在因虚致痿中，应当强调脾胃虚弱在痿病发病中的突出作用。据陈金亮等[3]的临床研究，痿病之发生，均有不同程度的脾胃病变，临床上均可以显示出或多或少的脾虚症状。究其原因，盖脾位于中焦，主四肢肌肉，有运化水谷、升清和统摄血液的功能，为"后天之本""气血生化之源"。因此，人体肌肉的丰满强健与消瘦痿弱，与脾主运化功能的强弱息息相关。脾健则气旺血盈，肢体筋脉得充而强健有力。反之，则肢体筋脉失养而痿软瘦削。②因虚致实，虚实夹杂，终致成痿。痿以虚者居多，此虚或速成，或渐生。虚既成，必由五脏之虚而及五体之虚，惹致痿病。五脏既虚，脏腑功能失调，必生五邪，或正气不足，邪之所凑，外感六淫邪气，终致因虚致实，形成虚实夹杂的复杂病机。③因实致痿。痿病初起多实，因实致痿者并非鲜见。此实顾名思义为邪实，而此邪既有外感六淫、痰浊、瘀血，也有温毒乖戾、贼风、壅毒等。痿病的病机总结如下：①脏腑虚损：脏腑为气血精微化生之地。先天不足，后天失调，脏腑损伤，气血精微化生不足，肌肉筋脉，四肢百骸失却滋养而发生痿病。在脏腑损伤病机中，临床上多见的有脾胃虚损、脾肾虚损和肝肾亏损。肾虚则髓海失充，脑失所养，神机失常，形体失用。②气血津液失常：痿病总属肌肉筋脉之病，缘于肌肉筋脉失去气血津液的濡养所致。因此，气血津液运行失常，不能有效地发挥灌注濡养作用，必然会导致痿病的发生。造成气血津液运行失常的机制，既有虚而不足以行，也有实而阻滞难行。盖气虚日久，气亏血虚，血虚则气易衰，气衰则气液流通失常，运血亦无力，可致津聚痰凝血瘀。病久，愈加气弱血虚，血虚失濡，气机逆乱，气不化津，气液流通失常加剧，气滞、津聚、痰凝、血瘀多种因素交互，众蕴之邪久积为毒，最终形成众邪郁滞玄府，阻滞脉络，气血津液流通渗灌不能，肌肤筋脉失养而形成痿病。③经络病机：气血津液运行失常在痿病的发病中占有重要的地位，无论是气血的营润滋养，还是津液的敷布，都需要一个重要的环节，即经络的通畅。各种原因导致经脉损伤，经络不通，使气血不能运行，精微不得布散，肌肉筋脉失养而发生痿病。④邪实痹阻：邪气阻滞，妨碍脏腑气化，影响经脉流通，痹阻气血，壅滞精微，肌肉百骸失养而发生痿病。临床多见的是肺热叶焦和湿热内蕴病机。此外，寒湿阻滞、热毒壅滞、毒损络脉、水淫络脉、水淫玄府等也逐渐被引起重视。但在临床实际中，多是病机复杂，虚实杂见。

三、诊断与治疗

（一）中医诊断标准

1. 病证诊断　参照 1994 年国家中医药管理局制定的《中医病证诊断疗效标准》。

（1）有典型脊柱骨折外伤史，于伤后立即发病。

（2）以下肢或上肢、一侧或双侧肢体筋脉弛缓，痿软无力，甚至肌肉萎缩、瘫痪为主症。

（3）西医学神经系统检查肌力降低，肌萎缩，或肌电图、肌活检与酶学检查，符合神经、肌肉系统相关疾病诊断者。

2. 证候诊断

（1）瘀血阻络证：肢体痿软、肢体麻木、大便不调（秘结或失禁），小便不调（癃闭或失禁），局部肿胀，痛有定处，或有皮下瘀斑，腹胀，舌质紫暗，苔薄白，脉细涩。

（2）气虚血瘀证：肢体痿软、肢体麻木、大便不调（秘结或失禁），小便不调（癃闭或失禁），伤处肿痛，肌肉萎缩，面色淡白，腹胀，气短乏力，心悸自汗，舌质暗淡，苔薄白或白腻，脉细缓或细涩。

（3）脾胃虚弱证：肢体痿软、肢体麻木、大便不调（秘结或失禁），小便不调（癃闭或失禁），肌肉萎缩，神倦，气短自汗，食少腹胀，面色少华，舌淡，苔白，脉细缓。

（4）肝肾亏虚证：肢体痿软、肢体麻木、大便不调（秘结或失禁），小便不调（癃闭或失禁），肌肉消减，形瘦骨立，腰膝酸软，头晕耳鸣，舌红绛，少苔，脉细数。

（二）西医诊断标准

参照 2011 年美国脊髓损伤学会制定的《脊髓损伤神经学分类国际标准》，简称"ASIA"进行诊断（病例 1 表 1）。

病例 1 表 1　脊髓损伤神经学分类

A	完全性	骶段（$S_{4\sim5}$）无任何运动或感觉功能保留
B	不完全性	损伤平面以下包括骶段有感觉但无运动功能
C	不完全性	损伤平面以下存在运动功能，但大部分关键肌肌力 3 级以下
D	不完全性	损伤平面以下存在运动功能，且大部分关键肌肌力大于或等于 3 级
E	正常	运动和感觉功能正常

（三）治疗

1. 全身治疗　全身治疗对减少颈椎损伤早期死亡率非常重要。颈髓损伤后，维持血压的稳定对脊髓的血流灌注十分有利。血压维持在 90mmHg（1mmHg ＝ 0.133kPa）以上，就能保证脊髓的血供。颈髓损伤早期，因交感神经受到影响而造成低血压和脉搏缓慢，维持足够的循环血容量尤其重要。始终保持呼吸道通畅，保证供氧。维持血液循环，保证收缩压在 90mmHg 以上，以保证脊髓血供。维持水、电解质平衡，以保证充足营养。高热患者应及时采取降温措施。保持规律的排便习惯。防止呼吸道感染、肺不张、泌尿系感染、褥疮等并发症。

2. 药物治疗　颈髓损伤急性期可选择药物治疗，减轻脊髓水肿和一系列不良的生化反应。目前可选用的药物有以下几种。

（1）肾上腺皮质激素：肾上腺皮质激素迄今仍是早期治疗脊髓损伤应用最广泛的药物，它具有稳定溶酶体膜、抑制脂质过氧化作用。大剂量甲基强的松龙 30mg/kg 于 15 分钟内静脉滴注完毕，余下 45 分钟用 500ml 等渗盐水静脉滴注，然后再以 5.4mg/（kg·h）甲基强的松龙缓慢静脉滴注维持 2～3 小时，可明显改善损伤脊髓的功能。但于伤后 8 小时内应用有效，若≥8 小时应慎重使用，同时注意防治大剂量应用甲基强的松龙的并发症。

（2）脱水剂和利尿剂：采用高渗性脱水剂和利尿剂可以增加尿量，能排除脊髓损伤后组织细胞外液过多的水分。这些药物可选择使用，不必全部应用。各种药物用法如下：呋喃苯胺酸（速尿）20mg，肌内注射或静脉注射，1～2次/日。200g/L甘露醇或250g/L山梨醇，250～500ml静脉滴注，根据病情可6小时1次，反复使用连续数日。200g/L人血白蛋白10～20g静脉滴注，可反复长期使用。人血白蛋白不但可明显减轻脊髓水肿，还可补充营养，而且不会引起和加重电解质紊乱等脊髓损伤后常见的并发症，是脊髓损伤首选的脱水剂。

（3）神经节苷脂（GM-1）：它是细胞膜上含糖脂的唾液酸,在中枢神经系统特别丰富,在正常神经元分化发育中起重要作用。

3. 手术治疗　关于颈椎损伤的治疗，可根据损伤类型和程度选择手术和非手术治疗。根据颈椎损伤类型和脊髓受压部位、节段，可选择前路手术、后路手术或前后路联合手术。最佳手术时机为伤后3天内，如果丧失了最佳时机，应在伤后7天行手术治疗。颈椎损伤后，包括运动、感觉和括约肌功能在内的颈髓功能可存在不同程度的障碍。颈椎骨折合并颈髓损伤占颈椎损伤的75%～80%。但是，颈髓损伤患者的死亡往往不是颈髓损伤直接引起，而是颈髓损伤并发症所致，包括呼吸困难、水电解质紊乱、肺部感染、低血压、低蛋白血症等。颈椎骨折的治疗不仅包括脊柱外科治疗，还必须包括相关学科，特别是康复医学科的综合治疗。因此，颈椎损伤的治疗是医院整体治疗水平和协调能力的综合体现，不能单纯依靠骨科治疗，而要求各学科共同参与、密切合作。

4. 康复治疗

（1）运动功能障碍的治疗

1）功能训练。①肌力训练：其重点是肌力达到3级，可以逐步采用渐进性抗阻练习；肌力2级时可以采用滑板运动或助力运动；肌力1级时采用电子生物反馈或功能性电刺激等方式进行训练。②肌肉牵张训练：主要牵张引起功能障碍的关键肌。③垫上训练：翻身、肘胸位、手膝位、双肘支撑位下缓慢坐起、帮助下坐起动作、卧坐转移。④坐位训练：床上坐姿可分长坐（膝关节伸直）和短坐。⑤轮椅训练：学会操作轮椅，借助轮椅完成各种活动，对于T_{10}以上脊髓损伤患者应学会安全使用轮椅及轮椅保养、继修，在轮椅上完成各种转移活动。⑥平行杆内站立训练。⑦步行训练：a. 平行杠内步行训练：选择三种步态行走，即摆至步、摆过步和四点步。b. 挂拐步行训练：交替拖地步行、同时拖地步行、四点步行、三点步行、两点步行。⑧上下阶梯训练：L_1～L_2损伤患者可进行上下阶梯训练。主要包括从前方上阶梯、后退上阶梯、下阶梯、安全卧倒和重新爬起等训练。⑨日常生活活动能力训练：吃饭、梳洗、穿衣、洗澡、转移等训练。⑩辅助器械的应用：按损伤水平的不同提供不同的辅助器械或自助具。

2）针刺治疗。①主穴：取损伤平面上下各1～2个夹脊穴2～4对。②配穴：

上肢取曲池、外关、合谷；下肢取环跳、委中、承山、绝骨、昆仑、太冲、次髎、三阴交、阳陵泉。

3）手指点穴治疗：循督脉和手、足三阳经。穴位：大椎、命门、肺俞、肝俞、胆俞、脾俞、肾俞、环跳、承扶、委中、足三里、解溪、绝骨。

4）物理因子疗法：根据需要可选择磁热疗法、蜡疗、干扰电疗法、微波治疗等。

5）传统功法：八段锦、轮椅太极等。

（2）呼吸功能训练：呼吸功能训练主要是呼吸肌的练习，所有患者都进行呼吸肌训练。①腹式呼吸训练：腹式呼吸训练时应给予适当阻力，但在呼气终末给予一定助力，每次训练呼吸 20～30 次，2 次 / 日。一旦出现头昏、胸闷等症应立即停止训练。②缩唇呼吸训练：闭嘴经鼻吸入气体后，缩唇吹口哨样缓慢呼气，吸气与呼气时间比约为 1：2，20 次 / 分。

（五）其他治疗

给予积极护理措施，预防各种并发症，如呼吸道及泌尿系感染、深静脉血栓形成、压疮等。

参考文献

[1] 丘卫红，朱洪翔，张百祥，等 . 脊髓损伤患者康复期生存质量的影响因素 [J]. 中国康复医学杂志，2009，24（4）：316.

[2] 李昕，温竣翔，李立钧，等 . 颈髓损伤后呼吸功能重建的研究进展 [J]. 中国脊柱脊髓杂志，2009，19（9）：704-707.

[3] 陈金亮，杨晓黎，曹耀中 . 略论痿证与调理脾胃 [J]. 河北中医，1996，18（5）：1-2.

颈椎骨性关节炎

一、病历介绍

患者：杨某某，男，73岁，因"右上肢前臂酸痛伴右无名指、小指麻木20余天"入院。

现病史：患者于20天前无明显诱因出现右上肢前臂酸痛伴右无名指小指麻木，伴颈肩部僵紧不适，一直未行治疗，为求系统治疗，今日经门诊以"颈椎骨性关节炎"收入院。入院症见：神志清、精神可、一般状况可，体重无明显减轻，右上肢前臂酸痛伴右无名指、小指麻木，伴颈肩部僵紧不适，纳可眠差、二便调。

体格检查：T 36.3℃，P 73次／分，R 18次／分，BP 125/83mmHg，双肺呼吸音清，无干湿性啰音，心率68次／分，律齐，无心脏杂音，腹软平坦，肾区叩击痛（−）。

专科检查：神清语利，颅神经（−），$C_9 \sim C_{12}$压痛，椎间孔挤压试验（＋），旋颈试验（＋），右侧臂丛神经牵拉试验（＋），叩顶试验（−），椎间孔分离试验（＋），四肢肌力、肌张力正常。四肢腱反射对称正常，病理征未引出，VAS评分：6分。

辅助检查：磁共振颈椎平扫示颈椎间盘突出（病例2图1）。

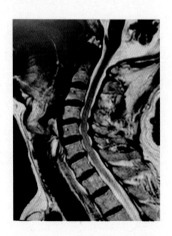

病例2图1　磁共振颈椎平扫

初步诊断：颈椎骨性关节炎。

诊疗计划：完善相关辅助检查，予以普通针刺 15 穴、手指点穴、隔物灸＋中药涂擦、超声波治疗等综合康复治疗以活血化瘀、通络止痛；给予活血复元汤行颈部熏洗治疗，对症处理。治疗 1 个月，患者病情明显减轻。

二、概述

颈椎骨性关节病为颈椎退行性病变引起的颈臂痛。多见于中年以上体力劳动者，男多于女，常发生于磨损较多的颈段，开始时椎间盘退变、不稳，关节突错位，韧带及关节囊肥厚，骨赘形成。压迫神经或椎管狭窄时引起症状。

三、治疗

1. 药物治疗

（1）可用消炎镇痛类药物，但不能阻止病变的发展，常用的有阿司匹林、消炎痛（吲哚美辛）、炎痛喜康（吡罗昔康）、芬必得、瑞培林（双氯芬酸钠肠溶片）等。一般选用一种即可，效果不佳时换用另一种。这类药物对胃的刺激性较大，要饭后或随饭服用，如有不适，应及时减量或停用。另外，使用血管扩张类药物也可达到消炎镇痛的作用，如复方丹参类、地巴唑等。

（2）辨证施治中草药，常用的有小活络丹、骨刺丸、伤湿止痛膏等。

2. 手术治疗　单纯的骨性关节病很少行手术治疗，合并血管、神经根、脊髓等受压时，可选择手术治疗。常用的有骨赘切除、椎间盘摘除椎体融合、椎管减压等手术。

病例3

脊髓型合并神经根型颈椎病

一、病历介绍

患者：袁某，男性，45岁。因"步态不稳伴右上肢乏力3年，加重1年"入院。

现病史：患者于3年前出现颈部疼痛不适，伴双上肢麻木、束带感、踩棉感。在外口服药物（具体不详），症状反复。1年前出现步态不稳伴持物易落，右上肢无力，今为求进一步治疗来我院就诊。病程中，患者纳可，体重无明显变化，大小便可自解。

体格检查：T 36.4℃，P 70次/分，R 20次/分，BP 125/80mmHg。双肺呼吸音清，无干湿性啰音。心率68次/分，律齐，无心脏杂音。腹软平坦，肝肾区叩击痛（−）。

专科检查：脊柱居中，颈部旋转活动可，双上肢感觉减退，双小腿及双足感觉减退；左上肢肌力正常，右侧肱二头肌、肱三头肌肌力Ⅳ级，左下肢各关键肌肌力Ⅴ级，右侧股四头肌肌力Ⅴ级，右侧胫前肌、拇背伸、拇跖屈肌力Ⅳ级，肌张力正常；双侧Hoffmann征（−），双侧膝反射、跟腱反射活跃，右侧为甚，双侧踝阵挛（−）。

辅助检查：X线片（病例3图1）示$C_3 \sim C_7$过伸位及过屈位未见颈椎后凸畸形及不稳定；颈椎MRI（病例3图2）示：$C_3 \sim C_4$、$C_4 \sim C_5$、$C_5 \sim C_6$节段椎管狭窄；颈椎间盘CT（病例3图3）示$C_4 \sim C_5$节段右侧椎间孔狭窄。

初步诊断：脊髓型合并神经根型颈椎病。

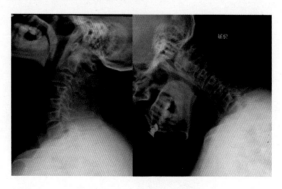

病例3图1　术前X线片

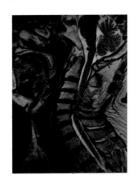 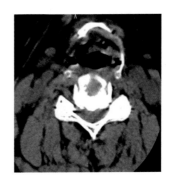

病例 3 图 2　术前 MRI　　　　　　病例 3 图 3　术前 CT

二、疾病概述

颈椎病是一种进行性退行性颈椎病，表现为椎间盘高度降低、骨赘形成、黄韧带和小关节等一系列解剖结构的退变，从而影响颈椎管和椎间孔的狭窄，导致脊髓病和神经根病症状。颈椎椎板成形术是针对脊髓型颈椎病（cervical spondylotic myelopathy，CSM）多节段脊髓受压的病理特征，而采取的保留椎板和椎旁肌附着物的常用手术方案，其目的是扩大和重建椎体后弓，并防止术后颈椎后凸[1]。然而，对于神经根病伴神经孔狭窄的患者，常规椎板成形术仅能解除颈髓的压迫，术后神经根性症状不仅不能缓解，反而可能会加重[2]。有报道称需进行前后路联合手术，但增加了手术创伤和费用[3]。在这种情况下，切除关节突骨质以增加椎间孔直径，能够有效地松解神经根[4]，尽管有报道称这样有可能导致阶段性不稳或后凸[5]。

三、诊断和治疗

根据病史及入院查体、辅助检查，该患者诊断为脊髓型合并神经根型颈椎病，入院后予以完善相关检查，排除手术禁忌证后，在全身麻醉、C 形臂 X 线透视机监控下行颈椎后路单开门联合椎间孔成形术（病例 3 图 4）。术后 5 日查四肢肌力 V 级，均较术前有改善。术后 3 个月复诊时，患者四肢肌力感觉恢复正常（病例 3 图 5）。

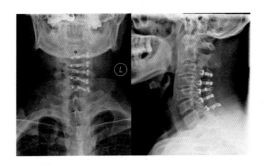

病例 3 图 4　颈椎后路单开门联合椎间孔成形术后颈椎弧度良好

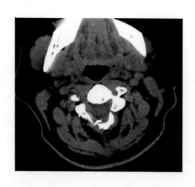

病例3图5 术后CT：$C_4 \sim C_5$节段右侧椎间孔扩大充分，神经根无受压情况

CSM伴神经根病变的手术治疗选择常有争议。后路单开门椎管扩大成形为术后脊髓后移提供足够的空间，能够显著改善CSM患者上运动神经元损伤的症状。但当合并神经根病变时，受到神经根管的卡压即产生减压后的栓系效应，减压后神经根性症状缓解不理想[6]，有时因脊髓向后方移动而致使神经根过分扩张，进而引发神经根麻痹。因此，在多节段颈椎管狭窄和椎间孔狭窄并存的情况下，选择后路手术还是前后路联合手术仍有不同的观点。Tanaka N[7]认为椎间孔是一个漏斗状结构，神经根从脊髓出来的区域最宽，出神经根管部位最窄。此外，如果椎间盘突出症的患者在后纵韧带下外侧部移位，即使前路减压也存在一定困难。为了克服这些局限性，椎板成形术和后孔切开术联合应用于治疗多节段CSM伴神经根病变。Herkowitz[8]对椎板成形术联合椎间孔侧后方成形术治疗CSM合并神经根病变进行了改良，并取得良好的临床效果。国内[9]比较了后路椎板成形联合椎间孔切开术与颈前路椎间盘切除减压融合术治疗混合型颈椎病的临床疗效，认为前者能够有效减轻脊髓压迫症状，并预防术后神经根压迫。在本研究中，两组患者术后JOA评分、NDI指数均优于术前（$P < 0.01$），其中两组间比较NDI评分，差异无统计学意义（$P > 0.05$）。但两组患者的JOA评分，联合组优于单开门组，差异有统计学意义（$P < 0.05$），具体评估两组患者的JOA评分差异主要体现在对神经根性症状的缓解，联合组患者术后上肢神经根感觉障碍，如放射性臂痛基本完全缓解，而单开门组仍有65.3%的患者残留根性症状，需进一步给予辅助治疗。

椎管扩大成形联合椎间孔成形治疗CSM合并椎间孔狭窄的一个主要问题是节段性脊柱后凸和椎间孔切开节段不稳定的潜在风险。这是因为附加的椎间孔成形术会损伤小关节突关节，颈椎后部稳定结构不完整，增加机械不稳定性。Cusick等[10]认为过多的椎间孔骨质切除，可能导致节段性不稳定。Zdeblick等[11]在体外生物力学分析发现50%的小关节切除加椎板切除术导致单个运动节段的节段不稳定，需要辅助后路关节融合术。Sasai等[12]也认为椎板成形术和单侧椎间孔成形并不影响椎体的稳定性。

为避免过多地去除椎间孔后壁的骨性结构，减少对小关节的损伤，本研究中我们采取以下措施：① Ebrahelm 等[13]将椎间孔划分为 3 部分，椎间孔切除小于 5% 为Ⅰ度减压；椎间孔切除 25%～50% 即为Ⅱ度减压；大于 50% 为Ⅲ度减压。本研究中对 16 例患者行Ⅱ度减压，11 例患者行Ⅲ度减压。因此，我们在减压过程中注意尽量保留 50% 关节突，而是在切除内侧 20% 左右后，神经根入口处后通过显微镜潜行磨除关节突的前壁，保留大部分关节突关节的吻合关系。术后检查示椎间高度无明显丢失，生理曲度正常，部分切除关节突不影响脊椎的稳定性。②尽量避免双侧椎间孔减压。虽然有研究表明无论是单侧还是双侧椎间孔切开术，椎板成形术后相应节段的椎体间的成角和位移都没有明显增加，但我们在临床中发现 CSM 合并椎间孔狭窄的上肢神经根性症状，通常以单侧为著。因此，我们没有做预防性减压松解。③完善的术前检查，判断术前颈椎稳定程度及有无存在节段性后凸或不稳定，可避免术后后凸畸形加重、颈椎反张。④内固定的应用。当椎间孔成形后，为避免关节突匹配不良导致的阶段性不稳定，我们在术中保留椎板间的韧带，同时对上下椎板用微型钢板进行固定。这样不仅能够维持开门的宽度，而且可以避免术后再关门或减压角度不够[14]。⑤针对术中为了尽可能地保留颈椎后部半棘肌和项韧带等软组织结构、维持术后张力带的动力稳定，我们采用骨膜下剥离，术后进行局部缝合重建并使用颈托外固定架 4 周，然后开始进行功能锻炼[15]。通过上述技术改良，本研究中联合组患者术后 SVA $C_2\sim C_7$、Cob 角、椎板开门角等影像学参数差异无统计学意义（$P > 0.05$），提示单开门椎管成形联合椎间孔扩大成形并不会影响颈椎的稳定性。

综上所述，笔者认为针对 CSM 合并椎间孔狭窄患者进行单开门椎管成形联合椎间孔扩大成形时，术中应注意对关节突骨质的保留，只针对责任部位进行减压，同时采取相应的稳定措施，并不影响椎体稳定性，可获得更理想的手术效果。但本研究由于纳入研究的患者数量少，术后随访时间有限，评价颈椎稳定的影像学参数仍待进一步观察。

参考文献

[1] 黄长智，林泉，林久灶. 颈后路单开门椎管扩大术治疗颈椎管狭窄症的研究现状与进展 [J]. 生物骨科材料与临床研究，2019，16（2）：67-71.

[2]Burkhardt BW, Brielmaier M, Schwerdtfeger K, et al.Smith-Robinson procedure with and without caspar plating as a treatment for cervical spondylotic myelopathy：A 26-year follow-up of 23 patients[J].European

Spine Journal，2017，26（4）：1246-1253.

[3] 丁明，李明，陈越林. 前后联合入路治疗混合型颈椎病 56 例临床分析 [J].中国老年学杂志，2009，29（2）：240-241.

[4] 王永胜，张昆鹏，马航，等. 颈后路单开门椎管成型并神经根管扩大与传统单开门手术治疗脊髓型颈椎病的对比研究 [J]. 颈腰痛杂志，2019，40（1）：84-85.

[5]Zdeblick TA, Abitbol J, Kunz DN, et al.Cervical stability after sequential capsule resection[J].Spine, 18（Supplement）：2005-2008.

[6] 杨泽川，刘朝旭，林阳，等. 颈后路单开门椎管扩大成形术全钛板与交替钛板、缝线固定治疗颈椎病的对比研究 [J]. 北京大学学报（医学版），2019，51（1）：187-193.

[7] 孙天威，卢守亮，张杭，等. 单开门椎板成形术联合椎间孔切开术治疗脊髓型合并神经根型颈椎病疗效分析 [J]. 实用骨科杂志，2012，18（2）：105-108.

[8]Tanaka N, Fujimoto Y, An HS, et al.The anatomic relation among the nerve roots, intervertebral foramina, and intervertebral discs of the cervical spine[J].Spine, 2000, 25（3）：286-291.

[9]Herkowitz NH.A comparison of anterior cervical fusion, cervical laminectomy, and cervical laminoplasty for the surgical management of multiple level spondylotic radiculopathy[J].Spine, 1988, 13（7）：774-780.

[10] 王高蔚，王羽丰，张鑫.LF 与 ACDF 在混合型颈椎病患者中的临床疗效及安全性的对比分析 [J]. 川北医学院学报，2018，33（2）：242-244.

[11]Cusick JF, Yoganandan N, Pintar F, et al.Biomechanics of cervical spine facetectomy and fixation techniques[J].Spine, 1988, 13（7）：808-812.

[12]Sasai K, Saito T, Akagi S, et al.Cervical curvature after laminoplasty for spondylotic myelopathy？Involvement of yellow ligament, semispinalis cervicis muscle, and nuchal ligament[J].Journal of Spinal Disorders, 2000, 13（1）：26-30.

[13]Ebraheim NA, An HS, Xu R, et al.The quantitative anatomy of the cervical nerve root groove and the intervertebral foramen[J].Spine, 1996, 21（14）：1619-1623.

[14] 罗喻翔，王吉兴，任海龙，等. 颈椎后路单开门椎管扩大成形术中应用不同数量钛板内固定的临床疗效分析 [J]. 中国脊柱脊髓杂志，2019，29（3）：228-234.

[15] 李玉伟，严晓云，王海蛟，等. 保留 C（2、3）棘突肌肉附着点的改良颈椎管扩大成形术 [J]. 中国矫形外科杂志，2016，24（1）：30-34.

病例 4

脊髓型颈椎病

一、病历介绍

患者：于某某，男性，42 岁，因"四肢无力 1 个月"入院。

现病史：患者于 1 个月前感冒后出现四肢无力、头晕恶心，在聊城市某医院就诊，效果不佳，于今日来我院就诊，经门诊检查后以"颈椎管狭窄，颈脊髓损伤"收入院。

体格检查：T 36.5℃，P 76 次 / 分，R 19 次 / 分，BP 143/90mmHg。双肺呼吸音清，无干湿性啰音。心率 76 次 / 分，律齐，无心脏杂音。腹软平坦，肝肾区叩击痛（-）。

专科检查：颈后压痛不明显，颈神经挤压试验（+），牵拉试验（+），双上肢肌力Ⅳ级，双上肢腱反射减弱，自述双上肢自上臂中段向末梢端感觉减退，双侧 Hoffmann 征（+），胸腹部无明显感觉平面，腹壁反射、提睾反射正常，双下肢肌力Ⅳ级，自述双下肢自大腿中段向末梢端感觉减退，双下肢腱反射减弱，Babinski 征（-）。

辅助检查：X 线片（病例 4 图 1）示：颈椎生理曲度变直，C_4、C_5 椎体后缘连续性欠自然，部分椎体前缘骨质增生，椎体钩突略变尖，各椎间隙未见异常，项韧带可见钙化。CT 示（病例 4 图 2）：$C_2 \sim C_7$ 间盘突出并 $C_3 \sim C_7$ 椎管及 C_5/C_6 右侧隐窝、C_6/C_7 双侧隐窝狭窄。MRI 示（病例 4 图 3）：$C_3 \sim C_7$ 间盘向后突出，椎管狭窄，脊髓受压变细，颈椎曲度变直。

诊疗经过：根据病史及入院查体、辅助检查，该患者诊断为"颈椎管狭窄症，颈脊髓损伤，颈椎骨质增生"，入院后予以完善术前检查，排除手术禁忌证后，在全身麻醉、C 形臂 X 线透视机监控下行颈椎后路单开门减压并内固定术（病例 4 图 4）。术后 5 日查右上肢肌力 V 级，右下肢肌力 V 级，均较术前有改善。术后 3 个月复诊时，患者四肢肌力恢复正常。

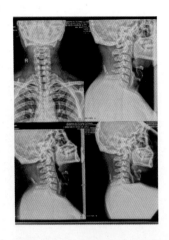

病例 4 图 1　术前 X 线片检查

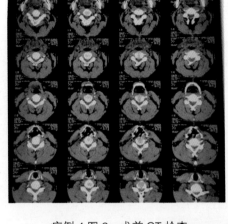

病例 4 图 2　术前 CT 检查

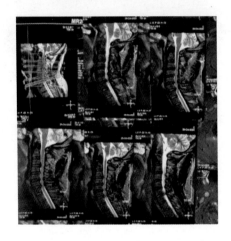

病例 4 图 3　术前 MRI 检查

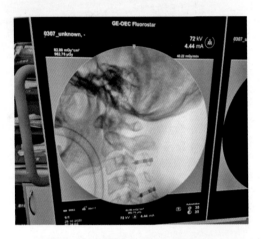

病例 4 图 4　颈椎后路单开门减压术后，
颈椎序列恢复良好，椎体后缘线连续

二、疾病概述

颈椎管狭窄症是中老年人常见颈椎病[7, 8]。

颈椎管狭窄分为先天性和后天性两类。先天性椎管狭窄系患者出生前或生后椎弓发育障碍造成的椎管狭窄，以仅限于椎弓发育障碍的发育性椎管狭窄最常见，亦称特发性椎管狭窄。后天性椎管狭窄的主要病因是脊柱退行性改变。颈椎管狭窄症多见于中老年人，好发部位为下颈椎，以 $C_4 \sim C_6$ 节段最多见，发病缓慢。根据病因疾患均属的不同，颈椎管狭窄症共分为四类。构成颈椎管各解剖结构因发育性或退变因素造成骨性或纤维性退变引起一个或多个平面管腔狭窄，导致脊髓血液循环障碍、脊髓及神经根压迫症者为颈椎管狭窄症。在临床上，腰椎管狭窄最常见，其次为颈椎管狭窄，胸椎管狭窄最少见。椎管狭窄首先见于 1900 年 Sachs 和 Fraenkel 描述采用两节椎板切除术治疗腰椎管狭窄的报道，颈椎管狭窄是后来逐渐认识到的概念。Arnold 等于

1976 年将椎管狭窄分为先天性和后天性两类。

先天性椎管狭窄系患者出生前或生后椎弓发育障碍造成的椎管狭窄，以仅限于椎弓发育障碍的发育性椎管狭窄最常见，亦称特发性椎管狭窄。

三、诊断与治疗

（一）诊断

颈椎管狭窄、颈脊髓损伤的发生多呈渐进性，早期症状多反复，晚期症状多进行性加重。其诊断需要有影像学资料的支持。

1. 病史　多无外伤史。

2. 临床表现

（1）感觉障碍：主要表现为四肢麻木、过敏或疼痛。大多数患者具有上述症状，且为始发症状。主要是脊髓丘脑束及其他感觉神经纤维束受累所致。四肢可同时发病，也可以一侧肢体先出现症状，但大多数患者感觉障碍先从上肢开始，尤以手臂部多发。躯干部症状有第二肋或第四肋以下感觉障碍，胸、腹或骨盆区发紧，谓之"束带感"，严重者可出现呼吸困难。

（2）运动障碍：多在感觉障碍之后出现，表现为椎体束征，为四肢无力、僵硬不灵活。大多数从下肢无力、沉重、脚落地似踩棉花感开始，重者站立行走不稳，易跪地，需扶墙或双拐行走，随着症状的逐渐加重出现四肢瘫痪。

（3）大小便障碍：一般出现较晚。早期为大小便无力，以尿频、尿急及便秘多见，晚期可出现尿潴留、大小便失禁。

（4）颈部症状不多，颈椎活动受限不明显，颈棘突或其旁肌肉可有轻压痛。躯干及四肢常有感觉障碍，但不很规则，躯干可以两侧不在一个平面，也可能有一段区域的感觉减退，而腰以下正常。浅反射如腹壁反射、提睾反射多减弱或消失。深感觉如位置觉、振动觉仍存在。肛门反射常存在，腱反射多明显活跃或亢进，Hoffmann 征单侧或双侧阳性，这是 C_6 以上脊髓受压的重要体征。下肢肌肉痉挛侧可出现 Babinski 征阳性，髌、踝阵挛阳性。四肢肌肉萎缩、肌力减退，肌张力增高。肌萎缩出现较早、且范围较广泛，尤其是发育性颈椎管狭窄的患者，因病变基础为多节段之故，因而颈脊髓一旦受累，往往为多节段。但其平面一般不会超过椎管狭窄最高节段的神经支配区。

3. 辅助检查

（1）X 线平片检查[15]：颈椎发育性椎管狭窄主要表现为颈椎管矢状径减少。因此，在标准侧位片行椎管矢状径测量是确立诊断的准确而简便的方法。椎管矢状径为椎体后缘至棘突基底线的最短距离。凡矢状径绝对值小于 12mm，属发育性颈椎管狭窄、绝对值小于 10mm 者，属于绝对狭窄。用比率法表示更为准确，因椎管与椎体的正中矢状面在同一解剖平面，其放大率相同，可排除放大率的影响。正常椎管／椎体比率为 1：1，当比率小于 0.82：1 时提示椎管狭窄，当比率小于 0.75：1 时可确诊，此时可出现下关节突背侧皮质缘接近棘突基底线的情况。

退行性颈椎管狭窄一般表现为颈椎生理曲度减小或消失，甚至出现曲度反张。椎间盘退变引起的椎间隙变窄，椎体后缘骨质局限或广泛性增生，椎弓根变厚及内聚等。若合并后纵韧带骨化则表现为椎体后缘的骨化影。呈分层或密度不均匀者，与椎体间常有一透亮线，这是因韧带的深层未骨化所致。如果合并黄韧带骨化，在侧位片上表现为椎间孔区的骨赘，自上关节面伸向前下方，或自下关节面伸向前上方。脊椎关节病时表现为椎体边缘硬化及骨赘形成，而后侧方的骨赘可伸入椎间孔压迫神经根。小关节退行性变表现为关节突增生肥大，关节面硬化、边缘骨赘、关节间隙狭窄及关节半脱位等。

（2）CT 扫描检查：CT 可清晰显示颈椎管形态及狭窄程度。能够清楚地显示骨性椎管，但对软性椎管显示欠佳。CTM（CT 加脊髓造影）可清楚显示骨性椎管、硬膜囊和病变的相互关系，以及对颈椎管横断面的各种不同组织和结构的面积及其之间的比值进行测算 [5，6]。发育性颈椎管狭窄突出表现为椎弓短小、椎板下陷致矢状径缩短，椎管各径线均小于正常。椎管呈扁三角形，硬膜囊及脊髓呈新月形，脊髓矢状径小于正常，颈椎管正中矢状径小于 10mm 为绝对狭窄。退变性颈椎管狭窄，CT 显示椎体后缘有不规则致密的骨赘，并突入椎管，黄韧带肥厚、内褶或钙化。脊髓萎缩则表现为脊髓缩小而蛛网膜下隙相对增宽。脊髓囊性变于 CTM 检查时可显影 [10]，囊腔多位于椎间盘水平。后纵韧带骨化表现为椎体后缘骨块，其密度同致密骨，形态各异。骨块与椎体后缘之间可见完全的或不完全的缝隙。黄韧带骨化多两侧对称。明显骨化可造成脊髓受压，其厚度多超过 5mm，呈对称的山丘状，骨化的密度常略低于致密骨，骨块与椎板间可有一透亮缝隙。黄韧带的关节囊部骨化可向外延伸致椎间孔狭窄。

（3）MRI 检查 [5，18]：MRI 可准确显示颈椎管狭窄的部位及程度，并能纵向直接显示硬膜囊及脊髓的受压情况，尤其当椎管严重狭窄致蛛网膜下隙完全梗阻时，能清楚显示梗阻病变头、尾侧的位置。但是 MRI 对椎管的正常及病理骨性结构显示不如 CT，因骨皮质、纤维环、韧带和硬膜均为低信号或无信号，骨赘、韧带钙化或骨化等也为低信号或无信号。因此，在显示椎管退行性病变及脊髓与神经根的关系上不如常规 X 线平片及 CT 扫描。主要表现为 T_1 加权像显示脊髓的压迫移位，还可直接显示脊髓有无变性萎缩及囊性变。T_2 加权像能较好地显示硬膜囊的受压状况。

（4）脊髓造影检查：作为诊断椎管内占位性病变和椎管形态变化及其与脊髓相互关系。能早期发现椎管内病变，确定病变部位、范围及大小。发现多发病变，对某些疾病尚能作出定性诊断。

（二）治疗

对轻型病例可采用理疗、制动及对症处理。多数患者非手术疗法往往症状获得缓解。对脊髓损害发展较快、症状较重者应尽快行手术治疗。

手术方法按照入路不同可分为：前路手术、前外侧路手术、后路手术。手术入路的选择，应在临床的基础上充分借用 CT、MRI 等现代影像技术。术前应明确椎管狭窄、颈脊髓受压部位，做到哪里压迫在哪里减压，有针对性地进行致压节段的减压是其治疗原则。对椎管前后方均有致压物者，一般应先行前路手术，可有效地去除脊髓前方直接或主要的致压物，并植骨融合稳定颈椎，达到治疗效果。如无效或症状改善不明显者，3～6 个月后再行后路减压手术。前路及后路手术各有其适应证，两者不能互相取代，应合理选择 [2, 4, 9, 12]。

1. 前路手术 前路减压手术分为两类，一类为摘除椎间盘突出物，把突向椎管的髓核及纤维环彻底刮除；另一类是摘除硬性突出物减压，把突向椎管或根管的椎间盘连同骨赘一起切除，或将椎体开一骨槽，并同时植骨。

2. 后路手术

（1）全椎板切除脊髓减压术：可分为局限性椎板切除椎管探查减压和广泛性椎板切除减压术。

1）局限性椎板切除椎管探查减压术：一般切除椎板不超过 3 个，术中切断束缚脊髓的齿状韧带。脊髓受挤压较为明显时，可以不缝合硬脊膜，使它形成一个光滑而松懈的脊髓包膜。

2）广泛性椎板切除减压术：适用于发育性的或继发性的颈椎管狭窄患者，其颈椎管矢状径小于 10mm，或在 10～12mm 而椎体后缘骨赘大于 3mm 者，或脊髓造影显示颈脊髓后方有明显压迹且范围较大者。一般切除 C_3～C_7 的 5 个椎板，必要时还可扩大切除范围。如关节突增生明显压迫神经根时，则应部分切除关节突。本术式可直接解除椎管后壁的压迫，减压后颈脊髓后移可间接缓解颈脊髓前方的压迫。但由于术后瘢痕广泛形成和收缩，导致术后早期功能恢复满意，而远期常可症状加重，还可因颈椎后部结构切除广泛而发生颈椎不稳，甚至前凸或后凸畸形。

（2）一侧椎板切除脊髓减压术：该手术目的在于即能解除颈脊髓压迫、扩大椎管，又能保留颈椎后路大部分稳定结构。手术要点：椎板切除范围从棘突基底部至外侧关节突基底部保留关节突。纵向切除长度为 C_2～C_7。该术式能保证术后颈椎的静力和动力学稳定。有效持久地保持扩大的椎管容积。CT 检查证实，术后硬膜囊从椎体后缘向后移动，脱离椎管前方的致压物。术后形成的瘢痕仅为新椎管周径的 1/4。

（3）后路椎管扩大成形术：鉴于颈后路全椎板切除的许多弊病，各国学者进行了各种椎板成形术。由于日本后纵韧带骨化症发病率较高，成人 X 线普查为 1.5%～2%，所以日本的学者在这方面做了大量的工作。1980 年岩崎洋明提出一种改良的椎板减压术，称之为椎板双开门椎管扩大术。1984 年宫崎在此基础上提出椎板双开门及侧后方植骨术。实验研究证明，开门术后椎管矢状径增大而呈椭圆形，瘢痕组织较少与硬膜粘连，故不致压迫脊髓。由于保留了椎板，可以进行植骨融合术，使椎管的稳定性增加。

1）单开门法：将椎板向一侧翻开并将其悬吊于下位棘突尖部，即所谓"单开门法"。开门的方向根据症状而定。通常取颈部后正中切口，暴露 C_3 ～ C_7 椎板，剪去下两个棘突，每个棘突根部打一孔，在铰链侧小关节内缘的椎板处用磨钻（或尖鸭嘴钳）做一纵向骨槽，保留底部骨质厚约 2mm。对侧椎板相应位置全层咬开椎板，向铰链侧开门约 10mm，将每个棘突用丝线悬吊缝合固定于铰链侧的肌肉和关节囊上，用脂肪片盖住骨窗。

2）双开门法：切除所要减压的颈棘突，而后在正中部切断椎板，在两侧关节内缘，用磨钻或尖鸭嘴钳去除外层皮质作成骨沟，保留底部骨质厚约 2mm，两侧均保留椎板内板，做成双侧活页状。棘突中间劈开向两侧掀开，扩大椎管将咬除的棘突或取髂骨，用钢丝固定在两侧掀开的中间部。

3）棘突悬吊法：显露方法同前，首先咬除部分棘突，使棘突部发缩短，在小关节内缘做双侧全层椎板切开，把最下端的棘上和棘间韧带去除，黄韧带亦去除。在靠近最下端的邻近棘突上做一骨槽。在最下端的棘突上用钢丝或丝线，同邻近棘突上骨槽缝合在一起，使之成为骨性融合，两侧放上脂肪。

脊髓型颈椎病一旦确诊，如无手术禁忌，医生一般建议尽早手术，尽快解除脊髓压迫，运用神经营养等药物和康复锻炼等治疗，帮助恢复神经功能。对于病情较轻者，可以保守治疗，但需要严格检测，一旦发现病情加重，应及时就医尽早手术。

参考文献

[1]唐勇，贾治伟，吴剑宏，等．脊髓型颈椎病预后相关因素的研究进展 [J]．中国骨伤，2016，29（3）：216-219.

[2]罗勇骏，杨海源，唐鹏宇，等．青年人颈椎病的临床特点及前路手术疗效观察 [J]．中国矫形外科杂志，2017，25（7）：583-589.

[3]周施丽，鞠敏，黄海华，等．彩色多普勒超声对青少年椎动脉型颈椎病的诊断价值 [J]．现代生物医学进展，2017，17（8）：1461-1463，1497.

[4]李拓，游景扬，郑勇，等．颈椎前路与后路手术治疗多节段脊髓型颈椎病疗

效的 Meta 分析 [J]. 中国骨伤，2017，30（1）：71-78.

[5] 郜志强 . 核磁共振弥散张量成像诊断轻度脊髓型颈椎病的应用价值 [J]. 首都食品与医药，2017，24（4）：29-30.

[6] 李道伟，王晓明 . 扩散峰度成像在脊髓型颈椎病中的应用研究初探 [J]. 医学影像学杂志，2017，27（2）：213-216，223.

[7] 唐勇，贾治伟，吴剑宏，等 . 脊髓型颈椎病预后相关因素的研究进展 [J]. 中国骨伤，2016，29（3）：216-219.

[8] 崔敬虹，饶耀剑 . 脊髓型颈椎病治疗研究进展 [J]. 风湿病与关节炎，2016，5（2）：74-77.

[9] 魏磊鑫，田野，华东方，等 . 多节段脊髓型颈椎病伴髓内 MRI T_2WI 高信号改变患者的手术入路选择及疗效分析 [J]. 中国脊柱脊髓杂志，2016，26（2）：101-107.

[10] 福嘉欣，江毅 . 颈椎后路单开门椎管扩大成形术后相关并发症的研究进展 [J]. 脊柱外科杂志，2016，14（1）：58-61.

[11] 余忠艳 . 颈椎病影像技术的诊断标准及价值分析 [J]. 世界最新医学信息文摘，2017，17（9）：149，157.

[12] 游景扬，郑勇，陈明，等 . 颈椎前路与后路手术治疗多节段脊髓型颈椎病疗效的 Meta 分析 [J]. 中国骨伤，2017，（1）：71-78.

[13] 杨龙，姚敏，孙悦礼，等 . 脊髓型颈椎病的自然病史研究现状 [J]. 颈腰痛杂志，2016，37（1）：58-61.

[14] 徐用亿，王守国，孙进，等 . 比较分析三种颈前路减压植骨融合术治疗多节段颈椎病疗效 [J]. 中国矫形外科杂志，2015，23（23）：2118-2122.

[15] 冯忠玉 . X 线平片、CT、MRI 诊断颈椎病的临床应用价值研究 [J]. 中国卫生标准管理，2015，6（33）：152-153.

病例 5

钙化性肌腱炎

一、病历介绍

患者：高某，女性，65 岁。因"左肩部疼痛、活动受限 2 天"入院。

现病史：患者于 2 天前无明显诱因出现左肩部疼痛，活动受限，就诊于当地中医院，门诊拍片显示"左肩钙化游离影"，行口服止痛药物治疗（具体不详），症状无明显缓解，今日来我院就诊，门诊医师查体及阅片后以"左肩钙化性肌腱炎"收入院。病程中，患者纳可，体重无明显变化，大小便可自解。

体格检查：T 37.4℃，P 80 次 / 分，R 20 次 / 分，BP 130/80mmHg。肺部听诊呼吸音清，未闻及干湿性啰音。心率 80 次 / 分，律齐，各瓣膜听诊未闻及杂音。腹软平坦，肝肾区叩击痛（-）。

专科检查：脊柱生理曲度存在，各棘突无明显压痛及叩击痛，左肩关节前侧及外侧压痛（+），左肩关节主、被动前屈活动度 0°～60°，外展活动度 0°～10°，后伸活动度 0°～10°，右肩关节活动度可。左侧搭肩试验（+），左侧桡骨膜、肱二头肌肌腱反射正常，左侧肱三头肌肌力未引出，左侧桡动脉搏动可扪及，左肘关节因疼痛活动受限，左腕关节活动正常，左上肢各关键肌肌力、肌张力正常。

辅助检查：MRI（病例 5 图 1）示左肩冈上肌肌腱走行区伴有增粗的各序列低信号。术中关节镜下（病例 5 图 2）示冈上肌肌腱经腰穿针针刺及关节镜穿刺芯反复挤压，可见乳白色膏状物体渗出。

诊疗经过：根据病史及入院查体、辅助检查，该患者诊断为"左肩钙化性肌腱炎、左肩袖损伤"，入院后完善术前检查，排除手术禁忌证后，在全身麻醉＋臂丛麻醉下行左肩关节镜下清理＋病灶清除＋肩峰成形术，术中 C 形臂 X 线透视机见钙化灶消失。术后给予患者消炎止痛、活血消肿等药物及相关理疗治疗。一周后患者左肩部已无明显疼痛，左肩关节主动外展、前屈、后伸活动均可。

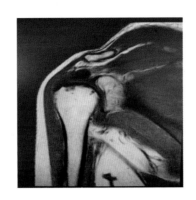

病例 5 图 1　MRI 检查

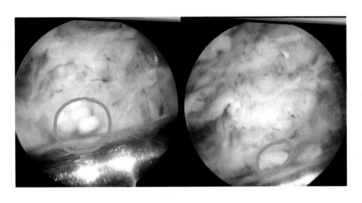

病例 5 图 2　术中关节镜所示

二、疾病概述

钙化性肌腱炎是常见病、慢性病。主要由于钙化物质沉积在关节旁组织，尤其沉积于肌腱，可造成反复发作的炎症，关节活动受限。最常见的钙化物质沉积部位为肩部，尤其是肩胛棘上韧带处，所以常称之为钙化性肌腱炎，但是钙化物也可沉积在其他许多部位。主要治疗方法为保守治疗，严重者可进行手术治疗。

钙化性肌腱炎该病好发年龄为 30 ～ 60 岁，女性多见。在不同职业及不同生活习惯的人群中，其发生率并无明显差异。其他内分泌疾病，如糖尿病、甲状腺疾病和雌激素代谢紊乱者，发病率较高。

引起钙盐沉着的原因目前尚不清楚，主要认为与肌腱的血流灌注不足、肌腱变性及细胞介导的特殊环境等有关。钙化性肌腱炎有一定的病变过程。肌腱内的碱性磷酸钙晶体沉积，是由于肌腱损伤，而导致的继发异位钙化。本病可以继发于一些机体钙磷代谢异常的基础疾病，例如慢性肾衰竭、糖尿病、风湿病、甲状腺或甲状旁腺疾病及肿瘤等，其中尿毒症所继发的碱性磷酸钙沉积病较为常见。患者常可出现转移性软组织钙化现象，并常合并有关节炎症或关节旁炎症，还常可发现其他类型的晶体，如草酸钙晶体和焦磷酸钙晶体等。

根据其发病机制不同，可将此类疾病分为以下几类：

1. 钙化性关节旁炎症　大部分急性钙化性关节旁炎症，发生在单一关节，常伴有红、肿、热、痛，可持续数周。X线发现钙质沉积是最好的诊断依据。复发性多发性钙化性关节旁炎症，提示此病不只是局限性的而是一种全身性疾病，有些报告则发现有家族聚集倾向。

2. 关节内碱性磷酸钙结晶沉积性关节病　碱性磷酸钙结晶是除尿酸盐结晶和二水焦磷酸钙结晶之外的第三种关节内结晶。年轻人发作的急性和慢性关节炎，常有急性红、肿、痛，与急性痛风极为类似。关节液内白细胞明显升高。碱性磷酸钙结晶与关节破坏的程度有密切关系，而二水焦磷酸钙结晶沉积，则与患者年龄有关。

3. 肩/膝综合征　此综合征具有特殊的临床、X线和关节液表现。大多数为女性患者，以侵犯肩部为主，伴有盂肱关节退化和肩袖撕裂。发病缓慢，患病时间长。大多数患者感觉轻至中度疼痛，尤其在肩部活动后，少数人在休息时也会感到剧烈疼痛。与之相关的因素包括受伤和使用过度、先天性肩关节发育不良、神经病变、长期透析患者；X线可发现盂肱关节退化，软组织钙化，肱骨头向上半脱位。关节造影发现肩袖撕裂。常见有喙突、肩峰下表面和肩锁关节损伤。肱骨头、肩峰和锁骨之间常形成假性关节。常见有肱骨头破坏，但骨刺形成却并不严重。

4. 继发性碱性磷酸钙结晶沉积性关节病　某些疾病，例如慢性衰竭、自身免疫性疾病及神经受损，都可产生钙化沉积现象。碱性磷酸钙结晶，可沉积于关节旁软组织、滑囊和关节内，且夹杂一些风湿性疾病的症状。尿毒症也可合并关节内或关节旁软组织碱性酸钙结晶的沉积。尿毒症患者常可出现转移性软组织钙化现象，而且常伴有关节炎症或关节旁炎症。结晶诱发性关节炎在尿毒症患者中并不少见，这些结晶可以是尿酸盐结晶，或是碱性磷酸钙结晶，而二水焦磷酰下结晶常合并继发性甲状旁腺功能亢进。

三、诊断与治疗

（一）诊断

在收治此类患者时，尤其需要注意包括摔倒、自行车及摩托车等车祸、职业摔跤选手和复发性肩关节炎脱臼等诱发因素，需仔细追问病史。受伤和使用过度会使肩关节内发生炎症、肿胀。肿胀引起肌腱压力增大，钙盐沉淀，从而导致肌腱软骨性病变。钙化性肌腱炎的诊断需要有影像学如X线片、MRI等影像学资料的支持。

1. 病史　大多数患者为受伤或使用过度导致，患者多为中老年女性，可因简单的外伤（如跌倒）所致，亦可因先天性肩关节发育不良、神经病变、长期透析所引起。

2．临床表现　钙化性肌腱炎因钙化的程度和病情的不同发展阶段，而产生差异。大多数患者感到轻至中度疼痛，尤其在肩部活动后，少数人在休息时也会感到剧烈疼痛。其他症状包括关节活动受限、僵硬和夜间疼痛。会出现局部压痛，活动的时候痛。而且按压时出现压痛，说明该处可能造成钙化性肌腱炎。

3．辅助检查

（1）X线检查：可以发现肩关节内的钙化物，根据X线片对钙化性肌腱炎作出判断。

（2）B超：可以清楚的显示肌腱钙化的部位，发现X线片难以显示的钙化产物。

（3）MRI检查：能准确发现钙化组织周围的炎症，以及肩关节周围肌腱、积液等的变化情况。

（4）CT检查：可发现肌腱及周围组织的病理变化。

（二）治疗

对于病史较短、症状较轻者，可行药物等保守治疗，多数可获得较为理想的疗效；而对于病程较长、反复发作且严重影响日常生活者，则建议手术治疗，以缓解疼痛及活动受限等症状。

1．非手术治疗　钙化性肌腱炎的治疗可用非甾体抗炎药物治疗，如布洛芬可缓解轻至中度关节疼痛，还可服用塞来昔布胶囊以缓解骨关节炎的症状和体征、缓解成人类风湿关节炎的症状和体征、治疗成人急性疼痛。秋水仙碱口服或静脉滴注也有益。还可以加予辅助饮食疗法或中医等方法。一般为1～3个月，严重者治疗周期更长。还可用局部穿刺，在针头达到沉积物后进行清洗，最后注入醋酸氢化可的松与利多卡因的混合液，每周1次，需要2～3次。对于慢性期患者，每天以小剂量的非甾体抗炎药物治疗，疗效亦较好。其与另外所有亚急性和慢性关节炎一样，采取物理治疗，包括热疗和运动疗法，对维持关节活动度和减轻症状都很重要。此外，可以选用适当的中医汤药和膏药及热敷、运动等物理疗法，可维持其关节活动度，还可减轻症状。对大量的关节旁结晶沉积，如果保守治疗失败，可进行外科手术移除结晶沉积物。

2．手术治疗　手术清除沉积物可立即解除疼痛。所以对症状严重、疼痛剧烈的患者，可进行手术治疗。手术方法分为传统手术和关节镜下手术两种方式。超声引导下经皮穿刺治疗钙化性肌腱炎，被认为是治疗钙化性肌腱炎较为有效的治疗方法，可显著改善疼痛症状，且并发症发生率低。关节镜下治疗此类疾病具有创伤小、恢复快等优点，术中暴露沉积物后，利用锐利的刮匙将沉积物彻底刮除即可。对于慢性反复发作的患者，常需做肩峰切除术，不影响肩部外观。

参考文献

[1] 谭敏枝,吴美平,冉彩霞,等.肩关节镜下治疗冈上肌钙化性肌腱炎 30 例 [J].中国中医骨伤科杂志,2019,27（8）：63-65.

[2] 留碧丽,李艳萍,夏文霞,等.肌骨超声可视化诊疗技术在冈上肌钙化性肌腱炎中的应用 [J].现代实用医学,2019,31（1）：64-66,封 4.

[3] Messina C，Sconfienza LM.Ultrasound-Guided percutaneous irrigation of calcific tendinopathy[J].Semin Musculoskelet Radiol,2016,20（5）：409-413.

病例 6

肩胛骨粉碎性骨折

一、病历介绍

患者：张某某，男性，66 岁，因"外伤致右肩部疼痛、活动受限 3 小时"入院。

现病史：患者于 3 小时前骑三轮车时与一汽车相撞，损伤右肩，当即感右肩部疼痛明显，随即肿胀，活动受限，休息后症状不缓解，于当地某镇级医院拍片示骨折，为求进一步治疗，遂来我院就诊，门诊拍片检查后以"右肩胛骨粉碎性骨折"收入院做系统治疗，近日纳眠可，二便调。

体格检查：T 36.5℃，P 80 次 / 分，R 20 次 / 分，BP 130/80mmHg。双肺呼吸音清，无干湿性啰音。心率 80 次 / 分，律齐，无心脏杂音。腹软平坦，肝肾区叩击痛（-）。

专科检查：右肩胛部肿胀明显，可触及骨擦感，肩关节屈伸活动时疼痛明显加重，右上肢指端血运、感觉及活动可。

辅助检查：（某镇级医院）X 线示：右侧肩胛骨下缘骨质不连续，可见粉碎性骨折，断端向外下移位。

诊疗经过：根据病史及入院查体、辅助检查，该患者诊断为"右肩胛骨粉碎性骨折"，入院后完善相关检查（病例 6 图 1），排查手术禁忌证，在全身麻醉、C 形臂 X 线透视机监控下行右肩胛骨粉碎性骨折切开复位内固定术（病例 6 图 2，病例 6 图 3），术后恢复良好（病例 6 图 4）。

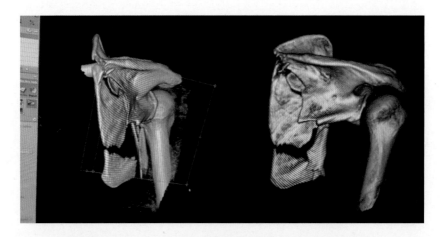

病例 6 图 1　术前 CT：肩胛骨粉碎性骨折，断端移位明显

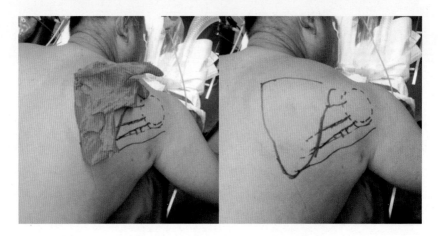

病例 6 图 2　术前准备，3D 模型配合

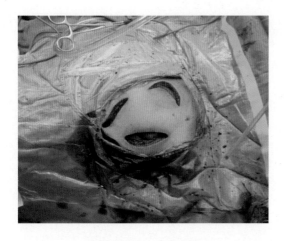

病例 6 图 3　术中小切口

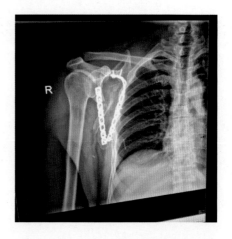

病例 6 图 4　术后 X 线示骨折复位良好

二、疾病概述

肩胛骨为三角形扁骨，位于胸廓后上方两侧，第 2～7 肋骨之间。当其完整性和连续性中断时，便造成肩胛骨骨折。由于肩胛骨为多块肌肉的起始或附着部位，且有肌肉骨骼结构包绕，故该处骨折极为少见。肩胛骨骨折的发生多由高能量直接暴力所致，90％常发生联合损伤。

Hardegger 分型[1]：盂边缘骨折多见于肱骨头对肩胛盂前侧或后侧撞击。肩胛盂窝骨折多见于肱骨头横向撞击。肩胛颈骨折多由前侧或后侧肩部打击，或臂伸展摔倒时肱骨头对肩胛盂撞击所致。肩峰撕脱骨折多由三角肌和斜方肌牵拉所致。人体的肩胛冈，在皮下比较容易触及到，在受到直接外力后，肩胛冈骨折便很容易发生。肱骨头脱位撞击可导致喙突骨折。

三、诊断与治疗

1．症状　肩胛骨骨折时，骨髓、骨膜及周围组织血管破裂出血，在骨折处形成血肿，以及软组织损伤所致水肿，致损伤部位严重肿胀，甚至出现张力性水疱和皮下瘀斑，由于血红蛋白的分解，可呈紫色、青色或黄色。骨折局部出现剧烈疼痛，特别是移动肩关节时加剧，伴明显压痛。局部肿胀或疼痛使损伤部活动受限，若为完全性骨折，可使受伤肢体活动功能完全丧失。

2．治疗

（1）保守治疗：如果患者的肩胛骨骨折无移位或移位不大，并且肩关节上方悬吊复合体保持完整，建议采用保守治疗。治疗方法为施行前臂短期以三角巾悬吊，或牵引制动以保持舒适的体位，当疼痛减轻后逐渐进行关节活动度的锻炼。

（2）手术治疗：对严重移位的肩胛骨体部、冈部、肩峰和不稳关节盂内骨折采用手术治疗进行复位固定。

参考文献

[1]Davis DE, Lee B, Aleem A, et al.Interobserver reliability of the rotator cable and its relationship to rotator cuff congruity[J].Journal of Shoulder and Elbow Surgery, 2020, 29 (9)：1811-1814.

肩袖损伤关节镜下修补术

一、病历介绍

患者：徐某，女性，51 岁，因"摔伤右肩疼痛、抬举无力 5 天"入院。

现病史：患者于 5 天前在家中干活时不慎摔倒，自述听到右肩咯噔响声，后出现肩部疼痛、抬举无力症状。在当地医院检查示"右肩袖损伤"，为进一步治疗来我院。病程中，患者纳眠可，体重无明显变化，大小便可自解。

体格检查：T 36.4℃，P 84 次 / 分，R 20 次 / 分，BP 140/80mmHg。双肺呼吸音清，无干湿性啰音。心率 84 次 / 分，律齐，无心脏杂音。腹软平坦，肝肾区叩击痛（-）。

专科检查：右肩峰处压痛，肩关节主动前屈上举、外展功能部分受限，主动前屈上举 1°～120°，主动外展 1°～80°，抬举过程缓慢不自如，Neer Test（前屈上举试验）（+），Hawking Test（前屈内旋试验）（+），Jobe Can Test（倒罐头试验）（+），External Rotation Lag Test（外旋衰减试验）（+），内旋抗阻肌力基本正常，外旋抗阻肌力减弱，肘、腕关节活动自如。肢端感觉、活动、血运良好。

辅助检查：X 线片（病例 7 图 1）示肩峰前下 1/3 骨质硬化；MRI（病例 7 图 2）所示层面冈上肌肌腱连续性中断；镜下检查（病例 7 图 3）关节镜下探查可见冈上肌腱 U 形裂口。

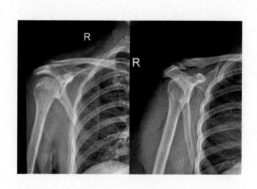

病例 7 图 1　术前 X 线片示肩峰前下 1/3 骨质硬化

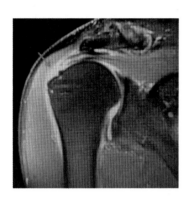 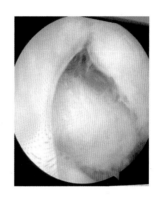

病例 7 图 2　术前 MRI 层面示冈上肌腱连续性中断　　　病例 7 图 3　关节镜下探查

诊疗经过：根据病史及入院查体、辅助检查，该患者诊断为"右肩袖损伤"，排除手术禁忌后行右肩关节镜下探查、肩峰成形术、肩袖修补术（病例 7 图 4）。术后指导患者进行功能锻炼，定期复查肩关节功能良好（病例 7 图 5）。

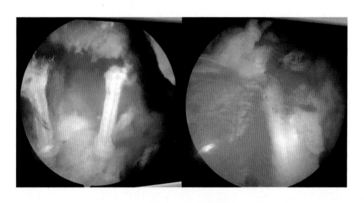

病例 7 图 4　关节镜下韧带修复术后镜下所见

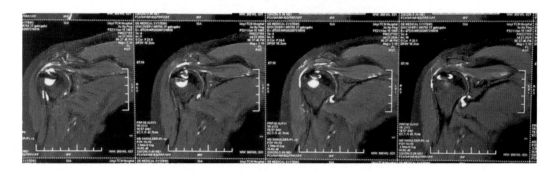

病例 7 图 5　术后 3 个月 MRI 复查见冈上肌连续性良好

二、疾病概述

肩袖是覆盖于肩关节前、上、后方之肩胛下肌、冈上肌、冈下肌、小圆肌等肌腱组织的总称。位于肩峰和三角肌下方，与关节囊紧密相连。肩袖的功能是上臂外展过程中使肱骨头向关节盂方向拉近，维持肱骨头与关节盂的正常支点关节。肩袖损伤将减弱甚至丧失这一功能，严重影响上肢外展功能[1]。

肩袖损伤是一种多发病。据 Depalma 等人通过尸体解剖发现，50～60 岁死亡人群中 30% 的人有肩袖损伤，70 岁以上死亡患者中有 90%～100% 有肩袖损伤。肩袖损伤分为肩袖腱炎和肩袖撕裂两种情况[2]。其中，绝大多数肩袖损伤是肩袖腱炎，一般及时进行综合治疗即可恢复，而肩袖撕裂则需要进行手术。

肩袖腱炎的治疗，早期主要是减轻疼痛和炎症，随后可以通过物理及药物治疗、康复训练提高一般适应能力和力量负荷练习等方法，促进损伤组织愈合和功能恢复。

肩袖损伤的手术的适应证为肩袖部分或全层撕裂，对保守治疗反应不佳影响到了患者日常功能。

术后康复的目标是在预防修复组织再次破裂的基础上，减轻疼痛、增加肩关节活动范围及尽早恢复到正常的功能活动。

肩袖损伤分级（病例 7 图 6）：① 0 级：正常的肩袖韧带在 MRI 上为均匀的低信号，是肌腱的延续；② 1 级：又称肌腱炎，这时肩袖的连续性是完整的，但是在冈上肌肌腱内见信号的增高；③ 2 级：T_1WI 或 PDWI 上见有信号增高并见肩袖的变细或不规则，滑囊内通常有积液；④ 3 级：T_2WI 上信号增高涉及整个肌腱，肌腱连续性中断，滑囊内多有积液。

三、诊断与治疗

（一）诊断

凡是前臂外展或前屈上举 60°～120° 发生疼痛，或有活动受限时均应怀疑本病。疾病的确诊则需要结合病史、症状及辅助检查，必要时可行关节镜检查。

1. 病史　青壮年患者多有明确外伤史，如跌倒时手外展着地或手持重物，肩关节突然外展上举或扭伤。中老年患者则多是肩袖组织因长期遭受肩峰下撞击、磨损而发生退变。本病常发生在需要肩关节极度外展的反复运动中（如棒球、仰泳和蝶泳，举重，球拍运动）。当上肢前伸时，肱骨头向前撞击肩峰与喙肩韧带，引起冈上肌肌腱损伤。慢性刺激可以引起肩峰下滑囊炎、无菌性炎症和肌腱侵袭。

2. 临床表现　肩部疼痛与压痛，急性期疼痛剧烈，呈间歇性，以夜间为甚，不能卧向患侧。慢性期呈持续性钝痛。可向上臂或颈部放射，肩外展或伴有内旋和外旋时疼痛加重。压痛多见于肱骨大结节处或肩峰下间隙部位。活动受限：主动上举（包括外展和屈曲）、外旋和内旋力量的减弱和活动度的降低，但被动活动范围无明显受限。继发肌肉萎缩、软组织挛缩。

3. 辅助检查

（1）X线检查：一般无阳性改变，存在肩袖损伤的间接征象，可表现为肱骨大结节囊性变、肩峰下前1/3骨质硬化、肩锁关节退行性变和肱骨头上移。

（2）CT检查：CT扫描及重建（冠状、矢状、三维重建）能够准确显示骨质细节，以便于鉴别诊断。

（3）MRI检查：是目前临床上常用的诊断肩袖损伤的方法。其完全无创、软组织分辨力高，而且能多平面成像，可更为直观地观察肩袖肌腱。

（二）治疗

临床应根据肩袖损伤程度和患者的具体情况采取相应治疗方法。Neer（1972）将肩袖损伤分为Ⅲ期：Ⅰ期为年龄＜25岁，病变可逆，为活动时肩痛到活动期间痛，肩峰上区点状触痛，有疼痛弧，抗阻力运动时疼痛加重；Ⅱ期为年龄25～40岁，反复创伤引起慢性肌腱炎，持续性肩痛，常于夜间加重，体征与Ⅰ期相似但更重；Ⅲ期包括完全性肌腱断裂、骨性改变，年龄在40岁以上，病史长，为轻度肩痛到严重肩痛，夜间为甚。

1. 非手术治疗　适用于Neer Ⅰ期，特别是伤后少于3个月，肩袖部分撕裂、不愿接受手术治疗的完全撕裂和老年患者，予镇痛、止血、脱水、活血化瘀等药物治疗，同时配合局部痛点封闭、理疗，并于患肩外展、前屈、外旋位时予石膏或外展架固定3～4周，随后进行肩关节功能锻炼，多可收到良好的疗效[3]。

2. 手术治疗　适用于完全性肩袖撕裂和非手术治疗不满意的肩袖部分撕裂者。对肩袖完全撕裂者应选择原肌腱附着区域肌腱-骨重新固定术，用不可吸收缝线牢固缝合；对肩袖部分撕裂者，手术宜行断裂部位吻合修复[4]。

参考文献

[1]Neer CS 2nd.Impingement lesions[J].Clin Orthop Relat Res, 1983, （173）：70-77.

[2]Yamamoto A, Takagishi K, Kobayashi T, et al.Factorsinvolved in thepresence of symptoms associated with rotatorcuff tears：a comparison of asymptomatic and symptomaticrotator cuff tears in thegeneralpopulation[J].J ShoulderElbow Surg, 2011, 20（7）：1133-1137.

[3]Tashjian RZ.Epidemiology, natural history, and indicationsfor treatment of rotator cuff tears[J].Clin Sports Med, 2012, 31（4）：589-560.

[4]Colvin AC，Egorova N，Harrison AK，et al.National trendsin rotator cuff repair[J].J BoneJoint Surg Am，2012，94（3）：227-233.

病例 8

肩袖损伤保守治疗

一、病历介绍

患者：张某某，女性，72 岁。左肩部疼痛、活动不利 4 个月，加重 20 天。

现病史：患者于 4 个月前骑车摔伤后出现左侧肩关节疼痛，活动受限，洗脸梳头及背手时疼痛感明显，自行休息效果不显。此后疼痛较受伤初期略微减轻，故而未进行系统治疗。20 天前患者自觉活动左肩时疼痛较前显著加重，且活动范围严重受限，后至我院脊柱骨科就诊，予以行肩关节磁共振检查示"①左冈上肌肌腱撕裂；②左肩关节腔、肩峰下及三角肌下滑囊积液；③左肩胛下肌肌腱腱鞘及肱二头肌长头腱腱鞘积液；④左肩关节退行性改变。"为求进一步治疗，今日来我科门诊，以"肩袖损伤"收入院。入院症见：左侧肩关节疼痛，活动受限，外展、后伸、旋转受限明显，无明显麻木、灼烧等异样感觉，纳食尚可，睡眠一般，二便调。

既往史：既往体质一般，有 2 型糖尿病病史 8 年余，高血压病史 15 年余；否认肝炎、肺结核等传染病病史；无化学性物质、放射性物质、有毒物质接触史；无输血史；无食物、药物过敏史；无重大外伤及手术史；无心脏病病史，预防接种史不详。

个人史、婚育史、家族史：生于原籍，无长期外地居住史，无疫区、国外旅居史，无新冠肺炎确诊者接触史，无吸烟饮酒嗜好。无毒物、毒品接触史。无重大精神创伤史。婚姻家庭关系和睦。无冶游史。无近亲婚配。育有 2 女 1 子，均身体健康。父母均已病故。无与患者类似疾病。否认家族中有传染病和遗传倾向的疾病。

专科检查：神清语利，颅神经（-），左侧肩关节前屈、外展、后伸受限，前屈90°，后伸 15°，旋外不能配合，旋内 30°，冈上肌压痛（+），冈下肌压痛（+），三角肌压痛（+），胸大肌压痛（+），胸小肌压痛（+），肱二头肌长头肌腱压痛（+），前屈上举试验（+），前屈内旋试验（+），前屈内旋加强试验（+），落臂征（+），空罐试验（+），外旋试验（+），吹号征（-），背后推离试验（+），压腹试验（+），熊拥抱试验（-），VAS 平分 6 分。

辅助检查：左肩关节 MRI（2020-07-20 聊城市中医医院，病例 8 图 1）：①左冈上肌肌腱撕裂；②左肩关节腔、肩峰下及三角肌下滑囊积液；③左肩胛下肌肌腱腱鞘及肱二头肌长头腱腱鞘积液；④左肩关节退行性改变。心电图（2020-09-07 聊城市中医医院）：①窦性心率；②窦性心律失常；③可疑 T 波。

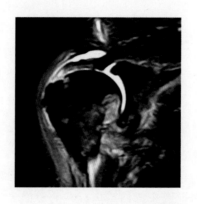

病例 8 图 1　左肩关节 MRI 检查

初步诊断：

中医诊断：痛痹病（血瘀气滞证）。

西医诊断：①肩袖损伤（左）；②2 型糖尿病；③高血压。

诊疗经过：入院后给予动态血压监测 2 次／日，指脉氧监测 1 次／日，血糖监测（必要时）。完善相关辅助检查，包括新冠病毒核酸检测、血尿便常规、血凝五项、风湿四项、血沉、糖化血红蛋白测定等；辨证给予针刺 15 穴＋TDP，取穴肩髃、肩髎、天宗、曲垣、后溪、肩贞、臂臑、合谷等穴位，手指点穴，循手三阳经、手三阴经进行点按弹拨等手法治疗，体外冲击波治疗改善肩关节损伤，中药涂擦＋TDP 等综合康复治疗以活血化瘀、通络止痛等综合康复治疗。

二、疾病概述

肩袖损伤是导致上肢肩部疼痛及功能障碍最常见的原因之一，其发病率为 5%～39%。随着 MRI、肌骨超声及关节镜等技术的发展和普及，肩袖损伤被误诊的概率越来越小，但是其发病机制至今尚未明确。

1. 肩袖的解剖特点　肩袖由冈上肌、冈下肌、肩胛下肌和小圆肌 4 块肌肉组成。这些肌肉均起于肩胛骨、插入肱骨结节，除了能协助完成肩关节的旋内、旋外和外展功能外，还能牢固地将肱骨头固定于关节盂处，维持肩关节的稳定。在这 4 块肌肉中，冈上肌由于其特殊的位置及生理结构特点，最易发生损伤。冈上肌起自冈上窝，在喙肩弓下穿行，止于肱骨大结节的上部，且在距离冈上肌止点 1cm 左右处存在一块区域，此区域明显缺少血管的供应,被称为"critical zone"(危险区)。此区域是由肩胛上、下动脉所供应的近端肌腹区和旋前肱动脉分支所供应的远端区域在此分界而产生[1],随着年龄的增长和肩袖的退变,此处会出现明显的缺血[2]。因为冈上肌特殊的走行位置和"criticalzone"的存在,使其成为肩袖肌群中最易发生损伤的肌肉。

2. 肩袖损伤保守治疗

(1)保守治疗:主要针对于一些中小型肩袖损伤及对肩关节功能期望值不高的高龄患者,方法主要有:①物理康复疗法;②中药制剂及针灸推拿等;③激素、麻醉药物等封闭疗法;④适当的功能锻炼。陈裔英等[3]研究发现,在物理治疗基础上联合运动康复治疗可减轻急性肩袖损伤患者的疼痛感,改善肩关节活动度。如联合运动康复后效果不佳者,可先对其行手术清除病变组织、修复损伤部位后再行术后康复,这样既可减轻患者痛苦,又可使患者肩关节功能尽快恢复。陈致尧等[4]认为针灸推拿在治疗肩袖损伤上疗效显著,尤其是对于肩关节粘连所致的功能障碍。在不采用西医治疗的情况下,利用针灸推拿结合其他疗法可以有效地改善肩关节活动度,甚至消除肩关节的粘连,并易于被患者接受。万建华等[5]应用痛点穴位封闭疗法及针刺疗法治疗肩袖损伤,疗效确切。该疗法机制为:通过痛点穴位封闭,可兴奋感受器,使感受器产生针感信号,并传达至脊髓和脑诱发电位,进而抑制炎症及减缓疼痛;同时部分刺激信号抵达中枢后,激发神经元活动使其释放神经介质,保护内源性吗啡、5-羟色胺等止痛物质,缓解患者肩部的肌肉紧张;针刺还可以改善局部血液循环,进而缓解炎症,加快水肿的吸收。李海等[6]研究表明,肩袖损伤患者接受强化肩胸关节训练并联合臭氧注射治疗,可有效地缓解疼痛症状,提高肩关节主动活动范围,改善关节活动度,疗效显著。

(2)体外冲击波治疗:体外冲击波治疗被广泛使用在骨科疾病的治疗中,冲击波治疗可以更好地缓解局部软组织松懈[7],以此更好地促进患者肌腱恢复,且冲击波振动可以增加镇痛效果,降低神经敏感性,以此更好地缓解疼痛。肩袖损伤患者采用体外冲击波配合针刺治疗,能够更好地消除患者局部组织水肿粘连,促进无菌性炎症的吸收情况,改善患者的局部微循环,促进患者的功能恢复[8]。

(3)肩关节松解术:肩关节松解术是松解粘连、治疗难治性凝肩的有效方法,分为手法松解术和关节镜手术松解术两种。关节镜手术松解创伤大,康复期长,术后需制动,仍有可能再次发生粘连[9]。手法松解术相对简便、恢复快,术后即可功能锻炼不易再发粘连,因此临床首选手法松解术。根据肩袖损伤时间、疼痛程度、功能状态、肌肉萎缩及肌力减退等情况,可将病程分为急性重症期、亚急性缓解期和慢性迁延期。腱-骨愈合的成熟期为12周,肩袖损伤急性期需患肩制动休息以利于愈合,慢性期则需肩关节功能及肌力训练[10]。慢性肩袖损伤病程大于3个月,损伤的肩袖已稳定,此时患肩可行抗阻力运动。慢性肩袖损伤临床上以冈上肌腱轻度损伤引起最多见，其功能障碍主要是关节囊的粘连引起的，手法松解的是粘连的关节囊，而对肩袖特别是损伤轻的已稳定的肌腱影响小。术前完善的臂丛阻滞麻醉、术中正确的松解手法、术后充分的功能锻炼可以减少风险、增加疗效。超声可视化引导实施臂丛阻滞，可以保证精准完善的麻醉，术中患者全程无痛苦。臂丛阻滞下肩周的肌肉会保持一定的张力[11]，松解时可减少肱骨骨折、肩关节脱位等并发症。手术松解时按正常肩关节运动方向，注意幅度、力量个体化实施，反复多次，循序渐进，既可完全松解肩关节粘连又可最大限度地避免再损伤。术后功能锻炼可以增加肌力及关节活动度，有助于重获肩关节功能、防止再粘连，回归发病前的生活状态。

3. 肩袖损伤的预防 肩袖损伤在日常生活中和运动中较为常见，一旦发生就会影响患者的正常生活和体育锻炼的系统性，因此我们必须树立"预防为主"的意识，通过有效的预防措施，以最大限度地降低其发生的概率。

（1）运动时要做好充分的热身活动，通过循序渐进的上臂旋转动作，可以帮助拉伸和锻炼肩袖肌肉，能有效预防肩袖损伤。

（2）避免过度反复的肩关节外展活动，如无法避免应在加强保护的情况下进行。

（3）对于运动员和健身爱好者来说，掌握正确的技术动作是预防肩袖损伤的关键，在尚未掌握正确技术动作前，练习强度不宜过大。

（4）加强肩部肌肉的力量训练，使之强健有力，肩关节稳定而灵活。

（5）肩关节出现不适症状时，应停止练习或及时调整运动量和运动强度。

（6）运动后对肩关节进行牵拉、热敷和按摩，同时要注意肩部保暖。

参考文献

[1]Murray IR, Laprade RF, Musahl V, et al.Biologic treatments for sports injuries Ⅱ think tank-current concepts, future research, and barriers to advancement, part 2：rotator cuff[J].Orthop J Sports Med, 2016, 4（3）：1-15.

[2]Doi N, Izaki T, Miyake S, et al.Intraoperative evaluation of blood flow for soft tissues in orthopaedic surgery using indocyanine green fluorescence angiography：A pilot study[J].Bone Joint Res, 2019, 8（3）：118-125.

[3]陈裔英，乔晋琳，沈红星，等.物理疗法配合运动康复治疗急性肩袖损伤效

果观察［J］．人民军医，2013，56（8）：911-912.

［4］陈致尧，唐勇，赵贤坤，等．针灸推拿治疗肩袖损伤的临床研究进展［J］．按摩与康复医学，2018，9（21）：84-86.

［5］万建华，李志明，刘梅英，等．痛点穴位封闭配合针刺治疗肩袖损伤疗效观察［J］．中国中医药现代远程教育，2017，15（18）：110-112.

［6］李海，麦麦提·沙吾提，席玉镜，等．运动训练联合臭氧注射治疗肩袖损伤的疗效观察［J］．贵州医药，2018，42（10）：1214-1215.

［7］王木林，王玲玲，秦立达，等．体外冲击波配合关节松动术治疗肩袖损伤后肩痛的疗效观察［J］．中国保健营养，2018，28（29）：116.

［8］苏祥正，李众利，李冀，等．体外冲击波联合功能锻炼治疗肩袖损伤的疗效分析［J］．解放军医学院学报，2018，39（5）：408-410.

［9］王艳华，陈建海．凝肩：ISAKOS上肢委员会专家共识（上）［J］．中华肩肘外科电子杂志，2016，4（4）：236-242.

［10］金日龙，杨骥，张驰，等．老年肩袖损伤的特点及治疗进展［J］．中华老年骨科与康复电子杂志，2017，3（3）：190-191.

［11］李俊，银燕，肖红，等．超声引导臂丛阻滞下肩关节松解术治疗粘连性肩关节囊炎的有效性及安全性分析［J］．中国疼痛医学杂志，2017，23（1）：70-73.

第二章 上肢损伤

闭合复位经皮克氏针内固定术治疗肱骨髁上骨折

一、病历介绍

患儿：孙某，女性，6岁。因"左肘部肿痛、畸形、活动受限约2小时"入院。

现病史：患儿约2小时前于小区广场玩耍时摔倒，伤及左肘部，当时即感肿痛、有畸形、不敢活动，未予处理，急来我院就诊，门诊经查体、拍片后以"左肱骨髁上骨折"收入院。入院症见：左肘部肿痛、畸形，不敢活动。患儿自发病以来，神志清、精神可、未曾入眠，未曾进饮食，二便未行。

体格检查：T 36.4℃，P 68次/分，R 18次/分，BP 120/84mmHg。双肺呼吸音清，无干湿性啰音。心率68次/分，律齐，无心脏杂音。腹软平坦，肝肾区叩击痛（-）。

专科检查：患儿左肘部明显肿胀畸形、压痛，活动受限，左手部肿胀，为防止病情加重，骨擦感及异常活动未查，肢端血运、感觉及活动可。

辅助检查：左肘关节拍片（病例9图1）示：左侧肱骨髁上骨折，断端完全分离，远断端向尺侧、背侧移位。

诊疗经过：根据病史及入院查体、辅助检查，该患儿诊断为"左肱骨髁上骨折"，入院后完善相关检查，择期行闭合复位克氏针内固定治疗，术后拍片（病例9图2）示左肱骨髁上骨折克氏针内固定术后，骨折线清晰，正侧位断端对位对线良好。术后5周拍片（病例9图3）示左肱骨髁上骨折内固定术后，正侧位断端对位对线良好，骨折线模糊，周围可见骨痂形成。给予拔出克氏针，行肘关节功能锻炼，后期肘关节外形及功能恢复良好。

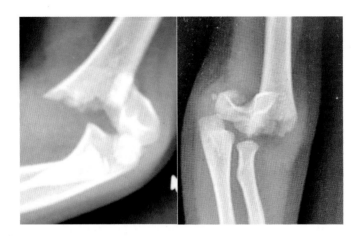

病例 9 图 1 左肘关节拍片

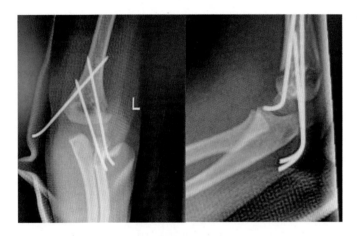

病例 9 图 2 左肱骨髁上骨折克氏针内固定术后

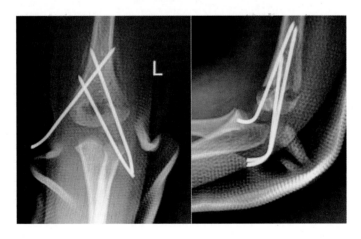

病例 9 图 3 术后 5 周复查

二、疾病概述

肱骨髁上骨折系指肱骨远端内外髁上方的骨折，以小儿最多见，多发年龄为5～12岁，约占小儿四肢骨折的3%～7%，肘部骨折的30%～40%，其中伸直型占90%左右。当肱骨髁上骨折处理不当时容易引起Volkmann缺血性肌挛缩或肘内翻畸形。虽然各种治疗方法都有所改进或提高，使危害严重的Volkmann缺血性肌挛缩已明显减少，但由于肘内翻畸形仍不断发生，其发生率仍然较高，治疗时必须加以注意。

肱骨髁上骨折多发生于运动伤、生活伤和交通事故，系间接暴力所致。各个类型的骨折损伤机制不尽一致。通常将骨折分为伸展型、伸展尺偏型、伸展桡偏型和屈曲型。

1. 伸展型 跌倒时，肘关节呈半屈状手掌着地，地面的反作用力经前臂传导至肱骨下端在肱骨髁上部骨折，骨折的近侧端向前移位，远侧端向后移位（病例9图4）。骨折线方向由后上至前下方斜形经过。移位严重者，骨折近侧端常损伤肱前肌并对肱动脉造成损伤。骨折近侧端引起神经损伤多为正中神经、桡神经。

2. 伸展尺偏型 外力自肱骨髁部的前外侧，肱骨髁受力作用，使肱骨髁上骨折的远侧端向尺侧和后侧移位（病例9图5）。内侧骨质可能部分被压缩，外侧骨膜有时尚完整。此类骨折的内移和内翻的倾向性大，骨折移位时必须加以整复，以避免肘内翻畸形。

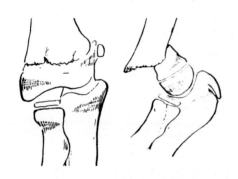 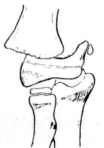 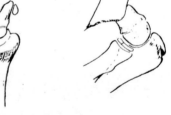

病例9图4　伸展型肱骨髁上骨折　　　　病例9图5　伸展尺偏型肱骨髁上骨折

3. 伸展桡偏型 外力自肱骨髁部的前内侧，骨折后，远侧骨折端向桡侧和后侧移位（病例9图6），这种骨折不易发生肘内翻畸形。

4. 屈曲型 多系肘关节屈曲位，肘后着地。外力自下而上，尺骨鹰嘴直接撞击肱骨髁部，使之髁上部骨折。骨折远侧段向前移位，近侧段骨端向后移位。骨折线自前上方斜向后下方（病例9图7）。

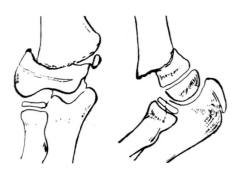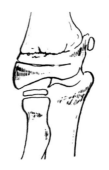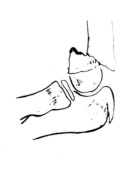

病例9图6 伸展桡偏型肱骨髁上骨折　　　　病例9图7 屈曲型肱骨髁上骨折

三、诊断与治疗

1. 诊断　肘关节肿胀，功能障碍，压痛明显，限于肱骨髁上部。肘关节骨性标志倒等腰三角形保持正常。可触及骨摩擦感和异常活动。X线征象通常比较明显，但应与肱骨远端全骨骺分离相区别。

2. 治疗　肱骨髁上骨折是儿童肘关节周围骨折最多见的一种骨折，通常的治疗方法包括传统的手法复位小夹板或石膏外固定及手术切开复位内固定。手法复位容易再移位，骨折畸形愈合后容易产生肘内翻及肘外翻畸形，手术切开复位遗留瘢痕，容易产生关节粘连，关节活动范围减小。我们通过手法复位同时经皮克氏针内固定，克服了手法复位石膏外固定容易移位的不足，同时解决了手术切开治疗遗留瘢痕、关节活动障碍等问题，只遗留细小的针眼瘢痕，可早期活动关节，术后疼痛轻，恢复快，不易并发肘内外翻畸形[1, 2]。

3. 手术体会　①首先必须保证肱骨髁上骨折复位的准确性及稳定性，为进一步克氏针固定提供条件。判断复位是否成功的标准包括正位片Baumann角[3]的恢复、斜位片内外侧髁完整、侧位片上肱骨前线通过肱骨小头的中1/3；②当骨折断端嵌入肌肉时，复位困难，常需要采取"挤牛奶"手法，轻柔、缓慢地使骨折近端后移，退出肘前方软组织约束；③避免反复手法复位，反复穿针可对骨骺造成损伤，术中在肱骨内上髁进针时，需要避开尺神经走行，避免医源性损伤；④术中要明确交叉克氏针固定最为牢固，克氏针固定必须过对侧骨皮质，术中透视发现肱骨断端仍有旋转畸形时，需要进一步加针固定。

四、结论

研究表明，经皮克氏针内固定后，予以石膏托外固定，可有效固定、保护骨折，促进早期功能锻炼的实施，达到减少并发症、提升肘关节功能的效果[4]。孙燕等[5]对儿童屈曲型肱骨髁上骨折行闭合复位克氏针治疗，发现治疗后肘关节功能显著改善，避免了切开复位内固定，减少了手术损伤，术后肘关节功能恢复良好，是治疗儿童肱骨髁上骨折简单、安全、有效的方法。

参考文献

[1] 杨毅军，王小玮，张勇. 克氏针平行固定治疗小儿不稳定性肱骨髁上骨折的应用效果分析 [J]. 实用临床医药杂志，2017，21（19）：147-149.

[2]Ernesto DelValle-Hernández, Marrero-Barrera PA, Beaton D, et al.Complications associated with pediatric supracondylar humeral fractures[J].Puerto Rico Health Sci J, 2017, 36（1）：37-40.

[3]Gheldere AD, Legname M, Leyder M, et al.Reliability of the Lagrange and Rigault classification system of supracondylar humerusextension fractures in children[J].Orthop Tranmatol Surg Res, 2011, 96（6）：652-655.

[4] 蒋守海，朱信飞，闫成尚，等. 闭合复位经皮克氏针∝形固定治疗儿童肱骨近端骨折 [J]. 中国骨与关节损伤杂志，2019，34（7）：749-750.

[5] 孙燕，肖黎，何东，等. 闭合复位克氏针交叉固定治疗儿童屈曲型肱骨髁上骨折 [J]. 中华创伤骨科杂志，2019，21（1）：70-72.

病例 10

肱骨粉碎性骨折

一、病历介绍

患者：姚某某，男性，46岁。因"摔伤致左上肢疼痛、畸形2小时"入院。

现病史：患者于2小时前在自家院中滑倒摔伤，伤及左上肢，当即感疼痛剧烈，活动受限，无昏迷、恶心、呕吐，休息后症状不缓解，遂来我院就诊，门诊查体、拍片后以"左肱骨粉碎性骨折"收入院。

体格检查：T 36.7℃，P 80次/分，R 20次/分，BP 140/90mmHg。双肺呼吸音清，无干湿性啰音。心率80次/分，律齐，无心脏杂音。腹软平坦，肝肾区叩击痛（-）。

专科检查：脊柱居中，左上肢肿胀、压痛、畸形，活动受限，左肩关节活动尚可，左手指感觉活动可。

辅助检查：（聊城市中医医院）X线示：左侧肱骨中上段粉碎性骨折，断端分离移位，部分骨质重叠旋转，骨折线清晰锐利，软组织略肿胀（病例10图1）。CT三维重建示：肱骨粉碎性骨折，断端移位（病例10图2）。

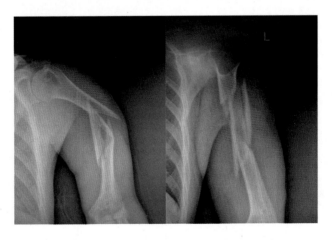

病例10图1 术前X线：肱骨干粉碎性骨折

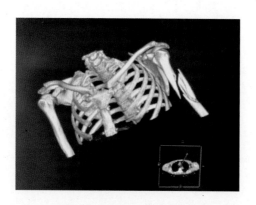

病例 10 图 2　术前三维 CT

　　诊疗经过：根据病史及入院查体、辅助检查，该患者诊断为"左肱骨粉碎性骨折"，入院后予以支具外固定，完善相关检查，排查手术禁忌证后，在神经阻滞麻醉＋局部麻醉、C 形臂 X 线透视机监控下行左肱骨粉碎性骨折切开复位髓内钉内固定＋植骨术，术后恢复良好（病例 10 图 3）。

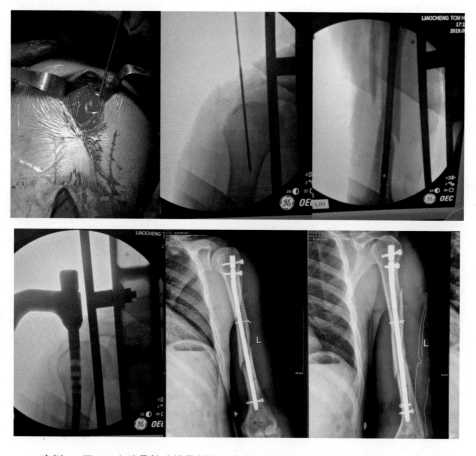

病例 10 图 3　左肱骨粉碎性骨折切开复位髓内钉内固定＋植骨术术中及术后

二、疾病概述

肱骨干骨折，是指肱骨外科颈下 1 ～ 2cm 至肱骨髁上 2cm 之间的骨折，多发生于肱骨干的中部，其次为下部，上部最少，肱骨干中下 1/3 骨折易合并桡神经损伤、下 1/3 骨折容易发生骨不连等并发症[1]。

肱骨干骨折可发生于任何年龄，多由直接暴力和间接暴力所引起，如重物撞击、挤压、打击及扑倒时手或肘部着地，暴力经前臂或肘部传至各部位。肱骨骨折后可出现肿痛、畸形、反常活动、骨擦音骨擦感等表现，X 线检查可明确诊断。肱骨骨折经对症治疗或手术治疗后，遵医嘱行功能锻炼，预后效果良好。

该骨折的力学机制呈多样性：①直接暴力：如打击伤、挤压伤或火器伤等，多发生于肱骨中 1/3 处。②间接暴力：如跌倒时手或肘着地，地面反击暴力向上传导，与跌倒时体重下压暴力相交于肱骨干某部即发生斜行骨折或螺旋形骨折，多见于肱骨中下 1/3 处。③旋转暴力：如投掷手榴弹、标枪或翻腕赛扭转前臂时，多可引起肱骨中下 1/3 交界处骨折。

三、诊断与治疗

（一）诊断

1. 典型症状 肱骨骨折的典型症状表现为疼痛、肿胀、畸形、反常活动、骨擦音骨擦感。根据骨折移位情况及粉碎程度，可出现血管、神经等并发症。

（1）疼痛：表现为局部疼痛、环状压痛及传导叩痛等，一般均较明显。

（2）肿胀：完全骨折，尤其粉碎性者局部出血可多达 200ml 以上，加之创伤性反应，因此局部肿胀明显。

（3）畸形：在创伤后，患者多先发现上臂出现成角及短缩畸形，除不完全性骨折外，一般多较明显。

（4）异常活动、骨擦音、骨擦感：伤后立即出现，患者神经干紧贴骨面走行，甚易被挤压或刺伤。

（5）神经损伤：桡神经损伤时，患者会发生患侧肢体垂腕畸形，掌指关节及拇指功能障碍，虎口区麻木等症状。绝大多数病例在 4 个月内可恢复功能，如伤后 2 ～ 3 个月仍无恢复迹象时，则可早期进行神经探查。

（二）治疗

1. 保守治疗

（1）超肩关节夹板外固定：对于有移位的肱骨骨折一般采用手法整复加超肩关节夹板外固定。

（2）石膏绷带固定：患肢取屈肘位，用石膏绷带条环绕肩、肘固定；或者用肩"人"

字石膏固定于上举位 2～3 周，以后改为其他固定，此法只适用于骨折向前成角畸形难以矫正者。

（3）外展支架固定：如骨折断端不稳定，复位后不易维持对位时，可用外展支架固定，并沿肱骨纵轴加用皮肤牵引以控制骨折近端向外成角畸形。此法现已少用。

2．手术治疗

（1）切开复位内固定：对于有移位的陈旧性骨折，或者移位严重、断端极不稳定或有软组织嵌入、经手法整复失败者，可考虑采用切开复位内固定的外科手术方法进行治疗。

（2）切开复位外固定：对于某些骨折类型或软组织条件不良，可以行切开复位、外固定架固定，以降低潜在软组织感染对骨折愈合的影响。

参考文献

[1] 胥少汀，葛宝丰，徐印坎．实用骨科学（第 5 版）[M]．北京：人民军医出版社，2019．

病例 11

肱骨髁上骨折

一、病历介绍

患儿：张某某，男性，7 岁，因"摔伤左肘部肿痛约 1 小时"收入院。

入院查体：左肘部明显肿胀畸形，左肘前侧见长约 1cm 外伤口，污染较重，皮下瘀血明显，压痛明显，可触及明显骨擦感及异常活动，左侧桡动脉搏动就减弱，肢端血运、感觉及活动度差。左肘部 X 线片示：左肱骨髁上骨折，骨折断端明显错位，骨折远断端明显向尺侧、背侧移位（病例 11 图 1）。左肘部 CT 复查回示：左肱骨髁上骨折，骨折远断端明显后旋转移位（病例 11 图 2）。

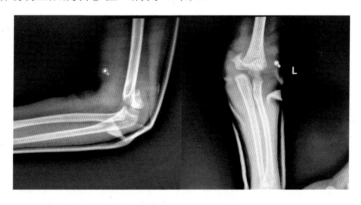

病例 11 图 1　术前拍片

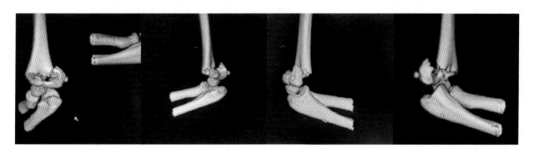

病例 11 图 2　术前 CT

49

诊断依据：

1. 中医辨病辨证依据　患儿局部暴受外力，致局部筋骨受损，筋伤不能约束血行，致血溢于脉外为瘀血，瘀血阻络，气机不畅，不通则痛。舌质淡，苔薄白，脉弦，证属血瘀气滞。

2. 西医诊断依据

（1）患儿有明确的外伤史。

（2）查体：左肘部明显肿胀畸形，左肘前侧见长约 1cm 外伤口，污染较重，皮下瘀血明显，压痛明显，可触及明显骨擦感及异常活动，左侧桡动脉搏动减弱，肢端血运、感觉及活动度差。

（3）辅助检查：左肘部 X 线片示左肱骨髁上骨折，骨折断端明显错位，骨折远断端明显向尺侧、背侧移位。

诊疗计划：

1. 骨科护理常规，二级护理。

2. 完善相关辅助检查。

3. 入院后患肢外伤口处给予清创处理，左肘部给予手法复位石膏外固定，骨折断端错位明显需行切开复位内固定术。

4. 中医辨证施治　宜早期及术后活血化瘀、消肿止痛，方选中药活血复元汤口服。处方：当归 15g，赤芍 10g，川芎 10g，生地 12g，桃仁 12g，红花 15g，黄芪 15g，续断 12g，姜黄 10g，鸡血藤 15g，炙甘草 6g。水煎 150ml，分早晚两次口服，每日一剂。

5. 中医适宜技术　可见光治疗以促进患肢肿胀消退，预防感染，指导患儿行功能锻炼。

6. 中医调护　避风寒，畅情志，调饮食，适起居。

手术治疗：麻醉成功后患儿取仰卧位，常规消毒铺巾以保护术野，取左肘关节外侧入路，刀口长约 4cm，逐层切开皮肤、皮下组织、筋膜，沿肘关节外侧肌间隙钝性分离以显露骨折断端，见左肱骨髁上粉碎性骨折，骨折远端骺离块明显向尺侧、后侧移位，清除部分碎骨块、瘀血块、清理骨折断端后试行复位，见骨折断端对位对线情况可后，予以 3 枚克氏针交叉内固定，术中拍片示左肱骨髁上粉碎性骨折断端对位对线可，冲洗创面见无搏动性出血后逐层缝合。手术顺利，术中出血约 20ml，术毕予以石膏托外固定，术后患儿安全返回病房。术后拍片回示：肱骨髁上骨折，骨折断端对位对线可，克氏针固定可靠在位（病例 11 图 3）。术后 2 周复查拍片回示：左肱骨髁上骨折，骨折断端对位对线可，克氏针固定可靠在位，骨折断端见少量骨痂形成（病例 11 图 4）。

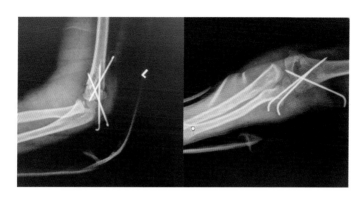

病例 11 图 3　术后拍片

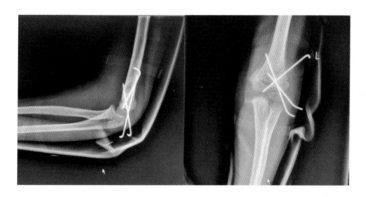

病例 11 图 4　术后 2 周拍片

二、疾病概述及讨论

　　传统的切开复位经皮钢针内固定术对关节囊、韧带、肌肉、骨膜剥离损伤较大，易造成肘关节僵硬、骨化性肌炎等。而肘部有限切开复位切口小，无需过多剥离肌肉、骨膜等，通过术者示指可以直观地清除断端嵌顿组织，解剖复位骨折端，同时直视下保护神经，术中透视次数减少，避免了术者和患儿反复辐射照射，减少术后并发症的发生。近年来，一些学者发现，为了避免常规的切开复位经皮克式针内固定术带来的并发症，可在肘部取小切口，进行复位经皮克式针内固定，也取得了非常的临床疗效[1]。许多学者进行了肘部前侧、内侧、后侧等入路的有限切开复位的研究。Suh 等[1]回顾性分析了 304 例肱骨髁上骨折患儿，发现了外侧有限切口和微创操纵杆复位技术优于传统切开复位钢针经皮内固定技术，并发症风险更小。Yuji 等[2]回顾了 34 例患者的病例记录和 X 线照片，通过评估患儿影像学资料及临床资料，证实闭合复位经皮克式针内固定组比有限切开复位内固定组术后肘关节内翻畸形发生率高，得出了避免术后肘内翻畸形，首选有限切开复位内固定术做儿童肱骨髁上骨折的最佳手术方法的结论。同时有限切开复位内固定技术亦可避免闭合复位内固定技术所带来的缺点，包括桡神经损伤和透视的长期使用等[3]。

参考文献

[1]Suh SW, Oh CW, Shingade VU, et al.Minimally invasive surgical techniques for irreducible supracondylar fractures of the humerus in children[J].Acta Orthopaedica, 2009, 76 (6): 862-866.

[2]Yuji T, Mitsuhiko N, Shinro T.Clinical results of closed versus mini-open reduction with percutaneous pinning for supracondylar fractures of the humerus in children: A retrospective case-control study[J].Medicine (Baltimore), 2018, 97 (45): e13162.

[3]Esen E, Dogramaci Y, Guitekin S, et al.Comparison of radiation exposure times in the treatment of pediatric supracondylar humeral fractures with open-closed reduction and internal fixation[J].Acta Orthop Traumatol Turc, 2009, 43 (5): 400-405.

病例 12

肱骨内上髁骺离骨折

一、病历介绍

患儿：林某，男性，10 岁，因"摔伤右肘部肿痛、活动不利约 3 小时"入院。

现病史：患儿约 3 小时前自己走路时跌倒，致右肘部肿痛，不敢活动，遂到当地医院就诊，拍片示"右肱骨内髁骺离骨折"，为求进一步诊治，特来我院就诊，门诊查体、阅片后收入院。病程中，患者纳差，无恶心呕吐，二便未行。

体格检查：T 36.7℃，P 92 次 / 分，R 22 次 / 分，BP 90/60mmHg。双肺呼吸音清，无干湿性啰音。心率 92 次 / 分，律齐，无心脏杂音。腹软平坦，肝肾区叩击痛（-）。

专科检查：脊柱居中，双下肢及左上肢活动自如，肌力、肌张力正常生理反射存在，病理反射未引出。右肘关节呈半屈伸位，肘关节内侧明显肿胀，皮肤无破损，压痛（+），骨擦感及异常活动为避免损伤未查，肘关节伸屈活动功能障碍。右手诸指活动自如，肢端血运、感觉可。

辅助检查：X 线片（病例 12 图 1）示右肱骨内上髁骨折，断端间隙明显增大；CT 重建（病例 12 图 2）示右肘内上髁骨骺相对于干骺端向内前方移位，两者间隙明显增大；干骺端骨质不连续，可见点状骨片分离，骨折线累及骺软骨。右关节腔内可见积液，周围软组织肿胀。

诊疗经过：根据病史及入院查体、辅助检查，该患者诊断为"右肱骨内上髁骺离骨折"，入院后予以手法复位高分子石膏夹板外固定患肢，复查拍片示效不佳。给予患肢医院制剂活血复元汤中药溻渍以活血化瘀、消肿止痛。患儿完善术前检查，排除手术禁忌证后，在全身麻醉＋臂丛神经阻滞麻醉、C 形臂 X 线透视下行切开复位克氏针内固定术。术后 3 周去除高分子石膏夹板外固定，指导患儿积极肘关节屈伸功能锻炼，较前有改善。术后 5 周复查拍片示：断端恢复良好，骨折线模糊不清；给予拔除克氏针；应用医院制剂外洗三号帮助患儿肘关节屈伸功能锻炼；术后 3 个月复诊时，患儿肘关节活动恢复正常。患者术后 X 线片复查见病例 12 图 3 至病例 12 图 5。

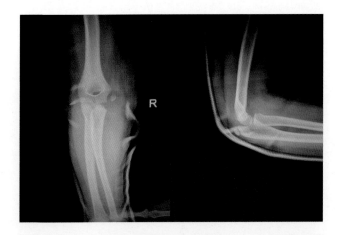

病例 12 图 1　术前 X 线片

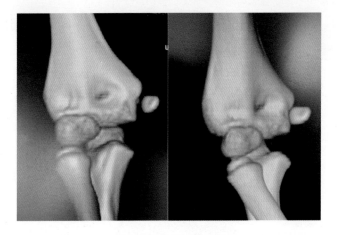

病例 12 图 2　术前 CT

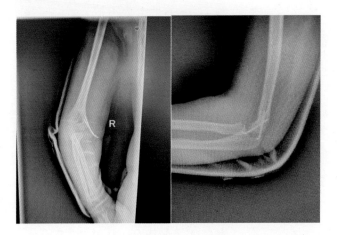

病例 12 图 3　术后 X 线片

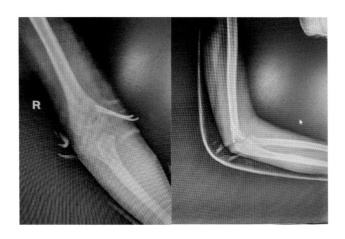

病例 12 图 4 术后 2 周 X 线片

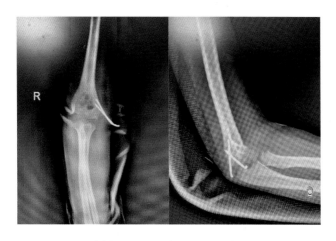

病例 12 图 5 术后 4 周 X 线片

二、疾病概述

肱骨内上髁骺离骨折是青少年常见的肘关节损伤之一，又称肱骨下端内岐骨折、肱骨内上髁骨骺分离。

肱骨内上髁为肱骨内髁的非关节部分，有前臂屈肌群、旋前圆肌和肘部内侧副韧带附着。内上髁后面有尺神经沟，尺神经沿其通过。儿童内上髁骨化中心于 5 岁开始出现，一般 17～20 岁闭合。在骨化中心未与相当的肱骨髁融合前，其间的骨骺板为对抗韧带和肌肉牵拉张力的薄弱点，易发生撕脱骨折。肱骨内上髁骺离骨折多发于 7～17 岁儿童和青少年，多数有严重移位。若骨折块被嵌入肘关节内，往往不容易脱出，手法整复也较为困难；治疗不当则会造成肘关节功能障碍。

肘关节内上髁骺离骨折多由间接暴力引起，亦可因直接暴力打击或碰撞于肱骨内上髁处而造成骨折，但较为少见。本病患儿属于间接暴力所致，为追逐跌倒，手掌着地，肘关节处于伸直、过度外展位，使肘部内侧受到外翻力的同时前臂屈肌群强力收缩而将其附着的内上髁撕脱。

依据骨折块移位的程度一般可分为四度。

第Ⅰ度：裂纹骨折或仅有轻度移位。

第Ⅱ度：骨折块有分离或旋转移位，但骨折块仍位于肘关节间隙的水平面以上。

第Ⅲ度：骨折块有旋转移位，且进入肘关节间隙。

第Ⅳ度：骨折块有旋转移位并有肘关节向桡侧脱位，骨折块的骨折面朝向滑车。为内上髁骨折最严重的损伤，少数有合并尺神经损伤。此类的骨折常被忽略，只是单纯的当脱位治疗，采用手法复位使骨折块嵌入肘关节间隙转为第Ⅲ度。

三、诊断与治疗

（一）诊断

1. 病史　常见于儿童的生活损伤、嬉戏追逐跌倒或体操、武术和投掷等运动损伤。

2. 临床表现　伤后肘关节呈半屈伸位，肘关节内侧肿胀、压痛，或可见皮下瘀斑，肘关节屈伸活动受限。肱骨内上髁骺离骨折可合并尺神经损伤，应注意检查。若合并尺神经损伤可出现小指和无名指的尺侧麻木，感觉减退。

3. 辅助检查

（1）X线检查：肘关节正侧位X线片可明确骨折类型和移位方向。

（2）CT检查：CT扫描及重建（冠状、矢状、三维重建）能够准确显示骨折细节，有助于明确骨折类型以指导治疗。

4. 鉴别诊断　儿童肱骨内上髁骺5～6岁开始骨化，在骨化核出现后的骨折，临床诊断一般比较容易，但在二次骨化中心未出现时发生的骨折，已有报道常易误诊，需引起重视[1]。因此，6岁以下的儿童肱骨内上髁骺尚未出现，只要临床检查符合即可诊断，不必完全依靠X线片。其他容易发生误诊的是把滑车骨骺误认为是内上髁骨骺，把尺骨鹰嘴骨折合并桡骨头脱位误认为是Ⅳ度内上髁骨折。同时内上髁骨折常合并有桡骨颈骨折、尺骨鹰嘴骨折，应予注意，以免漏诊。凡遇到肘关节脱位或半脱位的患儿，应保持高度警惕，仔细检查肘内侧有无肿胀压痛，X线片不能确定者应摄健侧X线片对比。避免对内上髁骨折的误诊漏诊。已经发生肘关节僵直的患儿就诊时应耐心询问病史，注意其主诉中是否有肘关节脱位病史。查体肘内侧是否有突起的骨突，同时仔细阅读X线片，观察X线片内上髁处是否有骨骺的影像，肘关节内侧间隙中是否有游离骨块，并应注意与滑车或尺骨鹰嘴骨骺相鉴别。个别患儿尚遗有肘关节半脱位。

肱骨内髁骨折为关节内骨折，其发生率远比肱骨内上髁低，其受伤原理与肱骨髁间骨折相似。其骨折线由滑车外下部斜向肱骨内上髁上方，骨折块向内上及后侧移位，肱桡关节也可同时发生脱位或半脱位。

（二）治疗

1. 保守治疗　保守治疗复位过程要手法轻柔准确，以防引起其他骨折及暴力对周围软组织损伤的加重。如复位方法粗暴不当，肘关节复位后内上髁骨块仍嵌顿于关节内。肘关节脱位造成的关节囊破裂等周围软组织损伤，骨化性肌炎的出现，去除固定后患儿不愿活动患肘，均易使肘关节发生屈曲位僵直。手术时要尽量清除淤血快，减少伤口感染和骨化性肌炎的发生[2, 3]。Ⅰ度骨折，因其无移位，将肘关节屈曲90°，用内外侧夹板或高分子石膏托夹板外固定，并中立位悬吊于胸前2周。Ⅰ度骨折保守治疗已取得共识，而对Ⅱ度以上骨折的治疗一直存在争论[4, 5]。

2. 手术治疗

（1）适应证：①骨折明显移位，骨折块夹在关节内或旋转移位，手法复位很难成功。②经闭合复位失败者，宜手术治疗。③合并尺神经损伤，应手术复位及神经探查。

（2）手术方法：手术可用克氏针经皮撬拨复位内固定，效不佳可取肘内侧标准切口。如骨折块较大，尺神经沟被累及，应显露游离并保护尺神经。骨折片及近端骨折面应辨认准确并予以光滑克氏针固定保持其稳定，针尾可露于皮肤或埋于皮下。陈旧性内上髁骺离骨折只要无尺神经症状及肘关节功能障碍者，不必处理。肘关节伸展受影响或伴有尺神经症状者可施行开放复位尺神经游离松解，陈旧性内上髁骺离骨折若复位困难时也可以切除。

（3）手术注意事项：对年龄小者忌用螺钉固定，以免出现因肱骨远端内侧发育不良而导致的肘关节面向内侧倾斜。切开复位后是否同时行尺神经前移术有争议，我们认为新鲜的骨折不必行尺神经前移。若行尺神经前移应注意其走行、张力、避免出现尺神经的牵拉伤。

（4）功能锻炼：一周内仅作手指轻微屈伸活动，一周后可逐渐加大手指屈伸幅度，禁忌做握拳及前臂旋转活动。2周后可开始做肘关节屈伸活动，解除固定后可配合中药熏洗并加强肘关节屈伸活动。一般3～6个月才能完全恢复功能，不应强力进行被动牵拉活动，以免引起再骨折或肌肉拉伤影响功能恢复。

3. 药物治疗　①初期宜活血化瘀，消肿止痛。方选医院制剂活血复元汤中药渍。②中期宜和营生新，接骨续筋。方选医院制剂：归藤活血壮骨胶囊。③后期宜补气血，养肝肾，强筋骨。方选医院制剂补肾接骨丹。解除固定后，可用医院制剂外洗三号熏洗患肢以舒筋通络，辅助功能锻炼。

参考文献

[1]Roekwood A，Wilkind KE，King RE.FractureInchildren.Philadelphia：Iippincott，1984，480.

[2] 谭宏昌，康毅，金勋杰 .127 例开放性骨折患者伤口感染的分析 [J]. 实用全科医学，2005，3（4）：295-296.

[3] 王彦华 . 医院感染管理中存在的问题及对策 [J]. 中华全科医学,2008,6（8）：861-863.

[4]Vasillos A，Papavasiliou MD.Fracture-separation of the medial epicondylar epiphysis of the elbow joint[J].Clin Orthop Relat Res，1982，171：172-174.

[5]Fowles JV，Slimane N，Kassab MT.Elbow dislocation with avulslon of the medial humeral epicondyle[J].J Bone Joint Surg Br，1990，72（1）：102.

病例 13

肱骨上端骨骺分离骨折并肩关节脱位

一、病历介绍

患者：娄某，女性，13岁。因"右肩部肿痛、活动受限约3小时"入院。

现病史：患者因车祸伤致右肩部肿痛、活动受限，遂至当地医院就诊，拍片后未予特殊处理，现为求系统治疗，特来我院就诊，门诊经查体及阅片后以"右肱骨上端骨骺分离骨折"收入院。病程中，患者纳可，体重无明显变化，大小便可自解。

体格检查：T 36.4℃，P 68次/分，R 18次/分，BP 120/84mmHg。双肺呼吸音清，无干湿性啰音。心率68次/分，律齐，无心脏杂音。腹软平坦，肝肾区叩击痛（-）。

专科检查：患儿右肩部肿胀畸形、压痛、活动受限，为防病情加重骨擦感及异常活动未查，肢端血运、感觉及活动可。

辅助检查：肩关节CT三维（病例13图1）：右肱骨上段骨质不连续，断端分离错位，骨折线累及邻近骺线边缘。肱骨头向下错位，关节腔内可见积液，周围软组织肿胀。余未见明显异常。左肩关节未见明显异常。

诊疗经过：根据病史及入院查体、辅助检查，该患者诊断为"右肱骨上端骨骺分离骨折并右肩关节脱位"，入院后完善相关检查，在静脉全麻＋臂丛神经阻滞麻醉下行右肱骨上端骨骺分离骨折并右肩关节脱位切开复位克氏针内固定术，术后患肢胸壁外固定。右侧肱骨近端骨折行内固定术后复查X线片（病例13图2）示骨折线模糊，断端对位可，内固定器未见断裂、移位。右侧肩关节吻合尚可。右肱骨近端骨折行克氏针内固定及石膏外固定术后2周复查拍片（病例13图3）示断端对位对线情况良好，骨折线模糊，内侧缘骨痂影可见。右肱骨外科颈骨折行克氏针内固定术后6周复查拍片（病例13图4）示断端对位对线情况尚好，骨折线模糊，周围骨痂影可见，内固定物位置适中。拔除克氏针，肩关节功能锻炼。

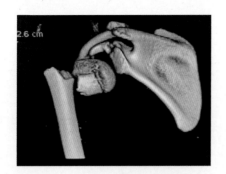

病例 13 图 1　术前 CT 三维

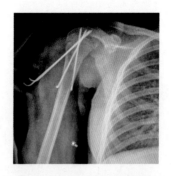

病例 13 图 2　术后 X 线片

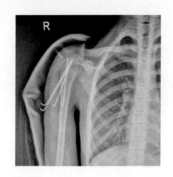

病例 13 图 3　术后 2 周 X 线片

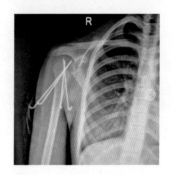

病例 13 图 4　术后 6 周 X 线片

二、疾病概述

1. 肱骨上端骨骺概述　肱骨上端有三个骨骺，即肱骨头、大结节及小结节，顺序于 1 岁、3 岁及 5 岁时出现骨骺，于 5～8 岁三个骨骺融合成为肱骨上端一个骨骺，至 19～21 岁骨骺与肱骨干融合。因此，肱骨上端骨骺分离多见于 7～18 岁；以后成人可发生肱骨解剖颈骨折。

肱骨外科颈骨折在儿童时期称为肱骨近端骨骺分离[1]多为 Salter—Harris Ⅱ 型骺损伤[2]。由于肱骨上端在额状面上，肱骨干骺端形成 15° 左右的后倾角，骨骺中心位于骺板的内后侧，因此，沿肱骨干向上传导的暴力作用于骺板，产生剪切应力，造成骨折线呈斜形，前外侧部分经过骺板面骨骺分离，后内侧部分经过干骺端时，形成一个三角形骨片，骨折线倾斜程度随年龄而异，年龄越大则骨折线经过骺板之横行距离越短，干骺端骨折片越大，且使倾斜面距离越长，骨折端越不稳定。

2. 伤因及类型　此骨骺分离多因跌倒时，上肢外展及前屈、外旋及内旋等关系，暴力沿肱骨向上传导作用于骺板或肱骨解剖颈所致。

（1）依骨折线形态分

1）滑脱型：骨折线完全通过骺板，骨骺从干骺端滑脱，复位后一般不引起发育障碍。

2）干骺型：骨折通过骨骺并形成一个三角形干骺端骨折片，此处有骨膜连系，易复位较稳定。

3）骨折线通过骺板及关节面，此型整复要使关节面完整复位，以免影响关节功能。

4）压缩型：因为纵轴压缩暴力所致，晚期易有发育障碍。

（2）依骨折端稳定情况分

1）稳定型：前后移位少于干骺断面的1/4，前倾少于20°的内收型，易于复位，固定易于保持骨折的对位。即使未复位，亦不易使移位再加重。

2）不稳定型：骨骺分离前后移位超过干骺断面的1/4，向前成角＞20°，外固定难于稳定骨折端的对位，如将上臂前屈＞60°，可增加其稳定性。

三、诊断与治疗

（一）诊断

根据伤员的受伤史，肩部疼痛，肩部活动加重疼痛，肱骨大结节周围压痛明显，肩部 X 线片检查即可确诊且可显示骨折的类型情况，以供治疗参考。

（二）治疗

1.手法复位外固定　①用1%～2%普鲁卡因血肿内麻醉。②伤员取坐位或仰卧位，伤肢上臂外展前屈位。③经伤侧腋窝、胸壁及背侧用布带向健侧做对抗牵引，一助手将伤肢屈肘90°，沿肱骨纵轴牵引。④术者用手向后按压远侧骨折端，一般即可复位。复位后稍放松一点牵引，使骨折端互相抵紧。⑤用外展架及石膏固定，以维持骨折端的对位。

2.切开复位内固定　传统的治疗方法多为石膏外固定或牵引（水平甩肩上举牵引）等治疗，随着人们生活条件及其对治疗要求的提高，对传统的治疗多因体位不便、卧床时间长及骨折对位多有欠佳者而多主张采用手术治疗[3～5]。手法整复失败或肱骨头已脱位者可行切开复位内固定，手术复位操作并不困难，用肩部前内侧切口，暴露骨折端，并容易得到满意的复位，用螺钉或克氏针内固定，缝合伤口，可以早期活动。一般仅用三角巾悬吊伤肢，不做特别的外固定。有可能发生肱骨头无菌性坏死。

3.人工肩关节置换　年龄较大的患者，骨质疏松较严重，并有肱骨头骨折粉碎严重而无法进行有效的固定，采用切开复位内固定也很难达到足够的稳定性来进行早期功能锻炼，不愈合、畸形愈合以及肱骨头缺血坏死等晚期并发症发生率较高。肱骨上端的血供主要来自前肱返动脉的升支，此支于结节间沟（肱二头肌肌间沟）部位进入肱骨头。因创伤骨折移位而损伤此支动脉，可导致骨折不愈合以及肱骨头缺血坏死。人工肩关节置换术对这类患者是一种有效的治疗方法。人工肩关节置换绝大多数为肱骨头置换，一般不需进行关节盂的置换。只有在合并肩关节退行性变、关节盂磨损或骨折、发育不良等特殊情况下才考虑全肩置换。但是，对于年轻的患者，从长期随访结果来看应用人工肩关节置换术治疗可显著改善患者的疼痛症状，并在一定程度上改善活动度。但进行评估时，却接近一半的年轻患者对置换术的结果不满意。而一些未采用人工肩关节置换术的患者，尽管存在肱骨头的坏死、塌陷，若复位良好且达到近似解剖愈合，患者疼痛缓解和功能恢复的情况可与人工肩关节置换的结果相似。对年轻患者应用人工肩关节置换须十分谨慎，尽可能进行切开或闭合复位、内固定的方法治疗，但必须骨折达到良好复位，若术中无法达到满意的复位则改为人工肩关节置换。

参考文献

[1] 马元璋. 临床骨内固定学 [M]. 合肥：安徽科学技术出版社，1990，92.

[2] 黄强，姜春岩，王满宜. 闭合复位经皮穿针治疗移位的肱骨外科颈骨折 [J]. 中华创伤骨科杂志，2005，7（1）：39-42.

[3] Jaberg H, Warner JJ, Jakob RP. Percutaneous stabilization of unstable fractures of the humerus[J]. J Bone Joint Surg（Am），1992，74（4）：508-515.

[4] 姜春岩，王满宜，荣国威. 肱骨近端骨折经皮穿针固定的生物力学研究 [J]. 中华外科杂志，2004，42（6）：343-346.

[5] 何发胜，苏青，蔡克冬. 肱骨近端外侧钢板治疗肱骨外科颈骨折 [J]. 中国骨与关节损伤杂志，2006，21（8）：652-653.

病例 14

肱骨外髁骨折

一、病历介绍

现病史：患儿姜某，男性，7岁，因"摔伤右肘部肿痛、畸形，活动不利1小时"入院。患儿摔伤后即出现右肘部肿痛，不敢活动，急来我院就诊。

体格检查：T 36.4℃，P 88次/分，R 19次/分，BP 90/60mmHg。双肺呼吸音清，无干湿性啰音。心率68次/分，律齐，无心脏杂音。腹软平坦，肝肾区叩击痛（-）。

专科检查：右肘外侧可见明显肿胀，未见明显皮肤破损，可见明显皮下瘀血，右肘外侧明显压痛，右肘关节活动明显受限，肢端血运及活动良好，无感觉障碍。

辅助检查：X线片（病例14图1）示：右肱骨外髁骨折，骨折块向外侧移位，断端可见骨片影。CT（病例14图2）示：右肱骨外髁骨质不连续，可见斜行骨折线，骨折线累计滑车及关节面，远断端向前下方移位，周围可见多发点片状碎骨片。

诊疗经过：根据病史及入院查体、辅助检查，该患者诊断为"右肱骨外髁骨折"，入院后予以石膏托外固定，排除手术禁忌证后，在全身麻醉行右肱骨外髁骨折切开复位内固定术（病例14图3）。术后恢复良好。术后1个半月复诊时，右肱骨外髁骨折断端已愈合（病例14图4），给予拔除克氏针。术后2个月复诊功能恢复良好（病例14图5）。

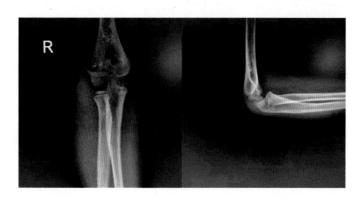

病例14图1 术前X线片示右肱骨外髁骨折，骨块移位

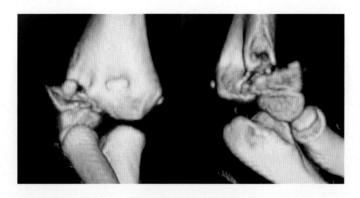

病例 14 图 2　术前 CT 示右肱骨外髁骨折，骨块移位

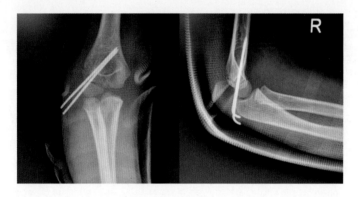

病例 14 图 3　术后 X 线片示右肱骨外髁骨折，断端对位良好，克氏针固定

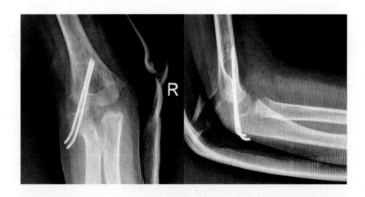

病例 14 图 4　术后 1 个半月 X 线片示右肱骨外髁骨折，断端愈合良好，骨折线已模糊

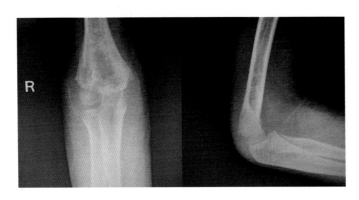

病例 14 图 5　术后 2 个月 X 线片示右肱骨外髁骨折术后取出内固定物后，
已无明显骨折线，功能恢复良好

二、疾病概述

（一）概念

肱骨外髁骨折主要是指肱骨外髁带肱骨小头或肱骨外髁带肱骨小头和部分滑车骨骺的关节内骨折，其发病率仅次于肱骨髁上骨折，是第二种最常见的儿童肘部骨折，常常发生在 4 ～ 6 岁的儿童，占肱骨远端骨折的 16.9%。肱骨外髁骨折的骨折线自肱骨远端干骺端后侧向前下方经骺板、骨骺进入关节，由于是关节内骨折，治疗要求尽量达到解剖复位，故常需手术切开复位内固定[1]。

（二）损伤机制和分型

1. 肱骨外髁骨折最常见的损伤原理是跌倒时肘关节内翻而手臂张开，摔伤可产生内翻应力使外髁撕脱，或产生外翻使桡骨头直接撞击外髁而骨折。还有一种不常见的原理是跌倒时肘关节屈曲。

2. 肱骨外髁骨折一般通过解剖学或骨折移位程度来分类。

（1）Milch 分型是按骨折线位置分型：Ⅰ型为骨折线经过肱骨小头骨骺进入关节，属于 Salter-Harris Ⅳ型骨骺骨折；Ⅱ型为骨折线经过干骺端、骺板、骨骺进入关节，Milch Ⅱ型是真正的 Salter-Harris Ⅱ型损伤[2]，也是临床工作中最常见的类型，占到了 95%。Ⅱ型比Ⅰ型更为常见，并且可能合并肘关节脱位[3]。

（2）Jacob 分型是根据骨折的移位程度来分类，可以预测骨折的并发症，对于临床医生诊断更有价值。根据骨折的移位程度，骨折可分为三种类型，Ⅰ型：骨折无相对移位或移位小于 2mm，关节面完整，骨折稳定。Ⅱ型：骨折移位大于 2mm，却有完整的软骨铰链。Ⅲ型：骨折移位大于 2mm，没有完整的软骨铰链，外髁骨折块移位发生翻转。治疗上，Ⅰ型可用石膏固定，而其他类型的骨折则需切开复位并固定。

（三）诊断与治疗

1. 临床表现与诊断　肱骨外髁骨折时，肘关节疼痛、肿胀，以外侧明显，局部压痛也主要集中在肘部外侧，有移位骨折者可触及骨块或骨摩擦感。肘关节处于半屈位，活动范围明显受限。一般拍摄正侧位 X 线即可确诊，骨折线比较隐匿的有时需拍摄斜位片才能发现骨折线及移位。无移位者或患儿年龄较小、肱骨外髁骨化中心太小而容易漏诊，所以当有可疑肱骨外髁骨折时，应积极配合临床体征检查，必要时行肘关节 CT、MRI 检查，以明确诊断。肱骨外髁骨折若早期诊断及处理不当，后期极易造成骨片分离移位，影响关节面生长。尤其短期内软组织肿胀明显的患儿，由于疼痛等因素造成摄片时体位不标准，影响临床医生正确诊断。怀疑骨片有分离时，应尽可能摄标准位肘关节 X 线片，以便及时、准确诊断和治疗。

2. 治疗　肱骨外髁骨折是不稳定的，常因伸肌的牵拉而移位，甚至在固定期间也可能发生再移位。由于骨折横穿骺板，且是关节内骨折，因此治疗要求解剖复位和妥善固定，最大限度地恢复肘关节功能。治疗方案的选择取决于骨折的移位程度和稳定性，较为公认的标准是骨折线以 2mm 为界限，骨折移位＞ 2mm，以手术干预为主。

（1）保守治疗：只适应于 Jacob Ⅰ型骨折，骨折线宽度≤ 2mm，石膏托固定，肘关节固定的角度以半屈位即 45° 为宜，角度过大易造成骨折线分离，但以 X 线检测骨折稳定的角度为准。保守治疗最为重要的是按计划复查，时间可以是 5～7 天复诊 1 次，摄 X 线片，如果发生移位可以随时手术治疗。

（2）手术治疗：Jacob Ⅱ骨折是否进行手术治疗仍然有一定的争议。直接石膏固定视为禁忌，提倡切开复位钢针内固定，因为 Jacob Ⅱ型骨折很难通过闭合复位达到关节面解剖复位，所以切开复位，恢复关节面的连续性更为可靠。Jacob Ⅲ型骨折采取手术治疗已经获得了广泛的共识。手术以肘关节外侧偏后切口，由肱桡肌和肱三头肌之间进入。术中游离骨折前方，并从前方可以看到骨折处的关节面对合情况。骨折端后方禁忌解剖游离，否则容易损伤肱骨小头的血液循环，诱发肱骨小头缺血性坏死。还可以采取肱骨小头后方入路[4]，有利于达到关节面的解剖复位。手术强调的是关节面复位，不是干骺端复位。克氏针固定后仍需二期取出，通常是 6～8 周后取出。目前，对于克氏针的拔除是否镇痛仍有一定争议，Lim 等[5] 研究表明，非麻醉性镇痛药物的使用在儿童经皮克氏针去除中并未明显减少疼痛，且会增加儿童的心理负担，造成拔针困难等后果。因此，目前除麻醉条件下取出克氏针外，不建议拔针时应用镇痛。

（3）切开复位内固定：对于骨折块外移和翻转或经手法整复失败及陈旧性的骨折，可行切开复位内固定。手法复位后再次移位或不能手法复位者，通常因骨折端嵌插有软组织或软骨碎片，影响骨块复位，对于这种骨折，应积极进行手术治疗。传统手术治疗包括开放的解剖复位、克氏针固定、石膏外固定。王庆雷[6] 通过对手术治疗小儿肱骨外髁骨折的 40 例患儿进行回顾性分析认为，克氏针固定手术治疗小儿移位肱骨外髁骨折临床治疗效果良好。对于移位大于 2mm 的骨折，应尽可能切开复位，经皮克氏针固定。而 Agarwal 等[7]认为，对于骨折时间久的外髁骨折，无论移位情况，应积极手术切开复位内固定。作者认为，对于手法整复困难者，建议手术切开复位。对陈旧性肱骨外髁骨折的治疗，目前多采取积极态度，尽早实行切开复位及植骨内固定，恢复肘关节功能。

3. 并发症 肱骨外髁骨折主要的并发症是骨延迟愈合与骨不连接。其他并发症包括：①肘内翻，常伴随肘关节外凸，由于一般肘内翻较轻，多不需要治疗；②肘外翻，骨不连接引起；③鱼尾状畸形，因肱骨远端骨骺早闭引起；④肱骨小头缺血性坏死，因手术损伤了肱骨小头的血液供应所致。肱骨外髁骨折发生骨不连接的原因：伸肌总腱的牵拉；骨折处浸在关节液中，抑制纤维蛋白和骨痂形成；骨折后骨折端血液供应不良；关节软骨与骨折面相接无法愈合；儿童好动，不适当的前臂活动等。

参考文献

[1] 潘少川. 实用小儿骨科学 [M]. 北京：人民卫生出版社，2005：452.

[2] 胥少汀，葛宝丰，徐印坎. 实用骨科学（第 5 版）[M]. 北京：人民军医出版社，2019，426-428.

[3] 周岳来，戴善和，虞堂云，等. 儿童肱骨外髁骨折合并肘关节脱位的治疗 [J]. 临床骨科杂志，2013，16（5）：484.

[4]Mohan N, Hunter JB, Colton CL.The posterolateral approach to the distal humerus for open reduction and internal fixation of fractures of the lateral condyle in children[J].J Bone Joint Surg Br, 2000, 82（5）：643-645.

[5]Lim KB, Tan SS, Abdullah SN, et al.Percutaneous pin removal in the outpatient clinic——do children require analgesia：a randomized controlled trial[J].J Bone Joint Surg Am, 2014, 96（7）：597-602.

[6] 王庆雷. 手术治疗肱骨外髁骨折效果观察 [J]. 中国卫生产业，2012，9（26）：157.

[7]Agarwal A, Qureshi NA, Gupta N, et al.Management of neglected lateral condyle fractures of humerus in children：a retrospective study[J].Indian J Orthop, 2012, 46（6）：698-704.

病例 15

肱骨干骨折

一、病历介绍

患者：李某，女性，77 岁。因"摔伤左上臂肿痛、活动受限 2 小时"入院。

现病史：患者摔伤左上臂后肿痛、活动受限，在家休息后疼痛不能缓解，今为求进一步治疗来我院就诊。病程中，患者神志清，精神可，大小便可自解。

体格检查：T 36.4℃，P 72 次 / 分，R 18 次 / 分，BP 130/84mmHg。双肺呼吸音清，未闻及干湿性啰音。心率 72 次 / 分，律齐，听诊心脏杂音。腹软，平坦，肝肾区叩击痛（-）。

专科检查：脊柱居中，未见明显畸形，左上臂局部疼痛，肿胀明显，可有剧烈压痛，可触及异常活动和骨擦感，手腕及拇指活动正常，肢端血运感觉活动正常。

辅助检查：X 线片（病例 15 图 1）示正位肱骨远断端向内上移位；侧位（病例 15 图 2）示肱骨干骨折远断端向后上移位。

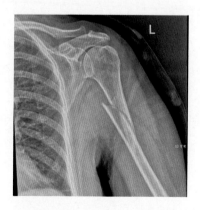
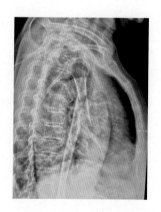

病例 15 图 1　术前 X 线片正位示
肱骨远断端向内上移位

病例 15 图 2　术前 X 线片侧位示肱骨
干骨折远断端向后上移位

诊疗经过：根据病史及入院查体、辅助检查，该患者诊断为左肱骨干骨折，入院后予以左上肢夹板外固定并患肢悬吊固定。患者完善术前检查，排除手术禁忌证后，在臂丛神经阻滞麻醉、C形臂X线透视机监控下行左肱骨干骨折闭合复位髓内钉内固定术。术后复查拍片（病例15图3）左肱骨干骨折髓内钉内固定术后，断端对位对线好。

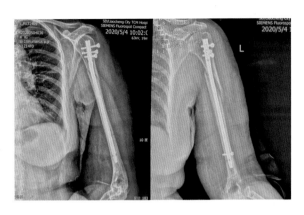

病例 15 图 3　术后 X 线片正位示肱骨干骨折术后，断端对位对线良好

二、疾病概述

肱骨干系指肱骨外科颈以下 2cm 至肱骨髁上 2cm 之间的骨折，约占全身骨折总数的 3%。对于老年患者，多由低能量损伤所致；对于青壮年患者，往往为高能量损伤所致。常伴有明显移位、粉碎骨块或其他损伤。

肱骨干从近端圆柱形逐渐过渡到下半部的三棱柱形，可分为前缘、内侧缘和外侧缘三缘和前外面、前内面和后面三面。前缘自大结节嵴至冠状突窝外缘，其下部有肱肌起始。内侧缘起自小结节嵴，向下续于内上髁嵴。其中段和下段分别为喙肱肌、肱肌和肱三头肌内侧头附着处，此缘中部可见一滋养孔。外侧缘上部相当于大结节后部，有小圆肌和肱三头肌外侧头附着，向下续于外上髁嵴，有肱桡肌和桡侧腕长伸肌附着。前外面的中部有 V 形粗面，为三角肌粗隆，有三角肌附着。前内面的上部较窄，下部平坦光滑，两面下部有肱肌附着。后面的中部相当于三角肌粗隆的后方，有由内上斜向外下的桡神经沟，此沟的外上方及下方分别为肱三头肌外侧头和内侧头附着处，桡神经和肱深动脉绕过该沟向下，故肱骨干中、下 1/3 的骨折容易合并桡神经的损伤。

肱骨干骨折后，由于附着于骨干远、近骨折段肌肉的牵拉作用而使骨折断端发生不同形式的移位。当骨折位于三角肌止点以上时，近断端受胸大肌、背阔肌和大圆肌牵拉而内收，远断端受三角肌牵拉外展，但因同时受肱三头肌、肱二头肌和喙肱肌的牵拉而使两骨折段重叠。当骨折位于三角肌止点以下时，三角肌牵拉近骨折近端外展，远断端受肱三头肌和肱二头肌牵拉而向上移位。常见的是断端的移位和重叠畸形。

　　AO(Muller 1990)的骨折分类,将所有的骨折予以统一的标准化分类,基本原则是:每一骨折先分做三类,然后将每类再分为三组,而每一组又再分为三个亚组。一共有3类,9组,27个亚组。A1表示最简单的骨折预后好,而C3骨折则最为复杂且预后最差(病例15图4)。

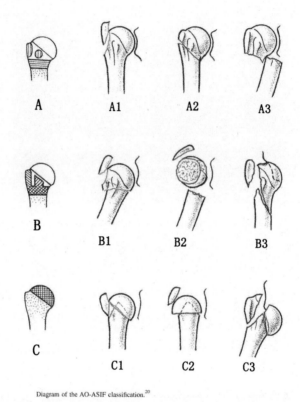

Diagram of the AO-ASIF classification.[20]

病例15图4　肱骨干骨折的AO分型

三、诊断与治疗

（一）诊断

1. 病史　致伤暴力多为直接暴力作用于肱骨干,常见原因有棍棒等的直接打击、车祸、机器挤压伤、高处坠落伤等。

2. 临床表现　肱骨干骨折后可出现疼痛、肿胀、局部压痛、畸形、活动及骨擦音等,对于不完全或无移位的骨折,单凭临床体检很难判断,所以对可疑骨折的患者必须拍X线片。若骨折合并桡神经损伤,可出现垂腕、手部掌指关节不能伸直、拇指不能伸展和手背虎口区感觉减退或消失。

3. 辅助检查

（1）X线检查：拍片范围包括：肱骨的两端、肩关节和肘关节。

（2）CT检查：CT扫描及重建（冠状、矢状、三维重建）能够准确显示骨折细节，有助于明确骨折类型以指导治疗。

（二）治疗

目前，骨折固定技术及内固定物的发展，治疗手段多样。确定治疗方案时需要考虑以下因素：骨折类型，患者年龄，身体健康状况，是否合并神经损伤。治疗原则是：尽早恢复骨折断端的对位对线，早期功能锻炼，恢复患肢功能。

1. 非手术治疗　非手术治疗肱骨干骨折愈合率高、上肢功能恢复好，曾被认为是肱骨干骨折的最佳治疗方法。肱骨干骨折的非手术治疗方法包括石膏夹板固定、悬挂石膏固定及功能性支具固定等。石膏和夹板固定的范围通常包括患肢的肘部和肩部，长期制动会导致关节僵硬。功能性支具是预制的聚丙烯套管，安装在患者身上以包围上臂，并使用可调节粘带压紧软组织，不限制肩部或肘部运动，可避免并发关节僵硬。Ali等[1]认为对于肱骨近端1/3骨折，骨折不愈合发生的概率更高，建议放宽这个部位骨折的手术适用范围。非手术方法治疗成人肱骨干骨折在临床应用的限制确实存在，在选择时应谨慎考虑。

2. 手术治疗

（1）切开复位钢板内固定：肱骨干骨折治疗的目标是恢复上肢力线、促进骨折愈合、恢复患肢功能。尽管目前内固定方法有很多，切开复位钢板内固定仍然是手术治疗成人肱骨干骨折的金标准[2]。切开复位钢板内固定治疗成人肱骨干骨折，具有可直视下操作、固定可靠、可保护桡神经、不骚扰邻近肩肘关节的优点，且该技术的固定原理基于加压原理，骨折不愈合率较低，并发关节僵硬的概率小。但术中激惹、骨折碎块挤压及局部骨痂和软组织瘢痕形成等会造成术后并发桡神经麻痹，其发生率可达5.1%。

（2）微创经皮钢板内固定：肱骨干骨折微创经皮钢板内固定，是基于肱骨干前侧能提供相对安全的部位用于钢板植入，采用远、近端有限切开，经皮插入钢板的骨折固定方法[3]。微创经皮钢板内固定术最先用于下肢骨折的治疗，并且已被证明可降低骨折的不愈合率和再次手术率。微创经皮钢板内固定术用于成人肱骨干骨折的治疗有减少软组织剥离、降低骨折不愈合率和桡神经损伤的风险、术后可早期功能锻炼等优点，但由于肱骨解剖结构复杂，也有手术难度较大的缺点。

（3）髓内钉内固定：自20世纪90年代髓内钉内固定用于肱骨干骨折的治疗以来，该方法已被证明可较好地保护软组织和恢复上肢力线。随着内固定材料的发展，亦有更多类型的髓内钉用于成人肱骨干骨折的治疗中。髓内钉内固定切口小、骨折采用闭合复位、对骨折端干扰小，且并发神经损伤的风险小，但对于斜形和螺旋形骨折，易并发骨折不愈合，应谨慎应用。

（4）外固定支架外固定：外固定支架外固定侵入性较小，通常用于多发伤患者肱骨干骨折的损伤控制，作为治疗肱骨干骨折的主要方法的有效性评价较少。Scaglione 等[4]对85例采用外固定支架外固定治疗的肱骨干骨折患者的疗效进行了观察，认为该方法治疗肱骨干骨折可维持骨折端的稳定，有利于骨折愈合和患肢功能恢复，可取得良好的疗效。

参考文献

[1]Ali E, Griffiths D, Obi N, et al.Nonoperative treatment of humeral shaft fractures[J].J Shoulder Elbow Surg, 2015, 24（2）：210-214.

[2]Livani B, Belangero W, Medina G, et al.Anterior plating as a surgical alternative in the treatment of humeral shaft non-union[J].Int Orthop, 2010, 34（7）：1025-1031.

[3]Tetsworth K, Hohmann E, Glatt V.Minimally in-vasive plate osteosynthesis of humeral shaft fractures：current state of the art[J].J Am Acad Orthop Surg, 2018, 26（18）：652-661.

[4]Scaglione M, Fabbril, Dellomo D, et al.The role of external fixation in the treatment of humeral shaft fractures：a retrospective case study review on 85 humeral fractures[J].Injury, 2015, 46（2）：265-269.

病例 16

右肱骨髁上骨折术后功能障碍

一、病历介绍

患者：王某某，男性，10岁。因"右肘关节屈伸活动受限4天"入院。

现病史：患儿于2020年6月2日在家玩耍时摔伤，致右肘部明显肿痛、畸形、活动受限，遂来我院求诊，门诊经查体及拍片后以"右肱骨髁上骨折"收入院，于2020年6月5日行右肱骨髁上骨折切开复位克氏针内固定术，未后以石膏外固定。外固定制动5天后于今日拆除石膏外固定并取出克氏针，遗留有右肘关节屈伸活动不利。为求系统治疗，今来我院就诊，门诊以"右肱骨髁上骨折术后功能障碍"收入院，入院症见：神志清，精神可，一般状况可，右肘关节屈伸活动不利，纳眠可、二便调。

体格检查：T 36.4℃，P 71次/分，R 18次/分，BP 126/85mmHg，双肺呼吸音清，无干湿性啰音，心率71次/分，律齐，无心脏杂音，腹软平坦，肾区叩击痛（-）。

专科查体：右肘关节活动度：屈曲90°，伸展-15°，旋前旋后活动无明显受限。右尺骨鹰嘴两侧压痛（+），右肱骨外侧压痛（+）。双侧皮肤浅深感觉对称正常，左侧桡骨骨膜反射、肱三头肌腱反射、肱二头肌腱反射（++），双侧巴氏征（-）。

辅助检查：右肘关节拍片示右肱骨髁上骨折术后（病例16图1）。

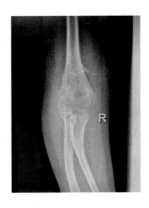

病例16图1　右肘关节拍片

初步诊断：右肱骨髁上骨折术后功能障碍。

诊疗计划：完善相关辅助检查，予以普通针刺 15 穴、手指点穴、运动疗法、隔物灸＋中药涂擦等综合康复治疗以活血化瘀、通络止痛；给予活血复元汤行熏洗治疗，对症处理。治疗 2 个月，患者病情明显减轻。

二、疾病概述及讨论

骨折后遗症是指骨折治疗后或骨折愈合后遗留的并发症。常见的并发症有：关节僵硬或强直，关节僵硬为关节活动部分受限，而强直则是完全受限。

关节僵硬或强直与骨折损伤（包括关节周围软组织损伤）的严重程度有关，高能暴力（如机动车碾压或碰撞）后果严重，骨折和软组织修复形成大量的纤维组织和瘢痕组织，甚至软骨或骨组织（如骨化性肌炎），手术创伤的愈合也有同样的组织形成。

对于骨折的患者，如果手术治疗后导致的功能障碍，多是由于骨折术后长时间不活动，引起了肌肉失用性萎缩，并且伴有关节部位黏连、挛缩的情况，从而导致肢体部位出现功能障碍。所以在出现这种情况后，治疗的方法主要是行患侧肢体功能的锻炼，从而恢复患侧肢体部位的肌肉力量，其次是恢复肢体部位的关节屈伸活动，这样患者的肢体功能才能够逐渐的恢复。所以在骨折手术以后，一旦骨折断端相对的稳定，就要及时地行功能锻炼，从而恢复肢体部位的肌肉力量和关节屈伸的功能，恢复正常的工作、生活。

病例 17

孟氏骨折

一、病历介绍

患儿：方某，11 岁，男性，因"摔伤右肘部肿痛、活动不利约 2 小时"入院。

现病史：患儿约 2 小时前自己在家门口玩耍时跌倒，手腕部着地，致右肘部肿痛，不敢活动，遂到当地卫生院就诊，给予拍片后未予特殊处理，为求进一步诊治，特来我院就诊，门诊查体、阅片后以"右孟氏骨折"收入院行系统治疗。病程中，患者纳差，无恶心呕吐，二便未行。

体格检查：T 36.4℃，P 90 次 / 分，R 22 次 / 分，BP 95/60mmHg。双肺呼吸音清，无干湿性啰音。心率 90 次 / 分，律齐，无心脏杂音。腹软平坦，肝肾区叩击痛阴性。

专科检查：脊柱居中，双下肢及左上肢活动自如，肌力、肌张力正常生理反射存在，病理反射未引出。右明显肿胀、畸形，皮肤无破损，可见青紫瘀斑，压痛（+），可触及骨擦感及异常活动，肘关节屈伸活动功能障碍。右手诸指活动自如，肢端血运、感觉可。

辅助检查：X 线片（病例 17 图 1）示右尺骨近端骨折，侧位断端分离间隙可见，背侧可见密度增高影，桡骨中轴线未通过肱骨小头骨骺中心，正位呈被动体位。周围软组织明显肿胀。

诊疗经过：根据病史及入院查体、辅助检查，该患者诊断为"右孟氏骨折"，入院后予以手法复位高分子石膏夹板外固定患肢，复查拍片（病例 17 图 2）及肘关节CT ＋重建（病例 17 图 3）示：肘关节吻合良好，尺骨近端骨折断端对位对线可。给予患肢医院制剂活血复元汤中药溻渍以活血化瘀，消肿止痛。4 周见位置良好（病例17 图 4）去除高分子石膏夹板外固定，指导患儿积极肘关节屈伸功能锻炼，应用医院制剂外洗三号帮助患儿肘关节屈伸功能锻炼；术后 2 个月复诊时，患儿肘关节活动恢复正常。

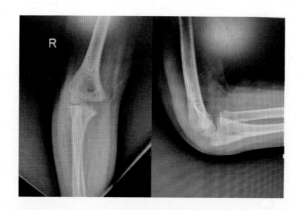

病例 17 图 1　术前 X 线片示桡骨中轴线未通过肱骨小头骨骺中心

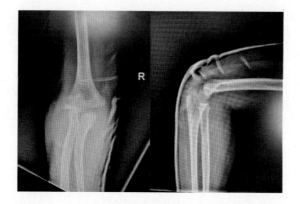

病例 17 图 2　手法复位后 X 线片示桡骨中轴线通过肱骨小头骨骺中心

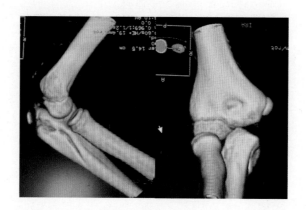

病例 17 图 3　手法复位后复查 CT 重建示肘关节吻合良好

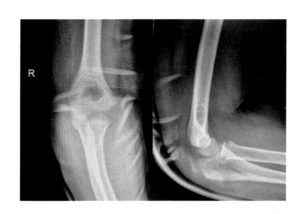

病例 17 图 4　2 周后复查 X 线示右肘关节吻合良好，右尺骨近端对位对线可

二、疾病概述

尺骨上 1/3 骨折合并桡骨小头脱位称孟氏骨折，是上肢最常见、最复杂的骨折合并脱位。孟氏骨折多可发生于各个年龄段，但多发生于儿童。直接或间接暴力皆可引起。1914 年意大利外科医生 Monteggia 最早报道此种类型骨折，故称孟氏骨折。

这种特殊类型的损伤是指尺骨半月切迹以下的上 1/3 骨折，桡骨头同时自肱桡关节、上桡尺关节脱位，而肱尺关节无脱位。这与肘关节前脱位合并尺骨鹰嘴骨折有区别。这种特殊类型的损伤往往容易被忽视（如对桡骨头脱位未能加以注意），常造成漏诊、误诊或处理不当。在治疗时未能将脱位的桡骨头整复或外固定不良等，可使部分患者变成陈旧性损伤，甚至造成病变；尤其年龄较小的患儿伤臂明显发育不良，肢体短小，肘关节屈曲受限，肘外翻畸形，迟发性桡神经深支麻痹及骨性关节炎等。

生物力学机制主要有以下三种常见观点：①孟氏骨折是由于直接暴力导致的尺骨骨折，尺骨短缩、成角可致环状韧带撕裂及桡骨头脱位[1, 2]。②孟氏骨折是由于前臂极度旋前导致了尺骨骨折和桡骨头脱位[3, 4]。③孟氏骨折是由于肘关节过度伸展、肱二头肌收缩导致了桡骨头向前脱位，进而导致尺骨骨折[5]。

依据暴力作用的方向、骨折移位情况及桡骨头脱位的方向，孟氏骨折临床上可分为伸直型、屈曲型、内收型和特殊型四种类型（病例 17 图 5）。

Ⅰ型（伸直型）：比较常见，多见于儿童（病例 17 图 6）。跌倒时，肘关节处于伸直位或过伸位，前臂旋后，手掌着地，传达暴力由掌心通过尺桡骨传向上前方，先造成尺骨上 1/3 斜形骨折，骨折端向掌侧及桡侧成角移位，由于暴力继续作用和尺骨骨折的推挤，迫使桡骨头冲破或滑出环状韧带，向前外方脱出。

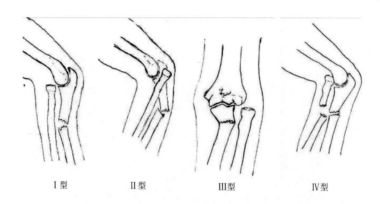

Ⅰ型　　　　Ⅱ型　　　　Ⅲ型　　　　Ⅳ型

Ⅰ型：伸直型；Ⅱ型：屈曲型；Ⅲ型：内收型；Ⅳ型：特殊型

病例 17 图 5　孟氏骨折四种类型

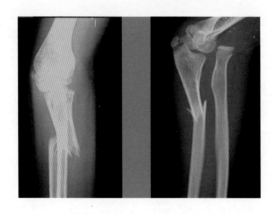

病例 17 图 6　Ⅰ型（伸直型）

　　Ⅱ型（屈曲型）：多见于成人（病例 17 图 7）。跌倒时，肘关节处于微屈位，手掌着地，传达暴力由掌心传向外上方，先造成尺骨上 1/3 横断或短斜形骨折，骨折端向背侧、桡侧成角移位，由于暴力继续作用、尺骨骨折的推挤及骨间膜的牵拉，桡骨头向后外方脱出。

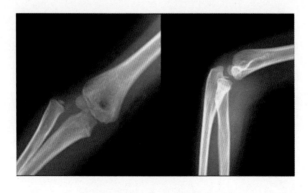

病例 17 图 7　Ⅱ型（屈曲型）

Ⅲ型（内收型）：多见于幼儿，亦可见于年龄较大的儿童（病例 17 图 8）。跌倒时，身体向患侧倾斜，肘关节处于伸直内收位，前臂旋前，手掌着地，传达暴力由掌心传向外上方，造成尺骨冠突下方纵向劈裂或横断骨折。骨折端移位很少或仅向桡侧成角，暴力继续作用和尺骨骨折的推挤，使桡骨头向外侧脱出。

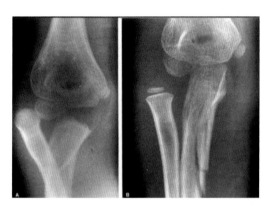

病例 17 图 8　Ⅲ型（内收型）

Ⅳ型（特殊型）：多见于成人，临床上此型最为少见。从高处跌下或平地跌倒时，肘关节呈伸直或过伸位，手掌着地，自掌心向上的较大的传达暴力，先造成桡、尺骨干中上 /3 骨折，并迫使桡骨头向前脱出。机器绞轧或重物击伤亦可造成。

三、诊断与治疗

（一）诊断

1. 病史　常见于跌倒损伤，直接暴力和间接暴力均可引起，以间接暴力所致者多见。

2. 临床表现　伤后肘部和前臂疼痛、肿胀，前臂旋转功能及肘关节活动功能障碍，移位明显者前臂背侧可见尺骨成角畸形。检查时，在肘关节前外、后外或外侧可扪及脱出的桡骨头；骨折和脱位出压痛明显，被动旋转前臂时有锐痛，在尺骨上 1/3 骨折处可扪及骨擦感及异常活动。检查时还应注意腕和手指的感觉、运动功能，以便确定是否因桡骨头脱位而合并桡神经损伤。

3. 辅助检查

（1）X 线检查：应包括肘、腕关节，注意有无合并上、下桡尺关节脱位。正常桡骨小头与肱骨小头相对，桡骨干纵轴线向上延长，一定通过肱骨小头的中心。肱骨小头骨骺一般在 1～2 岁出现，1 岁以内的患儿，最好同时拍健侧片以便对照。

（2）CT 检查：CT 扫描及重建（冠状、矢状、三维重建）能够准确显示骨折细节，有助于明确骨折类型以指导治疗。

4. 鉴别诊断　儿童内收型孟氏骨折有时易被误诊为尺骨鹰嘴骨折。两者必须加以鉴别。前者在桡骨头压痛明显，可扪及脱出的桡骨头，前臂旋转功能障碍；后者压痛仅局限于尺骨鹰嘴，桡骨头无压痛，前臂旋转功能尚好且无疼痛，X 线片患侧桡骨干纵轴线通过肱骨小头的中心。

（二）治疗

1. 保守治疗　在肘部骨折中，孟氏骨折约占 5%。与成人相比，儿童更容易出现孟氏骨折，大部分稳定骨折患儿可以利用闭合复位石膏固定的方式取得良好治疗效果[6]。新鲜的孟氏骨折绝大多数可采用手法复位，前臂超肘夹板或石膏外固定。开放性骨折端未在创口内直接暴露者，可在清创缝合后采用闭合手法复位。陈旧性骨折时间在 1 个月内且尺骨骨折移位不大者，可先试行手法复位。

2. 手术治疗　适应于陈旧性孟氏骨折。新鲜孟氏骨折保守治疗失败者，可择期手术复位。手术可考虑用克氏针经闭合复位内固定，效不佳可切开复位固定。陈旧性骨折愈合者，成人可行桡骨头切除术。儿童则须手术复位，不可切除桡骨头，以免影响桡骨的长度，可将桡骨头复位，环状韧带重建，尺骨斜形截骨延长内固定。

3. 功能锻炼　复位固定后，应做指、掌关节的屈伸，握拳活动和肩关节的活动功能锻炼。肘关节不要过早活动，禁止做前臂旋转活动。3 周内伸直型和特殊型禁止做伸肘活动，屈曲型禁止做屈肘活动，以免因肱二头肌牵拉引起桡骨头再脱位、环状韧带再损伤及骨折部位向掌侧或背侧成角移位。3 周后骨折初步稳定，可逐步做肘关节屈伸活动，但前臂应保持中立位，严防尺骨骨折处发生旋转活动，否则可造成骨折迟缓愈合或不愈合。X 线片示尺骨骨折线模糊，有连续性骨痂生长，骨折临床愈合后才可去除外固定并加强肘关节屈伸活动，开始前臂旋转活动功能的锻炼。

4. 药物治疗　初期宜活血化瘀，消肿止痛。方选医院制剂活血复元汤中药溻渍。中期宜和营生新，接骨续筋。方选医院制剂：归藤活血壮骨胶囊口服或外用接骨膏。后期宜补气血，养肝肾，强筋骨。方选医院制剂：补肾接骨丹口服。解除固定后，可用医院制剂外洗三号熏洗患肢以舒筋通络，辅助功能锻炼。

四、小结

无论是切开复位或闭合复位，恢复桡骨头和肱骨头的同心圆关系是治疗的关键。新发的孟氏骨折治疗相对简单，预后较好。对于小儿骨科医生，应该树立"对于所有尺骨干骨折都应该考虑孟氏骨折的可能性"这一理念。陈旧性孟氏骨折治疗方法不一，从目前的文献报道结果分析，对陈旧性孟氏骨折进行尺骨延长、成角截骨内固定并结合环状韧带还纳是疗效相对确切、有效的一种治疗方案。

参考文献

[1]Boyd HB, Boals JC.The monteggia lesion.A review of 159 cases[J]. Clin Orthop Relat Res, 1969, 66：94-100.

[2]Blackburn N, Ziv I, Rang M.Correction of the malunited forearm fracture[J].Clin Orthop Relat Res, 1984,（188）：54-57.

[3]Papavasiliou VA, Nenopoulos SP.Monteggia-type elbow fractures in childhood[J].Clin Orthop Relat Res, 1988,（233）：230-233.

[4]Bado JL.The monteggia lesion[J].Clin Orthop Relat Res, 1967,（50）：71-86.

[5]Tompkins DG.The anterior monteggia fracture：observations on etiology and treatment[J].J Bone Joint Surg Am, 1971, 53（6）：1109-1114.

[6]马建明，罗小军，马超，等.闭合复位弹性钉固定治疗新鲜儿童孟氏骨折34例体会[J].宁夏医学杂志，2016，38（11）：1057.

病例 18

桡骨远端骨折

一、病历介绍

患者：楚某，女性，主因"摔伤致右腕部疼痛伴活动受限 2 小时"门诊查体、阅片以"右桡骨远端骨折"收入院。

现病史：患者脑梗死病史多年，曾于外院多次住院治疗（具体不详），目前口服脑心通改善症状；否认高血压、冠心病、糖尿病等内科病病史。自患病以来，患者纳可，体重无明显变化，大小便可自解。

体格检查：T 36.5℃、P 76 次 / 分、R 18 次 / 分、BP 136/79mmHg。老年女性，神志清，营养中等，被动体位，双肺呼吸音粗，未闻及干湿性啰音。心前区无隆起，心界不大，心率 76 次 / 分，律齐，未闻及病理性杂音。腹平软，全腹无压痛及反跳痛。肝、脾肋下未触及。

专科检查：患者神清，一般情况可，右腕部肿胀明显并"餐叉"样畸形，右腕周压痛及纵轴挤压痛，右腕关节主动活动受限，肢端血运、感觉及运动可。

辅助检查：X 线片（病例 18 图 1）示：骨折断端粉碎，远断端向桡背侧移位明显；尺骨茎突游离。整复后 X 线片（病例 18 图 2）示：右侧桡骨远端粉碎性骨折整复后小夹板外固定，正位断端对位尚可，侧位断端部分骨质嵌插，尺骨茎突游离，骨折线清晰锐利，软组织肿胀。

诊疗经过：根据病史及入院检查、辅助检查诊断为"右桡骨远端骨折、右尺骨茎突骨折、脑梗死（陈旧性）"。予以急症行手法整复夹板外固定术，术后予以患肢悬吊固定，予以消肿、止痛活血接骨等治疗，指导患者行掌指关节及指间关节活动。

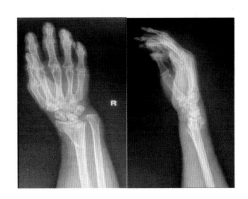

病例 18 图 1　入院 X 线片示：桡骨远端骨折（AO 型 31-A2）

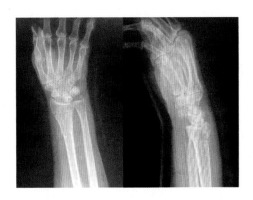

病例 18 图 2　整复后 X 线片示：尺偏角及掌倾角已基本恢复

二、疾病概述

桡骨远端骨折是距离桡骨远端关节面 3cm 以内的骨折。在老年人中常见，常由摔倒等低能量损伤导致；17% 的超过 50 岁的女性会发生桡骨远端骨折，约为男性的 4 倍，主要和女性绝经后易发生骨质疏松有关。年轻患者多由高能量损伤引起，常合并周围软组织的损伤；随着人类预期寿命的不断延长和对生活质量要求的不断提高，桡骨远端骨折的治疗越发受到重视。桡腕关节活动频率高，损伤后治疗不当容易并发慢性疼痛和关节僵硬，极大影响手部活动功能，然而如何选择正确的治疗方式仍存在争议。其最终的目标是改善疼痛并恢复患者的功能活动。

三、诊断与治疗

1. 临床表现

（1）症状：明确腕部外伤史，跌倒后手掌撑地，伤后患侧腕关节疼痛，活动受限明显。

（2）体征：腕部可见肿胀、瘀斑，有移位的骨折常表现为"银叉畸形"及"枪刺刀畸形"。早期可触及骨折断端间的凹陷及骨擦感，腕关节周围压痛，不能屈伸腕关节。

部分患者因骨折移位导致腕管内压力升高，会表现出正中神经损伤的症状。偶尔还会出现手指的血液循环障碍，尤其见于高能暴力损伤的患者。

2. 分型　分类方法很多，以往多采用 Colles 骨折、Smith 骨折和 Barton 骨折进行分类，容易在文献中造成混淆；AO 分类系统主要根据骨折的形态学特征进行分类，分为关节外、部分关节内和完全关节内骨折 3 型，每种类型再分 3 组、9 个亚组，分类复杂、难于记忆，临床应用有限，多用于文献报道，目前尚缺乏被广泛接受的分型系统。

3. 治疗　桡骨远端骨折主要有三种治疗方法：手法复位石膏／夹板外固定，闭合复位克氏针固定，复位钢板螺钉内固定，支架外固定。目前对于桡骨远端骨折采用保守治疗或手术治疗尚未达成一致。稳定的桡骨远端骨折，保守治疗可以获得良好的预后。对于年龄大于 60 岁且对腕关节功能要求不高的患者，由于对畸形愈合或局部疼痛更能耐受，可以选择保守治疗，但当桡骨短缩超过 5mm，背侧成角大于 20°，桡骨背侧皮质粉碎，合并尺骨骨折或关节内骨折时骨折多不稳定，往往需要切开复位内固定治疗。年轻患者多需要手术治疗以期获得良好的解剖复位，更快的康复。

（1）保守治疗：保守治疗可以避免手术，且治疗费用较低，患者预后功能相对较好。但也有学者认为闭合复位很难恢复解剖关系，应严格其适应证。所有保守治疗的患者在 6 周内按时复查拍片，按时更换石膏／调整夹板松紧度。然而，更换石膏或调整夹板时可能会导致桡骨远端骨折的再次移位，且对于无移位的桡骨远端骨折老年患者可能会发生再次移位。因此强调按时复查的重要性。

（2）手术治疗：包括克氏针、钢板螺钉固定及外固定架固定。克氏针固定多用于闭合复位后维持复位的稳定性，具有手术创伤小、对肌腱的干扰少等优点，目前多结合外固定支架或钢板使用。外固定架通过轴向牵拉可恢复粉碎性短缩的桡骨长度，尤其适用于软组织严重损伤或开放性骨折，也可以作为二期钢板螺钉内固定前的过渡治疗。钢板螺钉内固定近年来的应用明显增加，背侧钢板术后再次移位和伸肌腱刺激等并发症的发生率较高，且背侧切口可能损伤桡神经浅支，限制了其在临床中的应用。掌侧锁定钢板相较于背侧钢板，并发症较低，且术后 6 个月内可以显著提高患肢的握力，改善功能。对于伴有干骺端骨量丢失的老年粉碎性桡骨远端骨折患者，需要重建关节面，同时植骨以恢复桡骨的长度和腕关节的力线。

对于桡骨远端骨折的处理目前存在争议：桡骨远端骨折多合并尺骨茎突骨折。由于下尺骨茎突解剖基础（与下尺桡韧带附着），因此有学者认为尺骨茎突在基底部的撕裂及移位超过 2mm 将导致下尺桡关节的不稳定，合并三角纤维软骨复合体的撕裂，导致腕关节活动范围的减少及腕关节力量的减弱。但也有学者认为桡骨背侧成角及短缩没有完全纠正对下尺桡关节的稳定性影响更大。Kim 等发现不管尺骨茎突骨折发生的部位及移位的程度如何，术后对腕关节的功能及下尺桡关节的稳定性都没有影响。Souer 等则认为下尺桡关节的不稳定难以定义并测定，且多项研究表明当桡骨远端解剖关系恢复后，可获得下尺桡关节的内在稳定性。由于尺骨茎突固定困难且并发症较多，不建议常规对尺骨茎突骨折进行额外的固定。

四、展望

桡骨远端骨折是临床常见病、多发病，选择正确的处理方式必须综合考虑骨折的类型、合并的损伤、患者的年龄、日常的生活习惯、骨质疏松程度及术者的技术经验，桡骨远端骨折选择合理的治疗方式需要综合考虑骨折的类型、有无伴随损伤，患者年龄、日常活动度、生活习惯和骨质疏松水平。

参考文献

[1]Levin LS, Rozell JC, Pulos N.Distal radius fractures in the elderly[J].J Am Acad Orthop Surg, 2017, 25（3）：179-187.

[2]裴福兴，陈安民．骨科学［M］．北京：人民卫生出版社，2016：262-266.

病例 19

桡骨远端骨折保守治疗

一、病历介绍

患儿赵某某，12 岁，男性，因"摔伤左腕部肿痛约 1 小时"收入院。

入院查体：左腕部明显肿胀畸形，皮肤无破损，皮下瘀血明显，压痛明显，可触及明显骨擦感及异常活动，左侧桡动脉搏动减弱，肢端血运、感觉及活动度差。

左腕部 X 线片示（病例 19 图 1）：左桡骨远端粉碎性骺离骨折，骨折远断端向外背侧移位，骨折断端见有碎骨块形成，骨折线波及骨骺，左尺骨茎突可见斜行骨折线，断端对位可[1]。

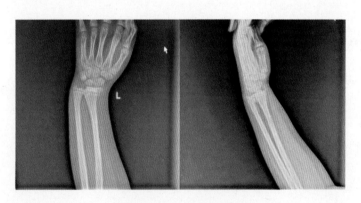

病例 19 图 1　整复前拍片

二、疾病概述

直接暴力和间接暴力均可造成桡骨远端骨折，但多为间接暴力所致。骨折是否有位移，与暴力大小有关。根据受伤姿势与骨折位移的不同，可分为伸直型、屈曲型、背侧缘和掌侧缘骨折四种类型[2]。

1. 伸直型骨折　跌倒时，前臂旋前，腕关节成背拉伸，手掌先着地，躯干向下的重力与地面向上的反作用力交集于桡骨下端而发生骨折。

2．屈曲型骨折　跌倒时，腕关节呈掌屈位，手背先着地，传达暴力作用于桡骨下端造成骨折。

3．背侧缘劈裂骨折　跌倒时，在腕背伸、前臂旋前位，手掌先着地，外力使腕骨冲击桡骨下端关节面的背侧缘，而造成桡骨下端背侧缘劈裂骨折。

4．掌侧缘劈裂骨折　跌倒时关节呈掌屈位，手背先着地，外力使腕骨冲击桡骨下端的掌侧缘，而造成桡骨下端掌侧缘劈裂骨折。

三、诊断与治疗

1．中医辨病辨证依据　患儿局部暴受外力，致局部筋骨受损，筋伤不能约束其血行，致血溢于脉外为瘀血，瘀血阻络，影响局部气机，气机不畅，不能行血致血瘀，瘀滞不通，不通则痛。骨错失去其连续性及支持作用，故活动不利。舌质淡红，苔薄白，脉弦，四诊合参，当属中医学"骨折"范畴，证属"血瘀气滞"[3]。

2．西医诊断依据

（1）患儿有明确的外伤史。

（2）查体：左腕部明显肿胀畸形，皮肤无破损，皮下瘀血明显，压痛明显，可触及明显骨擦感及异常活动，左侧桡动脉搏动减弱，肢端血运、感觉及活动度差。

（3）辅助检查：2020 年 7 月 19 日 15：56 左腕部 X 线片示：左桡骨远端粉碎性离骨折，骨折远断端向外背侧移位，骨折断端见有碎骨块形成，骨折线波及骨骺，左尺骨茎突可见斜行骨折线，断端对位可。

3．诊疗计划

（1）骨科护理常规，二级护理。

（2）完善相关辅助检查。

（3）左腕部给予手法复位夹板外固定，定期拍片复查（病例 19 图 2 至病例 19 图 5），根据骨折断端对位对线情况，选择下一步治疗方案。

（4）中医辨证施治宜早期活血化瘀、消肿止痛，方选中药活血复元汤（医院自制制剂）中药外敷，处方：当归 15g，赤芍 10g，川芎 10g，生地 12g，桃仁 12g，红花 15g，黄芪 15g，续断 12g，姜黄 10g，鸡血藤 15g，炙甘草 6g。水煎 150ml，分早晚两次外敷于手背部，每日一剂。

（5）中医适宜技术磁疗（骨创治疗仪）以促进骨折愈合，可见光治疗以消肿抗炎，指导功能锻炼。

（6）中医调护：避风寒，畅情志，调饮食，适起居[4]。

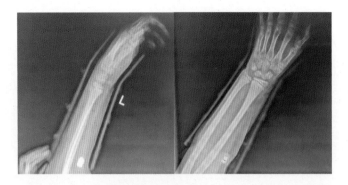

病例 19 图 2　整复后 X 线片

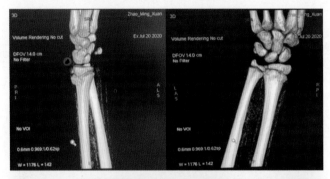

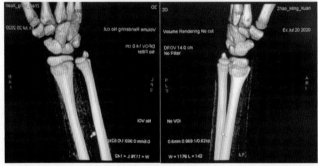

病例 19 图 3　整复后 CT

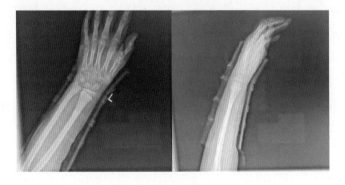

病例 19 图 4　整复后 2 周 X 线片

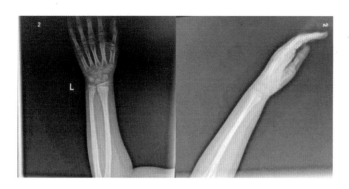

病例 19 图 5　整复后 1 个月拍片

参考文献

［1］温雅国 . 手法复位结合夹板固定治疗儿童尺桡骨下段双骨折 80 例体会［J］. 右江医学，2016，44（5）：597-598.

［2］黄漾乐，唐毅 . 儿童骨骺损伤影像学诊断方法的研究现状及进展［J］. 中国介入影像与治疗学，2016，13（8）：514-517.

［3］任海军，刘传康，李明 .102 例儿童桡骨远端骺离骨折保守治疗与分析［J］. 重庆医学，2015，44（12）：1694-1696.

［4］屈辉 . 儿童骺软骨骨折影像学诊断的进展［J］. 中华放射学杂志,2001,35(11)：867-869.

病例 20

尺骨骨折合并肘关节脱位

一、病历介绍

患者：孙某某，52 岁，男性，因"撞伤致右上肢疼痛、活动受限 11 天"入院。

现病史：患者于 11 天前被汽车撞伤，右肘当即出血，全身多处疼痛，活动受限，于聊城市某专科医院检查后住院治疗，现病情稳定，为求进一步治疗，于今日转入我院就诊，门诊拍片检查后以"右尺骨近端开放性粉碎性骨折，肘关节脱位"收入院系统治疗，近日纳眠可，二便调。

体格检查：T 36.5℃，P 78 次 / 分，R 20 次 / 分，BP 130/76mmHg。双肺呼吸音清，无干湿性啰音。心率 78 次 / 分，律齐，无心脏杂音。腹软平坦，肝肾区叩击痛阴性。

专科检查：患者一般情况可，右肘部可见一长约 9cm 伤口，已缝合，肿胀，压痛明显，可及异常活动，右手指活动不能。

辅助检查：X 线示（2018-05-26，聊城市某专科医院）：左尺骨近中段骨折，并见骨折片影，对位欠佳。CT 示（2018-06-06，聊城市中医医院，病例 20 图 1）：右尺骨近端多发骨质不连续，呈粉碎性骨折，骨折线累计鹰嘴、冠突，关节面前后分离，右肘关节脱位，肱骨滑车相对于尺桡骨向后下方移位。

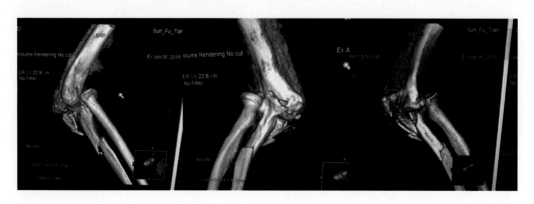

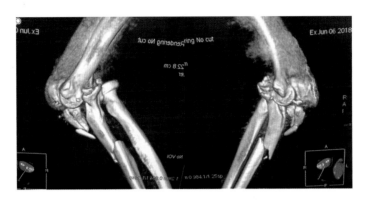

病例 20 图 1　术前 CT 示：桡骨近端粉碎性骨折，肘关节脱位

诊疗经过：根据病史及入院查体、辅助检查，该患者诊断为"右尺骨近端开放性粉碎性骨折，肘关节脱位"，入院后予以石膏外固定、抗炎等对症治疗，完善相关检查，排查手术禁忌证，外伤口愈合条件较好后，在神经阻滞麻醉、C 形臂 X 线透视机监控下行右尺骨骨折切开复位接骨板内固定术（病例 20 图 2），术后恢复良好。

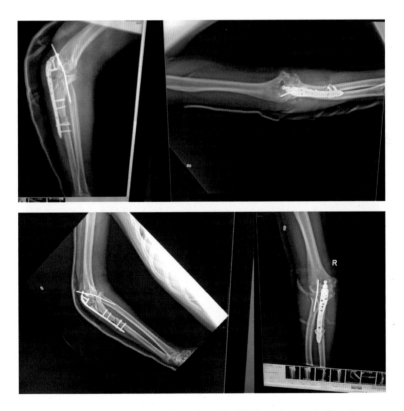

病例 20 图 2　术后接骨板、克氏针联合内固定，石膏外固定

二、疾病概述

尺骨骨折合并肘关节脱位，肿胀范围较广泛。肘后方可触到凹陷部、骨折块及骨擦音。肘关节功能丧失。外伤是其发生的主要原因，当肘关节处于屈曲位时，肘后方遭受暴力可使尺、桡骨向肱骨前方移位，发生肘关节前脱位。肘关节脱位常会引起内外侧副韧带断裂，导致肘关节不稳定。

三、诊断与治疗

1. 诊断　患者出现尺骨骨折合并肘关节脱位的典型症状，即局部肿痛、畸形、功能受限。体格检查见肘后畸形，前臂处于半屈位，并有弹性固定。肘后出现空虚感，可扣到凹陷，肘后三角关系发生改变，并可触及骨擦音及骨擦感。肘关节 X 线正侧位片及肘关节三维重建 CT 可明确骨折类型和移位程度。根据受伤史、临床表现，可做出诊断[1]。

2. 治疗　受伤初期，行手法整复，主要目的是防止骨折导致血管神经损伤，肘关节脱位整复后，石膏或夹板临时固定，完善相关检查，排查手术禁忌，局部肿胀消退满意后，行切开复位内固定术或肘关节置换术。

四、总结

尺骨骨折合并肘关节脱位，受暴力所致，一般手法整复无法复位骨折断端，需择期手术治疗。骨化性肌炎、关节僵硬是主要后遗症，术后需早期功能锻炼，预防后遗症发生。

参考文献

[1] 胥少汀,葛宝丰,徐印坎. 实用骨科学（第 5 版）[M]. 北京:人民军医出版社,2019.

病例 21

尺骨鹰嘴骨折

一、病历介绍

患者：乜某，39岁，男性，因"外伤致右肘部疼痛，活动受限3小时"入院。

现病史：患者于3小时前因乘坐车辆刹车失灵撞于路旁树木，伤后急至泰安市某医院拍片示骨折，后在家属陪同下来我院就诊，门诊仔细查体并阅片后以"右尺骨鹰嘴骨折"收入病房行系统治疗。

体格检查：T 36.8℃，P 100次/分，R 22次/分，BP 185/110mmHg。中年男性，神志清，痛苦貌，发育良好，营养中等，自主体位，查体合作。全身皮肤黏膜无黄染及出血点，浅表淋巴结未及肿大。头颅无畸形，眼睑无水肿、充血，双侧瞳孔等大正圆，对光反射灵敏。耳鼻未见畸形，无异常分泌物。口唇无发绀，扁桃体无肿大及化脓。颈软，无抵抗，气管居中，甲状腺未及肿大，颈静脉无怒张。胸廓对称，无畸形，双侧呼吸动度均等，双肺呼吸音粗，未闻及干湿性啰音。心前区无隆起，心界不大，心率100次/分，律齐，各瓣膜听诊未闻及病理性杂音。腹平软，全腹无压痛及反跳痛。肝、脾肋下未触及。移动性浊音（-）。肠鸣音正常。外生殖器、肛门、直肠未查。脊柱四肢检查见专科情况。

专科检查：神志清，痛苦貌，无头晕头痛，无恶心呕吐，言语对答流利，双侧瞳孔等大正圆，对光反射灵敏，右顶部局部皮肤擦伤，长约7cm，已结痂，无异常渗出。右肘部内后侧压痛（+），局部肿胀明显，可扪及骨擦音及异常活动，肘关节功能活动明显受限，肢端血运活动及感觉可，余肢体活动自如。

辅助检查（病例21图1）：X线片示（2020-07-07，泰安市某医院）：右尺骨鹰嘴骨折，断端分离移位明显。肘关节CT三维示（2020-07-07，聊城市中医医院）：右尺骨鹰嘴骨折并周围软组织肿胀，右肘关节积液。

诊疗经过：根据病史及入院查体、辅助检查，该患者诊断为右尺骨鹰嘴骨折，入院后予患肢制动，胸前悬吊治疗。患者完善术前检查，排除手术禁忌证后，在臂丛神经阻滞麻醉下行右尺骨鹰嘴骨折切开复位内固定术。术后患肢制动，胸前悬吊治疗，指导功能康复锻炼。术后定期复查（病例 21 图 2 至病例 21 图 4）。

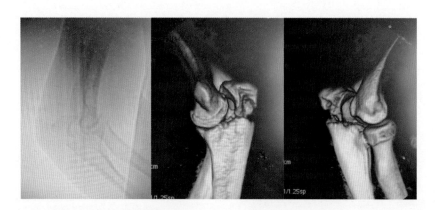

病例 21 图 1　术前 X 线及 CT 三维片示尺骨鹰嘴骨折，移位明显

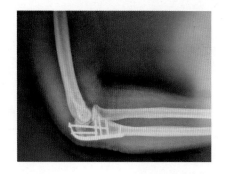

病例 21 图 2　术后 1 天复查 X 线片

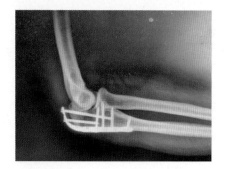

病例 21 图 3　术后 2 周复查 X 线片

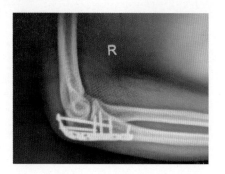

病例 21 图 4　术后 6 周复查 X 线片

二、疾病概述

　　尺骨鹰嘴为肱三头肌的附着处，尺骨半月切迹关节面与肱骨滑车关节面构成肱尺关节，是肘关节屈伸的枢纽。

　　尺骨鹰嘴骨折多数由间接暴力造成。跌倒时，肘关节突然屈曲，同时肱三头肌强烈收缩，则发生尺骨鹰嘴撕脱骨折，近端被肱三头肌牵拉而向上移位。直接暴力亦可造成尺骨鹰嘴骨折，如肘后部受直接打击，或跌倒时肘后着地而使鹰嘴受直接撞击，常发生粉碎骨折，但多数无明显移位[1]。鹰嘴骨折线多数侵入半月切迹，为关节内骨折；少数撕脱的骨折片较小，骨折线可不侵入关节。成年人多见，少年儿童亦可发生。

三、诊断与治疗

1. 诊断　伤后尺骨鹰嘴部疼痛，压痛明显，局限性肿胀，肘关节屈曲活动障碍。分离移位时，在局部可扪到鹰嘴骨片向上移和明显的骨折间隙或骨擦感，主动伸肘功能丧失。关节内积血时，鹰嘴两侧凹陷处隆起。肘关节 X 线侧位片可明确骨折类型和移位程度。根据受伤史、临床表现和 X 线检查，可做出诊断[2]。

2. 治疗　无移位骨折或老人粉碎性骨折移位不显著者，不必手法整复。有分离移位者，则必须整复。

（1）整复方法：先把血肿抽吸干净，术者站在患肢近端外侧，两手环握患肢，以两拇指推迫其近端向远端靠拢，两示指与两中指使肘关节徐徐伸直，即可复位。

（2）固定方法：无移位骨折、已施行内固定者或肱三头肌成形术者，可固定肘关节于屈曲20°～60°位3周[3]；有移位骨折手法整复后，在尺骨鹰嘴上端用抱骨垫固定，并用前、后侧超肘夹板固定肘关节于屈曲0°～20°位3周，以后再逐渐固定在90°位1～2周。

（3）手术治疗的适应证：手法整复不满意，可切开复位；移位明显的粉碎骨折，应将骨碎片切除，行肱三头肌成形术[4]。

（4）药物治疗：按骨折三期辨证用药，解除固定后加强中药熏洗。

（5）练功活动：3周以内只做手指、腕关节屈伸活动，禁止肘关节屈伸活动，第4周以后才逐步做肘关节主动屈伸锻炼，严禁暴力被动屈肘。此外，可配合进行肩关节练功活动。

四、预防和调护

保持肘关节处于伸直位固定，逐渐屈曲肘关节。捆扎带缚绑既不能过紧，也不宜过松，过紧易阻碍远端血运，过松则达不到固定作用。

参考文献

[1] 查晔军，蒋协远，公茂琪. 雪橇板技术治疗尺骨鹰嘴骨折的临床观察［J］. 中

国骨伤，2019，32（4）：339-345.

[2] 齐向北，彭阿钦，李增炎，等．尺骨鹰嘴粉碎骨折的手术治疗 [J]．中国骨伤，2003，16（1）：35-36.

[3] 张骏，陈定爽，刘东旭，等．尺骨鹰嘴骨折的内固定选择及临床疗效对比 [J]．中国骨伤，2020，33（7）：602-608.

[4] 东靖明，刘林涛，田旭，等．成人复杂尺骨鹰嘴骨折内固定的再选择 [J]．中华肩肘外科电子杂志，2017，5（3）：161-163.

病例 22

掌骨骨折

一、病历介绍

患者：孙某某，男性，33 岁，因"摔伤致右手肿痛伴活动受限 7 天"入院。

现病史：患者 7 天前路滑摔倒，右手拄地，伤后即感右手掌外侧肿痛、不敢活动，曾在门诊部给予膏药外敷治疗，现患部仍肿痛，活动受限，今来我院就诊，门诊行手部 X 线检查示：右手第五掌骨头骨折，门诊查体、阅片以"右手第五掌骨骨折"收入院。

体格检查：T 36.8℃，P 72 次 / 分，R 20 次 / 分，BP 120/70mmHg。青年男性，神志清，痛苦貌，发育良好，营养中等，自主体位，查体合作。全身皮肤黏膜无黄染及出血点，浅表淋巴结未及肿大。头颅无畸形，眼睑无水肿、充血，双侧瞳孔等大正圆，对光反射灵敏。耳鼻未见畸形，无异常分泌物。口唇无发绀，扁桃体无肿大及化脓。颈软，无抵抗，气管居中，甲状腺未及肿大，颈静脉无怒张。胸廓对称，无畸形，双侧呼吸动度均等，双肺呼吸音清，未闻及干湿性啰音。心前区无隆起，心界不大，心率 72 次 / 分，律齐，各瓣膜听诊未闻及病理性杂音。腹平软，全腹无压痛及反跳痛。肝、脾肋下未触及。移动性浊音（-）。肠鸣音正常。外生殖器、肛门、直肠未查。脊柱四肢检查见专科情况。

专科检查：神志清，精神可，右手第五掌指关节背侧肿胀，周围皮下瘀血，色紫，肿胀，可触及骨擦感及异常活动，纵轴挤压痛（+），掌指关节活动受限，指端血运感觉可，胸腰椎居中，生理曲度可，余肢体活动自如。

辅助检查：X 线（2020-04-01 聊城市中医医院，病例 22 图 1）示：右手第五掌骨头骨折，远端掌侧移位成角。

诊疗经过：根据病史及入院查体、辅助检查结果，该患者诊断为"右手第五掌骨骨折"，完善术前检查，排除手术禁忌证后，遂在臂丛麻醉下行右手第五掌骨骨折切开复位内固定术（病例 22 图 2、病例 22 图 3）。术后定期换药拍片。

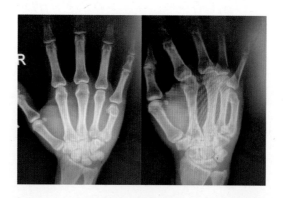

病例 22 图 1　术前 X 线正斜位片示右手第五掌骨骨折

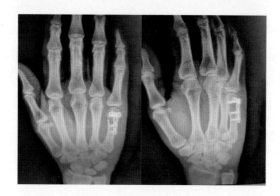

病例 22 图 2　术后 1 天 X 线

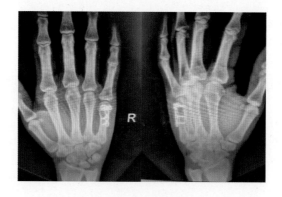

病例 22 图 3　术后 2 周 X 线

二、疾病概述

掌骨骨折是常见的手部骨折。第 1 掌骨短而粗,活动度较大,骨折多发生在基底部。第 2、第 3 掌骨细长,且较突出,握拳击物时,暴力常落在第 2、第 3 掌骨上,故易骨折。第 4、第 5 掌骨短细,其中以第 5 掌骨易受直接暴力而骨折,而当其受间接暴力时可致掌骨颈骨折。掌骨骨折多见于成年人,男多于女。

三、诊断与治疗

1. 诊断　掌骨全长均可在皮下摸到，骨折时局部肿痛，功能障碍，有明显压痛，纵压或叩击掌骨头则疼痛加剧，如有重叠移位，则该掌骨短缩，可见掌骨头凹陷。宜摄手掌的正位与斜位 X 线片，因侧位片第 2～4 掌骨互相重叠，容易漏诊。掌骨骨折可分下列几种。

（1）第 1 掌骨基底部骨折：多由间接暴力引起，骨折远端受拇长屈肌、拇短屈肌与拇指内收肌的牵拉，近端受拇长展肌的牵拉，骨折总是向桡背侧突起成角。

（2）第 1 掌骨基底部骨折脱位：亦由间接暴力引起，骨折线呈斜形经过第 1 掌腕关节面，第 1 掌骨基底部内侧的三角形骨块，因有掌侧韧带相连，仍留在原位，而骨折远端从大多角骨关节面上脱位至背侧及桡侧。

（3）掌骨颈骨折：由间接暴力或直接暴力所致，但以握拳时掌骨头受到冲击的传达暴力所致者为多见。第 5 掌骨因其易暴露和受打击，故最多见，第 2、第 3 掌骨次之。骨折后断端受骨间肌与蚓状肌的牵拉，而向背侧突起成角，掌骨头向掌侧屈转；又因手背伸肌腱牵拉，以致近节指骨向背侧脱位，掌指关节过伸，手指越伸直，畸形越明显。

（4）掌骨干骨折：可为单根骨折或多根骨折。由直接暴力所致者，多为横断或粉碎骨折。扭转及传达暴力引起者，多为斜形或螺旋形骨折。骨折后因骨间肌及屈指肌的牵拉，使骨折向背侧成角及侧方移位，单根的掌骨骨折移位较轻，而多根骨折则移位较明显，且对骨间肌的损伤也比较严重。

2. 治疗

（1）第 1 掌骨基底部骨折：在常规麻醉下，先将拇指向远侧与桡侧牵引，以后将第 1 掌骨头向桡侧与背侧推扳，同时以拇指用力向掌侧与尺侧按顶骨折处以矫正向桡侧与背侧突起成角。手法整复后应用外展夹板固定，4 周后解除外固定，进行功能锻炼。

（2）第 1 掌骨基底部骨折脱位：整复手法和固定方法同掌骨基底部骨折。但因这种骨折脱位很不稳定，容易引起短缩与移位。若复位后不能稳定时，可采用细钢针经皮肤做闭合穿针内固定。亦可采用局部加压短臂石膏管形外固定的同时加用拇指牵引，在石膏上包一粗铁丝，于拇指的两侧粘一条 2cm×10cm 胶布做皮肤牵引，或做拇指末节指骨骨牵引 3～4 周。陈旧性骨折脱位宜行切开复位内固定，固定拇指于握拳位。

（3）掌骨颈骨折：由于骨折端向背侧成角，常有错误地将掌指关节固定于过伸位者。因在过伸位时，侧副韧带松弛，掌骨头仍向掌侧屈转不能整复。只有在屈曲 90°位时，侧副韧带紧张，用示指压顶近节指骨头，使指骨基底部位于掌骨头之掌侧，将骨断片向背侧顶，同时用拇指将掌骨干向掌侧压才能准确整复。难以复位者须手术切开复位内固定治疗[4]。

（4）掌骨干骨折：横断骨折、短斜骨折整复后比较稳定者，宜采用手法整复、夹板固定。在牵引下先矫正向背侧突起成角，以后用示指与拇指在骨折的两旁自掌侧与背侧行分骨挤压，并放置两个分骨垫以胶布固定，如骨折片向掌侧成角则在掌侧放一小毡垫以胶布固定，最后在掌侧与背侧各放一块夹板，厚2～3mm，以胶布固定，外加绷带包扎。斜形、粉碎、短缩较多的不稳定骨折，宜加用指骨末节骨牵引。

四、小结

第5掌骨头颈部骨折，又称拳击手骨折（Boxer's Fracture），是手部最常见的骨折，约占手部骨折的20%[1]。非手术治疗因不能早期进行功能训练，且容易发生错位导致畸形愈合的发生，故临床上多采用手术治疗[2]。切开复位微型接骨板内固定具有骨折端稳定性好，可进行早期功能训练，有益于功能恢复。对于手部骨折现在的要求是力求解剖复位、轻便又牢固的固定以及早期有效的功能锻炼[3]。掌骨短缩遗留外观畸形，对手的功能产生影响，对于掌骨短缩成角并旋转畸形的第5掌骨颈骨折患者选择手术治疗。

参考文献

[1] 明朝戈，明立功，王自方，等. 闭合复位经皮克氏针横行支撑固定与切开复位微型钢板内固定治疗第5掌骨颈骨折的疗效比较 [J]. 实用手外科杂志，2019，33（4）：426-429.

[2] 李俊明，黄红山，李道选，等. 非手术治疗新鲜第五掌骨颈骨折初步报告 [J]. 中国骨与关节损伤杂志，2005，20（11）：773.

[3] 顾玉东. 如何治疗手部骨折——评AO微型钢板的应用价值 [J]. 中华手外科杂志，2002，18（2）：65.

[4] 张晓光，李金亮. 双克氏针顺行髓内固定与微型髁钢板螺钉内固定治疗第5掌骨颈骨折的比较 [J]. 中国骨与关节损伤杂志，2016，31（7）：776-777.

病例 23

经舟骨月骨周围脱位

一、病历介绍

患者：刘某某，32 岁，男性，因"摔伤右腕部肿痛、畸形、活动不利 2 小时"入院。

现病史：患者自诉于 2016 年 11 月 23 日因骑摩托车摔伤右腕部，当即肿痛、畸形、活动不利，今患者为求进一步系统治疗遂来我院求诊，经门诊检查拍片后以"右腕经舟骨月骨周围脱位"收住入院。现患者神志清、精神可，一般情况可，舌淡、苔白、脉弦，右腕部肿痛、畸形、活动不利。

体格检查：T 36.0℃，P 72 次 / 分，R 18 次 / 分，BP 124/79mmHg。两肺叩诊音清、呼吸音清，无干湿性啰音。心率 72 次 / 分，心律整齐，心脏各瓣膜区无病理性杂音。腹平坦，对称，肝区无叩击痛，无移动性浊音，双肾区无叩击痛。

专科检查：右腕部肿痛、畸形、活动不利，右腕部压痛、叩击痛、纵叩痛，右腕背鼻咽窝处肿胀较重，压痛明显，可扪及骨擦感及异常活动。右腕拇示中指感觉麻木，右手各指呈半屈曲状，主被动屈伸活动时疼痛较剧，右手各指指端血运可，色红润。

辅助检查：D-R 示：右腕舟骨骨折、右腕骨经舟骨月骨周围脱位（病例 23 图 1）。

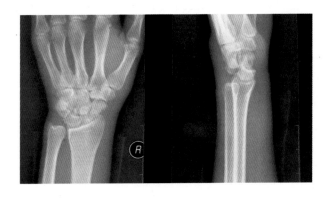

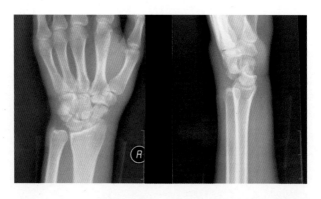

病例 23 图 1　右腕舟骨骨折、右腕骨经舟骨月骨周围脱位

诊疗经过：根据病史及入院查体、辅助检查，该患者诊断为"右腕经舟骨月骨周围脱位"。入院后予以完善相关检查，排除手术禁忌后，在臂丛神经麻醉下行右腕经舟骨月骨周围脱位切开复位内固定术，术中复位舟骨骨折，纠正脱位的腕骨，予克氏针固定（病例 23 图 2），术后予石膏托外固定制动患肢，6 周后拆除石膏托行功能康复，3 个月后复查见患肢屈伸活动恢复正常。

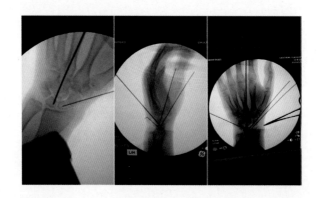

病例 23 图 2　术中复位舟骨骨折，纠正脱位的腕骨，予克氏针固定

二、疾病概述

1. 病因　在跌倒时手掌着地，腕呈背伸位，暴力作用于掌骨及远排腕骨，腕间韧带及关节囊破裂，月骨保留在原位，其他腕骨向月骨背侧及近侧脱位，多伴有舟骨骨折，骨折近端与月骨和桡骨关系正常。

月骨周围脱位多为背向脱位，而且常并发腕骨或桡、尺骨远端骨折，如舟骨骨折，头状骨骨折等，并发舟骨骨折者，称为经舟骨月骨周围脱位，以此来标明其损伤范围与单纯的月骨周围脱位有所不同，如果骨折发生于其他骨骼，诊断名称可依次类推。

2. 临床表现　患腕常有明确的背伸外伤史，如行走跌倒时以手掌撑地等，关节疼痛，肿胀及压痛范围大于单一的腕骨骨折，晚期也可局限在较小范围，运动幅度及握力明显下降，月骨掌侧脱位可增加指屈肌腱张力，手指呈半屈曲状，被动伸展或主动屈曲手指时疼痛加剧，腕关节掌侧饱满，触诊可感觉皮下右物体隆凸，月骨掌侧脱位可增加腕管内压，导致正中神经受压，桡侧 3 个半手指感觉异常，陈旧性脱位有时可致手指屈肌腱自发性断裂。

3. 检查　X 线正位片可见腕骨弧线中断，头状骨与月骨、桡骨与舟骨投影重叠加重，腕中关节间隙消失，舟月骨间关节间隙变宽，月骨周围腕骨及桡尺骨远端可有骨折，X 线侧位片可见舟骨掌屈加大，纵轴与桡骨纵轴近乎垂直，近极位于桡骨远端关节面背侧缘上，月骨与桡骨远端关系正常，桡月关节间隙无明显异常，其余腕骨向背侧脱位。

4. 治疗　手术切开治疗。

5. 预后　舟骨、月骨坏死可能；创伤性关节炎可能。

三、病例讨论

新鲜经舟骨月骨周围脱位是一种高能量的损伤，严重影响腕关节的功能恢复，可引发创伤性腕关节炎、腕关节活动减少、伸肌腱断裂和慢性腕管综合征。恢复腕关节功能的前提是舟骨解剖愈合和腕关节轴线的恢复正常[1]。以往经舟骨月骨周围脱位治疗多采用闭合复位石膏托外固定，但石膏托外固定很难达到舟骨解剖复位，也很难完全恢复腕关节的轴线，舟骨不愈合率高。我们采用克氏针内固定舟骨可在直视下进行对舟骨进行解剖复位，同时将月骨、三角骨以及头骨和月骨间的位置解剖复位，为术后功能恢复创造了条件[2]。

经舟骨月骨周围脱位手术入路方法较多，有掌侧入路、背侧入路和掌背侧联合入路。我们体会背侧入路有着明显的优点，可同时显露舟骨、月骨和三角骨以及重要的舟月骨间韧带和月三角骨韧带，掌侧入路仅显露掌侧韧带，而舟月骨间韧带和月三角骨韧带无法显露。因此，我们建议采用掌背侧联合入路，同时显露掌侧和背侧韧带及骨块[3]。

以往，经舟骨月骨周围脱位多注重舟骨的复位和愈合。随着近年对腕关节解剖及生物力学深入研究，发现舟月骨间韧带、月三角骨韧带和桡舟头韧带在维持腕关节的稳定和恢复腕关节功能起着重要的作用[4]。

参考文献

[1] 胡福云，杨云海，章明慧 . 经舟骨月骨周围脱位的手术治疗 [J]. 中国医药导

报，2010，7（16）：204.

[2] 王剑龙，王微，米雷 . Herbert 螺钉内固定治疗腕舟骨骨折 10 例 [J]. 实用骨科杂志，2010，16（6）：447-448.

[3] 张俊，谢富林 . 带关节外固定支架治疗经舟骨月骨周围骨折脱位疗效观察 [J]. 实用医院临床杂志，2008，5（3）：79-80.

[4]Divecha HM, Clarke JV, Barnes SJ, et al.Established non-union of an operatively managed trans-scaphoid perilunate fracture dislocation progressing to spontaneous union.[J].2011，12（3）：159-162.

病例 24

指伸肌腱止点撕脱骨折

一、病历介绍

患者：徐某，15 岁，男性，因"杵伤左小指末节伸直不利 3 天"入院。

现病史：患者自诉于 2018 年 10 月 9 日下午 16：00 左右在学校上体育课打乒乓球时，杵伤左小指，时疼痛，在当地医院拍片示：左小指末节基底背侧伸肌腱止点撕脱骨折，断端分离，波及骨折面大于 1/3。后来我院就诊，经门诊检查收入院，入院情况：神志清，精神可，饮食、睡眠可，二便正常，生命体征平稳。

体格检查：T 36.0℃，P 72 次 / 分，R 18 次 / 分，BP 124/79mmHg。两肺叩诊音清、呼吸音清，无干湿性啰音。心率 72 次 / 分，心律整齐，心脏各瓣膜区无病理性杂音。腹平坦，对称，肝区无叩击痛，无移动性浊音，双肾区无叩击痛。

专科检查：左小指末节呈略屈曲状，不能主动完全伸直，可见主动屈曲动作，指端血运可，远指间关节背侧压痛。

辅助检查：D-R 示：左小指末节基底背侧伸肌腱止点撕脱骨折，断端分离，波及骨折面大于 1/3（病例 24 图 1）。

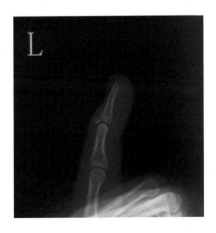

病例 24 图 1　术前拍片

诊疗经过：根据病史及入院查体、辅助检查，该患者诊断为"左小指伸肌腱撕脱骨折"。入院后予以完善相关检查，排除手术禁忌后，在臂丛神经麻醉下行左小指伸肌腱止点撕脱骨折闭合复位克氏针固定术（病例24图2），6周后拔出克氏针行功能康复，3个月后复查见患肢屈伸活动恢复正常。

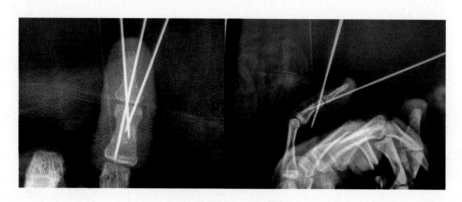

病例24图2　术中拍片

二、疾病概述

1. 病因　多为杵伤所致，当手指处于伸直位置时，外来作用力使手指突然屈曲，可引起指伸肌腱终末端撕裂，甚至断裂，末节呈"锤状"畸形。

2. 临床表现　为末节屈曲畸形，类"锤状"。远指间关节背侧可有压痛，主被动屈曲可。主动伸直功能障碍，被动可。可分为两种情况：①单纯肌腱损伤，又称腱性锤状指。②伸肌腱牵拉其附着指骨基底处致其撕脱骨折，又称骨性锤状指。本章节介绍后一种情况。X线检查可明显鉴别两种情况。

3. 治疗　其治疗手段包括保守治疗和手术治疗。早期的保守治疗，可取得良好的结果，其整复和固定均容易，可用石膏或支具将远指间关节固定在过伸位，此为经典手术方法，疗效确切，适合新鲜腱性以及无明显移位或容易复位的骨性锤状指[1]。手术治疗主要包括：伸肌腱止点重建（较小骨折块无法固定时）及复位骨折块的固定。对骨折块固定方法主要有：①钢丝抽出缝合法，用克氏针将远指间关节固定于过伸位，然后用细钢丝固定撕脱骨折块，然后将钢丝拉出用纽扣固定于指腹，或者固定于克氏针上[2]。②克氏针固定法：用1枚克氏针固定远指间关节，然后复位用细克氏针垂直骨折方向将其固定。再就是采用克氏针阻挡法[3]闭合于C形臂定位将1～2枚克氏针与中节指骨头关节面呈45°角斜行置入后，缓慢伸直伸克氏针阻挡骨折块达到复位，然后用另1枚克氏针将远指间关节固定。如闭合失败后可给予切口复位固定，使手术更加简便。陈旧性骨折均应切开处理骨折断端后复位固定。克氏针固定4～6周，拆除后行功能康复训练。

三、病例讨论

对较大撕脱骨折块克氏针的不同固定方式，在对疾病治疗效果上无明显差异，当克氏针背侧阻挡加压固定办法操作简便，固定可靠，可作为首先治疗方式。

参考文献

[1] 潘勇为，田光磊，等．改良直接固定治疗陈旧性锤状指 [J]．中华手外科杂志，2010，26（6）：328-331.

[2] 周广良，蒋国栋，等．锤状指的治疗进展 [J]．实用手外科杂志，2013，27（2）：166-168.

[3] 崔满意，刘德群，刘惠仁，等．克氏针背侧阻挡加压骨折块法治疗骨性锤状指 [J]．中华手外科杂志，2013，29（2）：125-126.

病例 25

右示指组织缺损游离桡动脉掌浅支腕横纹皮瓣修复术

一、病历介绍

患者：田某，30 岁，男性，因"磨伤右示指疼痛流血 1 小时"入院。

现病史：患者自述于 2017 年 5 月 19 日下午 16：00 余，在自家里干活时，被磨床磨伤右示指，时疼痛流血，行简单包扎后来诊，拍片示：右示指远指间关节背侧及末节背侧骨质缺损，创缘整齐。经门诊检查收住院拟急症手术治疗，入院时患者一般情况可，生命体征平稳。

体格检查：T 36.6℃，P 76 次 / 分，R 19 次 / 分，BP 120/87mmHg。双肺呼吸音清，无干湿性啰音。心率 76 次 / 分，律齐，无心脏杂音。腹软平坦，肝肾区叩击痛阴性。

专科检查：右示指末节、远指间关节、中节远段背侧，皮肤组织、伸肌腱大部分、伸肌腱止点，甲体甲床、末节指骨背侧骨质、中节远端背侧骨质缺损，创缘整齐，皮缘干硬，指端血运可，末节可屈曲（病例 25 图 1）。

辅助检查：X 片见右示指远指间关节背侧及末节背侧骨质缺损，创缘整齐（病例 25 图 2）。

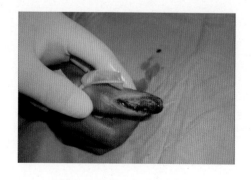

病例 25 图 1　右示指外观

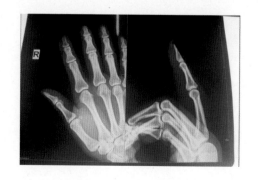

病例 25 图 2　X 线检查

诊疗经过：根据病史及入院查体，辅助检查，该患者诊断为"右示指组织缺损"。入院后完善各项检查，予右侧游离股前外侧皮瓣修复术[1～4]，皮瓣供区拉拢缝合后予全厚皮片植皮，术后予活血通络防感染等对症治疗（病例 25 图 3 至病例 25 图 5）。

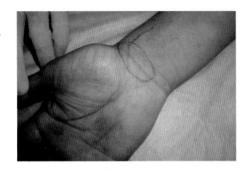

病例 25 图 3　皮瓣切取位置

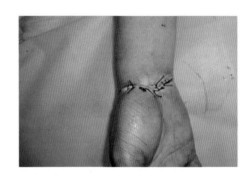

病例 25 图 4　皮瓣供区直接缝合

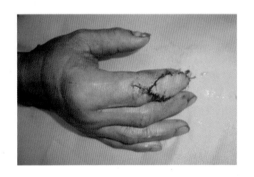

病例 25 图 5　皮瓣覆盖修复受区外观

二、疾病概述

指端组织缺损是临床上比较多见的疾病，单纯的手指背侧组织缺损也不上少见，为最大可能地恢复手足长度和功能，在患者整体身体条件允许的情况下，予皮瓣修复为上。

三、诊断与治疗

1. 诊断　本疾病通过病史及临床表现易于明确诊断。

2. 治疗　就此病例伤情，示指末节组织缺损，直接清创残修，虽然能缩短病情，但术后手指会明显缩短，造成较大功能障碍，不予选择。创面予皮瓣覆盖修复能保留示指长度，恢复手指屈曲、持握功能。修复皮瓣可有指动脉皮瓣、临指皮瓣[5～6]、游离桡动脉掌浅支皮瓣、拇甲瓣[7]。指动脉皮瓣需要牺牲示指动脉，临指皮瓣会生成临指背侧皮肤创面，都不予选择，拇甲瓣效果最好。患者拒绝牺牲足部甲体。予选用游离桡动脉掌浅支皮瓣，其优点在于同侧肢体操作，皮瓣供区可直接缝合，降低患者痛苦。

手术方法：患者仰卧，患肢臂丛麻醉后外展，备充气止血带，术区消毒铺巾，见右指中节中段以远背侧组织摩擦伤缺损，缺损背侧皮肤皮下、部分伸肌腱止点、末节指骨背侧约4分支。创面缺损约1.5cm×4cm，根据缺损面积在右腕掌侧，以桡动脉掌浅支为轴心血管的游离皮瓣，切开桡动脉部，显露桡动脉浅支，顺行切取皮瓣，结扎切断桡动脉浅支发向掌心的血管，结扎切断桡动脉腕横支，皮瓣切取后，切取部分掌长肌腱，在示指末节指骨基底背侧横行打孔及3-0肌腱尼龙线环绕穿孔重建伸肌腱止点，并以1枚克氏针纵行髓内固定示指远指间关节于伸直位。取下的皮瓣覆盖右示指创面，皮瓣动脉与示指尺侧指动脉吻合，皮瓣2条轴心静脉与2条指背皮下静脉吻合，血管吻合口均端端以11-0或12-0无创线吻合，松止血带，见吻合口通畅，皮瓣血运良好，闭合各缝合口，腕部供区直接缝合，无菌包扎，支具保护，术毕。

参考文献

[1] 赵民，田德虎，邵新中，等.腕部掌侧桡动脉掌浅支横行微型皮瓣的解剖学研究 [J].中国修复重建外科杂志，2013，27（7）：864-868.

[2] 张亚斌，李会晓，夏利锋，等.桡动脉腕横纹穿支皮瓣的解剖及临床应用 [J].中华显微外科杂志，2014，37（1）：10-13.

[3] 侯桥，李宏烨，岳振双，等.腕部掌侧桡动脉掌浅支皮瓣修复指腹缺损 [J].中华显微外科杂志，2014，37（6）：535-537.

[4] 潘勇，朱辉，腾道练，等.游离腕横纹皮瓣在桥接复杂性断指再植中的应用 [J].实用手外科杂志，2019，33（2）：143-146.

[5] 李涛，陈振兵，丛晓彬，等.邻指指动脉 flow-through 皮瓣桥接断指血运的临床应用 [J].中华显微外科杂志，2014，37（1）：10-13.

[6] 侯桥，曾林如，王利祥，等.邻指指动脉皮瓣修复手指掌侧热压伤创面并重建远端血供四例 [J].中华烧伤杂志，2012，28（6）：474-475.

[7] 崔留超，阮圣幸，陈捷.游离㿗趾腓侧皮瓣修复手指指腹缺损 [J].实用手外科杂志，2017，31（2）：212-213，232.

病例 26

手指甲床及指腹组织缺损游离踇趾甲瓣修复

一、病历介绍

患者：李某某，男性，37 岁。因"挤伤左手中、环指疼痛流血末节组织缺损 1 小时"入院。

现病史：入院时检查见左中指末节指腹缺损，甲床撕脱指骨外露，环指指端缺损，Ⅰ期手术行环指残端缝合，中指甲床原位缝合持续负压吸引术，术后 10 天打开负压吸引，见中指甲床坏死，末节指骨外露，拟行游离踇趾甲瓣修复中指甲床缺损。

体格检查：T 36.6℃，P 80 次 / 分，R 20 次 / 分，BP 126/80mmHg，双肺呼吸音清，无干湿性啰音。心率 80 次 / 分，律齐，无心脏杂音。腹软平坦，双小腿及双足感觉正常，双足踇趾腓侧动脉多普勒听诊搏动良好。

专科检查：左环指末节残端伤口对合好，中指指腹及甲床缺损，面积约 4cm×4.5cm，末节指骨外露，未及伤口周围红肿热痛及异常分泌物。双足踇趾腓侧动脉搏动好，甲床甲体完整无甲癣等疾病。

术中及术后复查资料见病例 26 图 1 至病例 26 图 6。

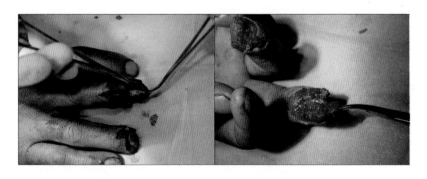

病例 26 图 1　术中清创见左中指指腹及甲床缺损面积约 4cm×4.5cm

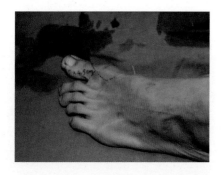

病例 26 图 2　术中设计左足踇趾甲瓣

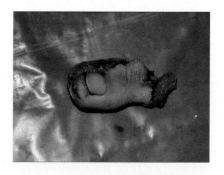

病例 26 图 3　切取下的踇趾甲瓣及
腓侧动脉神经

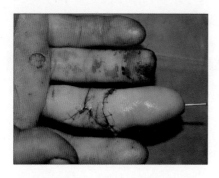

病例 26 图 4　术中吻合腓侧动脉及
左中指尺侧动脉及神经

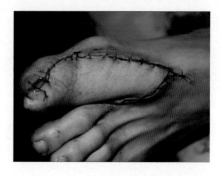

病例 26 图 5　踇趾甲瓣供区取游离
腹股沟皮瓣修复

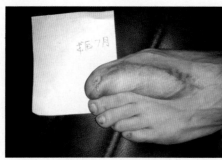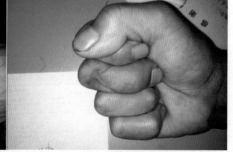

病例 26 图 6　术后 7 个月复查所见踇趾甲瓣供区及左中指踇趾甲瓣修复术后功能

二、概述

　　手是人类重要的功能器官，应用 1980 年 Morrison 等首先报道了应用踇趾甲皮瓣移植再造拇指的经验[1, 2]，其方法是应用传统的非血管化的自体骨移植加长拇指的骨缺损后，用吻合血管的游离踇趾甲皮瓣包裹移植的自体骨已完成再造。1982 年陈中伟在国内首先报道。以后不少学者应用并改进手术方法，并应用于急症拇指再造，因其外形与功能均较满意，为不少学者采用，也为不少患者所接受。因为采用踇甲瓣再造拇指，具有不减少足趾数，再造后近似原手指外形的优点。甲床及皮肤软组织缺损情况，遵循缺多少补多少的治疗原则，采用同侧或对侧足踇趾甲瓣游离移植修饰性修复手指甲床缺损，经临床研究踇趾甲瓣游离移植修饰性修复手指甲床缺损，是修复手指甲床缺损的理想方法。手指甲床及指腹缺损在手外伤中很常见，是手足外科临床上的常见病、多发病、治疗复杂的疾病之一，其治疗方法有很多，以往多采用末节指体残修，腹部带蒂皮瓣或指动脉逆行岛状带蒂皮瓣修复，但无法修复指甲，手指外形及功能易受影响：腹部带蒂皮瓣可最大限度地保留手指长度，手术简单，成活率高，但不能恢复损伤的手指指甲，修复后皮瓣臃肿，色素沉着，感觉差，影响患手功能，需多次手术；指动脉逆行岛状带蒂皮瓣可最大限度保留手指长度，成活率高，使伤指外形、功能和感觉获得恢复，但不能恢复损伤的手指指甲，且供区易形成瘢痕，同时需牺牲一条供血动脉，导致耐寒性差。

我院选用踇趾甲瓣治疗甲床及指腹组织缺损，术中吻合足踇趾供区游离腹股沟、跗外侧皮瓣或游离全厚皮片修复踇趾供区创面取得良好效果。

三、手术方法

1. 切口设计[3]　根据健侧手指甲中部、甲根、指间关节水平周径测量值和手指缺损长度设计甲瓣切口。保留趾趾底负重区皮条，甲瓣由腓侧部分甲床、腓侧部分皮肤血管神经组成。趾端设计三角形皮瓣，拇甲瓣皮瓣长度应超过再造手指正常皮肤水平。两侧趾腹皮瓣近端呈三角形，两侧对合后构成掌侧三角形皮瓣。供足一般选择对侧，使腓侧带趾神经的皮瓣位于手指的优势侧血管，利于血管吻合。

2. 甲瓣切取　沿足背弧形切口切开，掀起足背皮肤，分离保护皮瓣回流静脉，逆行分离至大隐静脉起始处，结扎其他属支。先于趾蹼处显露趾动脉，逆行法显露跖背动脉、足背动脉，顺行法剥离切取皮瓣。分离趾底皮瓣时注意保护血管神经束，在保护好血管皮支的前提下，可予以切除部分踇甲瓣趾腹脂肪组织，防止术后踇甲瓣趾腹粗大患者不满意而导致二次手术，术中切取拇甲瓣保证胫侧皮瓣的血供。

3. 皮瓣转移成形[4]　要求手指皮下隧道足够宽敞，防止血管蒂受压。由于指间关节侧方皮肤与关节囊愈着紧密，应予以分离。在拇指残端掌背侧皮肤纵向切开，修整后恰与甲瓣掌背侧三角形皮瓣相嵌合。

4. 血管处理　术中仔细分离踇趾腓侧动脉，于踇趾趾间关节腓侧注意保护腓侧动脉，注意保护腓动脉穿支。术中皮瓣内静脉尽可能多保留，有时比较浅表、细小，注意保护。近端分离至足背静脉或大隐静脉起始处，术中将腓侧固有动脉与左中指尺侧固有动脉吻合，指背静脉与皮瓣内静脉静脉吻合，趾固有神经与中指尺侧指固有神经吻合。

5. 神经处理　切取甲瓣时，带腓侧趾神经。腓侧趾神经与指侧方固有指神经吻合。

6. 足踇趾甲瓣供区处理[5]　取游离腹股沟皮瓣修复踇趾创面。

7. 术后常规应用抗生素预防感染，予以罂粟碱防止血管痉挛，予以促神经修复药，予以肝素、低分子右旋糖酐防止血管栓塞、扩充血容量等对症支持治疗，予以活血复原汤每日一剂口服，术后一周严密观察甲瓣血运，术后两周拆线，在推拿按摩配合下行进行功能康复训练。

通过应用踇趾甲瓣修复手指甲床及指腹组织缺损，可有效地修复损伤的手指指甲，使被修复的伤指外形更美观、感觉基本恢复正常、活动灵敏等，达到修复手指长度及功能的目的，从而使被修复的指端及指甲外形与功能得到最大限度的恢复。本术式不损伤供区踇趾血运，术后不影响足趾屈伸功能和负重功能，易被患者接受。

四、病例讨论

踇趾甲瓣移植修复手指甲床缺损，是手外科常见且最为适合的手术方式，以往因患者思想或技术问题而很少选择本手术方式，近几年因患者要求越来越高，手外科专业技能也发展很快，所以提高了踇甲瓣修复甲床缺损的认识，我们采用踇甲瓣治疗甲床及指腹组织缺损，通过术中踇趾趾腹切取时把脂肪组织部分修薄，并保护好血管皮支，从而在保证踇趾甲瓣成活率的前提下，使被修复的伤指外形更美观、感觉基本恢复正常、活动灵敏等，同时减少患者手术次数。随着临床解剖和血管吻合技术能力的提高，我们可根据损伤手指病情，做到切取的踇趾甲瓣的厚度可控，使被修复的指端及指甲外形与功能得到最大限度的恢复。

参考文献

[1] 程国良，潘达德，等. 手指再植与再造 [M]. 北京：人民卫生出版社，1997，277.

[2] 陈中伟. 踇趾皮肤趾甲瓣在再造拇指中的应用 [J]. 中华手外科杂志，1982，12（1）：707-709.

[3] 潘勇卫，田文，田光磊，等. 改良游离拇甲皮瓣移植再造拇指 [J]. 中华手外科杂志，2005，21（2）：79-82.

[4] 陈德松，成效敏，蔡佩琴，等. 吻合血管神经的趾甲瓣移植 [J]. 中华手外科杂志，1994，10（2）：69-70.

[5] 程国良，侯书健，方光荣，等. 踇趾系列皮瓣 [J]. 中华手外科杂志，2006，22（5）：279-282.

病例 27

屈指肌腱自发性断裂

一、病历介绍

患者：付某，49 岁，男性，因"右小指末节屈曲不能 2 天"入院。

现病史：患者自诉于 2020 年 7 月 21 日突然出现手抽筋，手抽筋恢复正常后，发现右小指末节屈曲不能，当时无其他明显不适，未予特殊治疗，观察 1 天后，右小指末节仍屈曲不能，今患者为求进一步系统治疗遂来我院求诊，经门诊检查拍片后以"右小指功能障碍"收住入院。现患者神志清、精神可，一般情况可，舌淡、苔白、脉弦，右小指末节屈曲不能，伸直正常，近节屈曲尚可，伸直正常，余指屈伸活动正常。

体格检查：T 36.4℃，P 60 次 / 分，R 17 次 / 分，BP 117/76mmHg。两肺叩诊音清、呼吸音清，无干湿性啰音。心率 60 次 / 分，心律整齐，心脏各瓣膜区无病理性杂音。腹平坦，对称，肝区无叩击痛，无移动性浊音，双肾区无叩击痛。

专科检查：右小指感觉正常，指端血运正常，右小指末节屈曲不能（病例 27 图 1），伸直正常，近节屈曲尚可，伸直正常，夹纸试验（-），余指屈伸活动正常。

辅助检查：X 线检查未及明显异常（病例 27 图 2）。

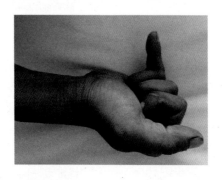

病例 27 图 1　右小指末节屈曲不能

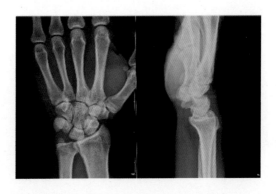

病例 27 图 2　X 线检查未见明显异常

B 超示：右小指近节指骨水平掌侧屈肌腱增粗，回声减低，连续性完整，未见明显异常。

诊疗经过：根据病史及入院查体、辅助检查，该患者诊断为"右小指屈指深肌腱自发断裂"，入院后予以完善相关检查，排除手术禁忌后，在臂丛神经麻醉下行切开探查肌腱修复术，术中修复断裂的右小指屈指深肌腱后患手休息位呈正常手势（病例 27 图 3 至病例 27 图 6），术后予石膏托外固定制动患肢，1 个月后拆除石膏托行功能康复，2 个月后复查见患肢屈伸活动恢复正常。

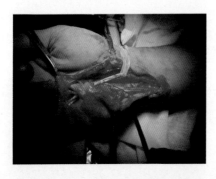

病例 27 图 3　右环指屈指深肌腱已有部分磨损

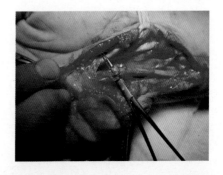

病例 27 图 4　修复断裂的右小指屈指深肌腱

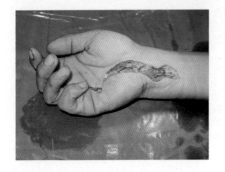

病例 27 图 5　修复完毕后右手休息位姿势正常

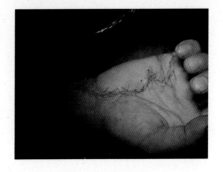

病例 27 图 6　缝合切口

二、疾病概述

1. 自发性肌腱断裂　正常的肌腱非常坚韧，不易发生断裂。没有明显的外伤或只有轻微的动作如拧毛巾、解衣扣、弹手指等，发生肌腱断裂称为自发性肌腱断裂。所谓自发性，实际上都有其潜在原因，如骨折畸形愈合所致骨突起对肌腱的磨损、类风湿性关节炎、滑膜炎以及肌腱滑膜结核等对肌腱侵蚀等。自发性肌腱断裂的发病率很低，约占手部损伤的 1‰。

肌腱自发性断裂，由于长时间的磨损，炎性侵蚀等作用，肌腱断端多粗糙、不整齐，不宜做直接缝合。需根据断裂的部位、功能影响、年龄及职业要求，考虑应如何修复。如功能影响不大，也可不做特殊处理。

常用的手术方法为肌腱移植术、肌腱移位术及关节融合术。

2. 屈指肌腱自发性断裂

（1）病史：中老年人发病率较高。潜在原因以类风湿性关节炎、滑膜炎、腱鞘炎及骨性关节炎较多见，偶可见于多次局部封闭注射的患者。断裂部位常发生在手部滑囊内，环指和小指屈肌腱断裂机率较大，拇长屈肌腱次之。

（2）症状与体征：手指主动屈曲功能渐进性丧失，或突发性不能主动屈指。无明显疼痛。检查有时可触摸到稍粗的肌腱断端。

（3）辅助检查：X 线检查多无阳性表现，B 超检查可探及肌腱断端，利于明确诊断，支持手术探查。

（4）治疗：手术治疗去除引发肌腱断裂的原因，如滑膜病灶切除、骨折畸形矫正等，同时修复肌腱。根据肌腱断裂的不同区域手术方式有所不同，如不能作直接缝合者，可行肌腱移植或移位术。

三、小结

正常的肌腱非常坚韧，不易发生断裂。故中老年人发病率较高。潜在原因以类风湿关节炎、滑膜炎、腱鞘炎及骨性关节炎较多见。治疗以去除引发肌腱断裂的原因为主，如滑膜病灶切除、骨折畸形矫正等，同时修复肌腱。根据肌腱断裂的不同区域手术方式有所不同，如不能作直接缝合者，可行肌腱移植或移位术[1～4]。

参考文献

[1] 关建朝. 局部封闭引起拇长屈肌腱自发性断裂致腕管综合征一例 [J]. 临床误诊误治，2010，23（6）：540.

［2］曲智勇，程国良，郝铸仁．实用手外科手术学［M］．北京：人民军医出版社，2006，124-125.

［3］韦加宁．韦加宁手外科手术图谱［M］．北京：人民卫生出版社，2003，175-183.

［4］陆延仁．骨科康复学［M］．北京：人民卫生出版社，2008，588.

病例 28

拇指多指畸形

一、病历介绍

主诉：左拇指桡侧赘生指 14 个月。

现病史：患者自出生时发现左拇指桡侧一赘生指，当时未予特殊处理，今日为给予系统治疗来我院就诊，门诊检查后以"左拇指多指畸形"收入院，刻下：患者神志清，精神可，左拇指掌指关节桡侧一赘生指，赘生指较正常指体发育小，赘生指活动情况因患儿不配合无法检查，左拇指内收畸形，外展不能。

既往史：既往体健，否认肝炎、结核等慢性传染病病史及其密切接触史，否认外伤手术史，否认输血史，否认药物及食物过敏史，预防接种史随当地。

个人史及婚育史、家族史：出生生长于原籍，居住条件可，否认长期外地居住史，无疫水疫区涉足史，无工业毒物、粉尘、放射性物质接触史，无家族遗传病史。

中医望、闻、切诊：患者神志清、精神可、气息平和、舌暗红、苔薄白，脉弦。

专科检查：左拇指掌指关节桡侧一赘生指，赘生指较正常指体发育小，赘生指活动情况因患儿不配合无法检查，左拇指内收畸形，外展不能。

辅助检查：左手 X 线片（聊城市中医医院，病例 28 图 1）：左拇指桡侧一赘生指，指骨短小。胸部 X 线片（聊城市某专科医院）：胸部平片未见明显异常。

诊疗经过：根据病史及入院查体、辅助检查，该患者诊断为"左拇指多指畸形"，入院后查血常规、血型、凝血五项、感染指标、肝肾功能检查、心电图，各项检查均达到手术要求后，在静脉全麻加局部麻醉下行左拇指多指畸形赘生指切除、第一掌骨截骨矫形、拇外展功能重建术，术中拍片示赘生指切除干净，第一掌骨截骨线对位对线良好，术后给予磁热疗法、激光疗法等理疗治疗，术后 2 周拆线，4 周拔出克氏针，拇指外形良好，患者家属满意[1]（病例 28 图 2 至病例 28 图 5）。

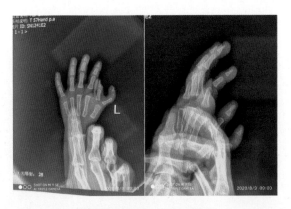

病例 28 图 1　术前 X 线片

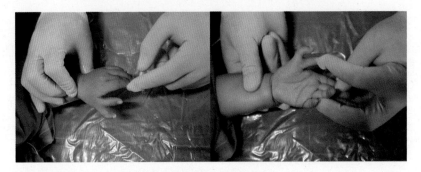

病例 28 图 2　术前照片

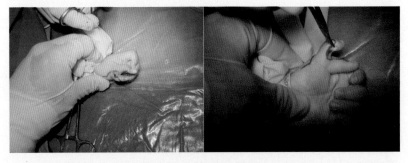

病例 28 图 3　术中设计

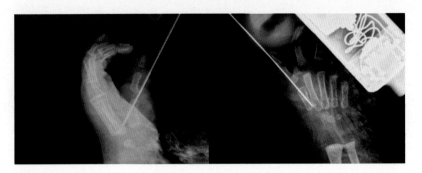

病例 28 图 4　术中 X 线片

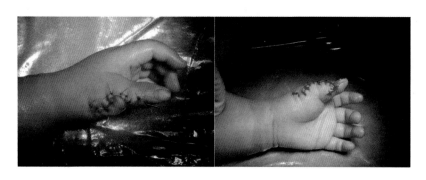

病例 28 图 5 术后外形

二、疾病概述

多指或多趾是最常见的一种先天性畸形，但多指并伴发多趾畸形者，较为少见。多指多见于拇指和小指，部分患者有家族史。赘生指（趾）形态和结构可以是一个球状的小肉赘，也可以是发育接近正常，具有指甲、骨、关节、肌腱和神经血管束的手指。

多指病因：先天性多指、趾畸形多为单侧性，双侧受累仅占 10% 左右。复拇畸形确切病因不明，大多为散发，提示该病与环境因素有关，与遗传因素关系不大。例如母亲在怀孕早期 4～8 周，胚胎肢芽分化时遭受病毒感染、药物、辐射等环境因素的影响，致手指分化障碍而产生畸形。例外的情况是当重复拇指伴发三节拇指时，有些为常染色体显性遗传。

三、治疗与预防

手术切除是唯一的疗法[2]，步骤有时很简单，在赘生指（趾）基底蒂郜切除后缝合伤口；有时较复杂，需进行肌腱移位和关节囊重建。当赘生指（趾）发生于关节部位，需做肌腱和关节囊修复者，应在患儿 3 岁前手术；当赘生指（趾）发生于骨骺部位，切除赘生指（趾）后，需做骨、关节矫正者，应待骨骺发育停止后手术。

加强孕期保健和营养，孕期避免呼吸道感染、胃肠道感染、避免风疹、麻疹、水痘、腮腺炎等病毒感染，避免接触辐射、药物等可能胚胎致畸因素。

四、病例讨论

先天性多指是一种手部畸形，对患者的影响很大，对于先天性多指，患者最为关心就是先天性多指手术最佳时机是什么时候[3]，下面我们一起来了解一下。

保留外形及功能接近正常的手指，切除畸形明显、功能差的赘指。手术时机要视多指的具体情况而定。①多生指仅由较细的软组织指块，可用切除术。②附指形成者，可在 3 岁左右施行手术，切除附指的同时作肌腱和关节囊修复，手术中勿损伤骨骺、血管和神经。③完全性多指，最好在骨骺发育停止后施行骨关节矫正术，根据情况分别采取截骨术或融合矫正术。④多生指发生在手中间并有与原单独掌骨相连，切去多生指的同时切去多余的掌骨。

参考文献

[1] 王斌，等. 先天性拇指多指畸形手术治疗观察 [M]. 临床医药文献电子杂志，2020，7（31）：7.

[2] 林虹，杜晓杰，詹江华，等. 儿童拇指多指畸形的手术治疗 [J]. 天津医科大学学报，2009，15（4）：722-723，725.

[3] 胡建华，曾水平，等. 年龄对拇指多指畸形矫形术后疗效的影响 [J]. 医学信息，2020，33（2）：111-112，115.

病例 29

拇指撕脱离断

一、病历介绍

主诉：绞伤左拇指疼痛流血撕脱离断半小时。

现病史：患者于半小时前给自己装修时被电钻绞伤左拇指，当即疼痛、流血、指体撕脱离体，伤后简单包扎，后为求系统治疗急来我院，经门诊检查拍片后以"左拇指撕脱离断"收入院。刻下：患者一般情况可，左拇指疼痛、流血、指体撕脱离断，患者自述自伤后无头痛、头晕，无恶心、呕吐等。

既往史：一般健康状况良好，否认急慢性传染病病史，否认药物过敏史，否认输血史，预防接种史随当地。

个人史、婚育史、家族史：出生生长于原籍，居住条件可，否认长期外地居住史，无疫水疫区涉足史，无工业毒物、粉尘、放射性物质接触史，无冶游史，已婚，育有2子，其家人均体检，无家族遗传病史。

中医望、闻、切诊：患者神志清，精神可，气息平和，舌暗红，苔薄白，脉弦。

专科检查：左拇指于近节基底处撕脱离断，拇长伸肌腱及拇长屈肌腱均于肌肉及肌腱结合处撕脱，双侧血管神经束均于近端抽出，左示指固有伸肌腱亦撕脱，离断指体均色苍白，无血运，毛细血管回充盈反应未及（病例29图2）。

辅助检查：DR片示（聊城市某专科医院，病例29图1）：左拇指于近节指骨基底处骨质不连续，余骨质未见明显异常。

诊疗经过：根据病史及入院完善相关检查，给予清创再植术（病例29图3），术后给予活血化瘀、抗凝、抗痉挛、抗感染等药物治疗，中医给予磁热疗法、激光疗法等理疗治疗，术后2周拆线，6周拔出克氏针，拇指外形及屈伸活动良好，患者家属满意。

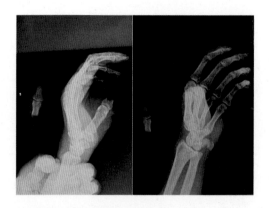

病例 29 图 1　术前 X 线片

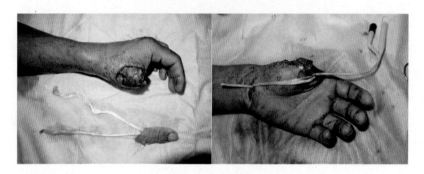

病例 29 图 2　术前照片

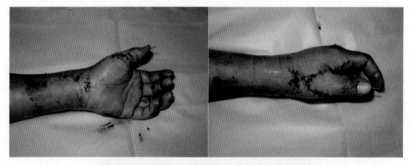

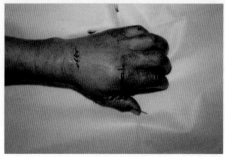

病例 29 图 3　术后照片

二、疾病概述

拇指在手部功能中占50%，一旦失去将丧失对指等重要功能。拇指旋转撕脱离断是一种特殊类型的断指[1]，由于伤情复杂，拇指的血管、神经、肌腱被长段撕脱，清创后常有长段组织缺损，修复困难，即使勉强再植，成活率较低，随着显微外科技术的发展，该类断指已不再列为再植禁忌证。

三、疾病治疗

手术治疗是唯一的疗法，手术方法不外乎直接再植、血管移植或者转位，肌腱移植或者转位[2]。术后患者功能取决于术中治疗情况及术后的功能康复是否及时。

四、病例讨论

拇指旋转撕脱离断伤再植血管修复方法选择[3]。拇指旋转撕脱离断伤如损伤平面近掌指关节、指体相对完整无组织挫灭均应积极再植，拇指再植成活以后无论外观及功能均优于足趾移植；如坏死亦可行足趾移植。指间关节离断指体由于血管损伤严重，再植成功率低，拇指旋转撕脱离断伤的再植手术较为复杂，需有丰富显微外科经验的医师主刀。由于示指指动脉转位简便，我院多采用示指指动脉血管转位修复拇指尺侧指动脉。如果拇指主要动脉及示指指动脉未损伤，局部无明显瘀血，可采用此方法。术前应有完整的手术计划并做转位肌腱和血管检查。

参考文献

[1] 程国梁，潘达德，等. 手指再植与再造 [M]. 北京：人民卫生出版社，1997，133-144.

[2] 陈守平，卢仿华，曾武林，等. 手指离断伤临床特征研究 [J]. 中华手外科杂志，2017，33（6），420-423.

[3] 李海，张程，邓呈亮，等. 拇指再植中血运重建方式的探讨 [J]. 中华手外科杂志，2017，33（3）：161-163.

第三章　胸腰部损伤

病例 30

胸椎管狭窄症（一）

一、病历介绍

患者：王某，女性，69岁。因"双下肢麻木、无力2年，加重2个月"于2018年11月3日来诊。

现病史：患者于2年前无明显诱因出现双下肢麻木、无力，渐出现踩棉感、步态不稳。于2个月前双下肢无力感加重，无法站立及行走。外院给予脱水消肿、营养神经药物对症处理，配合理疗、针灸等辅助治疗。

体格检查：T 36.4℃，P 68次/分，R 18次/分，BP 120/84mmHg。双肺呼吸音清，无干湿性啰音。心率68次/分，律齐，无心脏杂音。腹软平坦，肝肾区叩击痛阴性。

专科检查：脊柱居中，胸椎叩击痛，双侧直腿抬高试验（-）；自胸骨剑突平面以下，皮肤感觉减退，双下肢自腹股沟水平以下痛温觉减退明显，以右侧为著。会阴区皮肤感觉减退。双侧屈髋肌力Ⅲ级，伸膝肌力Ⅱ级，屈膝肌Ⅱ级，踝背伸肌力Ⅱ级，跖屈肌力Ⅲ级，足趾活动良好。双下肢肌张力偏高，腱反射活跃，髌阵挛、踝阵挛（+），巴宾斯基征（+）。

辅助检查：MRI片（病例30图1）示 T_{10}/T_{11} 椎间盘脱出，黄韧带肥厚，椎管狭窄，脊髓受压变细。CT水平及矢状重建（病例30图2）示 T_{10}/T_{11} 椎间盘水平椎管内高密度占位，T_{10}/T_{11} 椎间盘内高密度灶。

诊疗经过：根据病史及入院查体、辅助检查，该患者诊断为"胸椎管狭窄症"，入院后排除手术禁忌证后，在全身麻醉、C 形臂 X 线透视机监控下行胸椎后路"揭盖式"椎管后壁切除＋椎弓根内固定、椎间融合术（病例 30 图 3 至病例 30 图 5）。术后 5 日查右下肢肌力 V 级，均较术前有改善。术后 3 个月复诊时，患者双下肢肌力恢复正常。

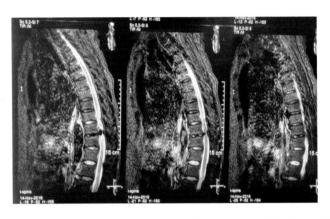

病例 30 图 1 术前 MRI 示：T_{10}/T_{11} 椎间盘脱出，黄韧带肥厚，椎管狭窄，脊髓受压变细

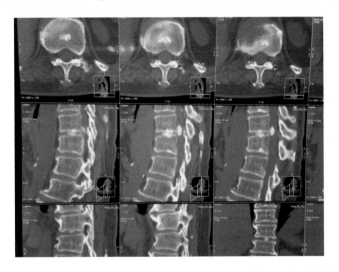

病例 30 图 2 术前 CT 示 T_{10}/T_{11} 椎间盘水平椎管内高密度占位，T_{10}/T_{11} 椎间盘内高密度灶

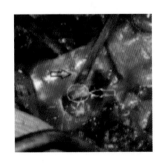

病例 30 图 3 "揭盖式"胸椎管
后壁整块切除术

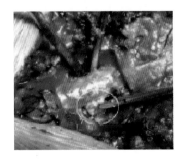

病例 30 图 4 "涵洞塌陷法"360°
胸脊髓环形减压术

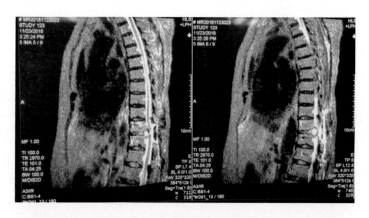

病例 30 图 5　术后 MRI 示胸椎管狭窄明显改善，脊髓压迫解除

二、疾病概述

胸椎管狭窄症是由发育性因素或由椎间盘退变突出、椎体后缘骨赘及小关节增生、韧带骨化等因素导致胸椎管或神经根管狭窄引起相应脊髓、神经根受压的疾病。

三、诊断与治疗

（一）病因及常见疾病

1. 退变性胸椎管狭窄　此症见于中年以上，由于胸椎的退行性变致椎管狭窄，其病理改变主要有。

（1）椎板增厚，骨质坚硬，有厚度达 20～25mm 者。

（2）关节突增生、肥大，向椎管内聚，特别是上关节突向椎管内增生且前倾，压迫脊髓后侧方。

（3）黄韧带肥厚可达 7～15mm。在手术中多可见到黄韧带有不同程度骨化。骨化后的黄韧带与椎板常融合成一整块骨板，使椎板增厚达 30mm 以上。多数骨质硬化，如象牙样改变。少数病例椎板疏松、出血多。

（4）硬膜外间隙消失，胸椎硬膜外脂肪本来较少，于椎管狭窄后硬膜外脂肪消失而静脉瘀血，故咬开一处椎板后，常有硬膜外出血。

（5）硬脊膜增厚，有的病例可达 2～3mm，约束着脊髓。当椎板切除减压后，硬膜搏动仍不明显，剪开硬膜后，脑脊液搏动出现。多数病例硬膜轻度增厚，椎板减压后即出现波动。

由上述病理改变可以看出，构成胸椎管后壁及侧后壁（关节突）的骨及纤维组织，均有不同程度增厚，向椎管内占位使椎管狭窄，压迫脊髓。在多椎节胸椎管狭窄，每一椎节的不同部位，其狭窄程度并不一致，以上关节突上部最重，由肥大的关节突、关节囊与增厚甚至骨化的黄韧带一起向椎管内突入，呈一横行骨纤维嵴或骨嵴压迫脊髓。在下关节突起部位则内聚较少，向椎管内占位少，压迫脊髓较轻。两者相连呈葫芦腰状压迫，多椎节连在一起则呈串珠压痕。

2. 胸椎后纵韧带骨化（TOPLL）所致胸椎管狭窄　TOPLL 可以是单节，亦可为多椎节，增厚并骨化的后纵韧带可达数毫米，向椎管突出压迫脊髓。这组病例亦可有胸椎管的退行改变，但大多较轻，以 TOPLL 压迫为主，又因手术治疗途径不同，故单列一类。

3. 先天性胸椎管狭窄　如同颈椎管狭窄一样，胸椎管狭窄也与先天发育有关。胸椎管先天性狭窄，其椎弓根短粗，椎管前后径狭小，但年幼时脊髓在其中尚能适应，成年后有轻微胸椎管退行性变或其他致胸椎轻微损伤等诱因，即可构成压迫脊髓，出现症状。因此，胸椎管狭窄症系胸椎管退行性变引起的疾患。

（二）鉴别诊断

胸椎是肿瘤、结核及硬膜外血肿好发部位，在诊断该病时应与以下疾病相鉴别。

1. 胸椎结核　一般都有结核病史和原发病灶。脊柱 X 线片上可见椎体破坏、椎间隙变狭窄和椎旁脓肿的阴影。患者多有消瘦、低热、盗汗和血沉增快。

2. 肿瘤　胸椎转移性肿瘤全身情况很差，可能找到原发肿瘤，X 线片显示椎体破坏。与椎管内良性肿瘤鉴别较困难，X 线片无明显退行性征象，可有椎弓根变薄（"瞎眼"）、椎间孔增大等椎管内占位征象，造影照片髓内肿瘤呈杯口状改变，胸脊液蛋白量增高更显著。

3. （单纯）胸椎间盘突出　往往缺少典型的临床表现，行 MRI 或 CT 检查才能区别，在椎间盘平面有向后占位的软组织影，多有明显的外伤史。

4. 脊髓空洞症　多见于青年人，好发于颈段，发展缓慢，病程长，有明显而持久的感觉分离，痛觉、温度觉消失，触觉和深感觉保存，蛛网膜下隙无梗阻，脑脊液蛋白量一般正常，MRI 显示脊髓内有破坏灶。

5. 外伤性硬膜外血肿、单侧后关节突骨折、蛛网膜囊肿有明显外伤史，X 线片无异常，MRI 检查多可发现[1]。

（三）检查

本病起病缓慢，初起下肢麻木无力、发凉、有间歇性跛行。呈痉挛性步态，行走缓慢，脊椎多无畸形，下肢张力增高，肌力减弱，膝及踝反射亢进，巴宾斯基征、欧本汉氏征、革登氏征均阳性，胸部及下肢感觉减退或消失，胸部皮肤感觉节段性明显，影像学可协助确诊。

（四）治疗

腰椎管狭窄症是脊柱外科的低发高危疾病，一般认为以手术治疗为主。目前手术治疗方式多种多样，但术后发生脊髓损伤甚至截瘫的概率远高于其他脊柱疾患，手术并发症多，术后临床满意度低。笔者就本院治疗胸椎管狭窄症的两种主要术式即"揭盖式"胸椎后壁整块切除术和"涵洞塌陷法"360°胸脊髓环形减压术的适应证、技术操作要点、围术期处理原则等做一简介，供广大同道参考[2]。

1."揭盖式"胸椎管后壁整块切除术

（1）适应证：该术式主要适用于压迫来自脊髓背侧的胸椎管狭窄症患者，后方致压因素主要为骨化增生的黄韧带（OLF）、肥大的关节突及增厚的椎板。从解剖学角度讲，椎管后壁包括棘突、椎板、黄韧带（或骨化的黄韧带）及双侧关节突的内侧1/2，即胸椎OLF进行充分减压时所需切除的宽度范围，其要点是在双侧关节突中线以磨钻或超声刀纵向开槽从而切断骨化的椎管后壁与侧壁的连接，将椎管后壁从一端缓缓提起，分离椎管后壁与硬膜囊之间的粘连，将椎管后壁形同"揭盖"整块切除，使硬膜囊后方获得充分减压。因双侧开槽处正对硬膜囊侧方，操作相对安全，效率更高。

（2）术前准备及体位：术前测定凝血机制是否正常，根据X线、CT、MRI检查结果仔细设计手术方案，备血（倡导术中采用自体血回输），建议术中采用神经电生理监测仪监测脊髓功能。采用气管插管全身麻醉，标准俯卧位，将手术部位的中心对准手术床的"腰桥"活动关节处，患者胸部下面垫胸枕，两侧髂前上嵴处垫髂枕，使腹部和手术床面悬空，调节手术床的"腰桥"，使手术部位胸椎略后拱。如果手术节段为上胸椎，建议采用手术头架固定头颈部。

（3）手术操作过程：依体表解剖标志结合影像学定位或体表放置金属标志行透视定位，确定手术节段平面，沿胸背部正中线施画切口标记，上、下范围为超过减压节段2个脊椎节段，以此为中心行皮肤纵向切口，依次切开皮肤、深筋膜、棘上韧带，电灼止血。切开竖脊肌在棘突上的附着，沿椎板行肌肉骨膜下剥离，暴露出要减压胸椎节段及上、下各2个节段的棘突、椎板、小关节突，然后再向外暴露出肋横突关节，安放撑开器，仔细止血。在拟减压节段置入椎弓根螺钉，C形臂X线机透视，保证螺钉位置正确。用棘突咬骨钳将减压节段的棘突咬除，然后采用磨钻或超声骨刀沿两侧小关节中轴线做出骨槽，沿骨槽采用高速磨钻将剩余的关节突和OLF完全磨透，直至硬脊膜侧壁外露。于减压节段的顶端将未骨化的黄韧带切开，用布巾钳从一端提拉椎板，轻轻向上提起，用窄椎板咬骨钳（1mm）切断两端未骨化的椎板间黄韧带，用神经剥离子分离骨化韧带与硬脊膜间的粘连，严重骨化韧带与硬脊膜粘连无间隙时，用15号硬脊膜刀锐性分离，尽可能保持蛛网膜完整以免发生脑脊液漏。将椎板连同内侧半关节突及骨化的韧带整体切除，采用"揭盖法"去除椎管的后壁（病例22图3），完成椎管后部减压。冲洗伤口，于硬脊膜外放置明胶海绵片，放置负压引流管，分层关闭切口。

（4）技术操作要点

①减压的范围要充分。减压的长度范围要包括狭窄处的头、尾端各一个椎板；宽

度要超过硬膜囊的外侧缘，即超过硬膜囊的横径。

②术中出血多为椎管内静脉丛出血，可以用双极电凝电灼止血，或填以细条状明胶海绵压迫止血；如果是骨壁渗血，则可用骨蜡涂抹进行止血。

③术中发生硬脊膜破裂、脑脊液漏时视硬脊膜破损程度可分别采用直接缝合、硬脊膜补片修补、脂肪片或肌肉泥覆盖、椎旁肌筋膜层严密缝合等措施。术后发生脑脊液漏者，将伤口引流改为间断负压或持续常压引流，同时注意保持患者颅压正常和水、电解质平衡，待引流液清亮后，拔除伤口引流管，行出口处皮肤深层逢合，并嘱患者取俯卧体位卧床 1 周，伤口皮肤多可顺利愈合。

④使用磨钻或超声刀时要控制好力度和方向，推荐采用水平式逐层磨削，切忌一点式垂直钻透进入椎管，易伤及脊髓。用磨钻时应实时向磨钻头喷水降温，预防热损伤的发生[4]。

⑤在椎管后壁被提起、分离及切除的过程中，若节段较长，不必追求整块切除，可分段实施切除，以免由于椎管后壁骨块过长过大，不慎出现反弹伤及脊髓。

⑥对于涉及颈胸段（$C_6 \sim T_2$）和胸腰段（$T_{10} \sim L_2$）及连续减压超过 5 个节段者，可配合使用椎弓根螺钉内固定，以提高脊柱局部的力学强度和减少局部脊柱后凸畸形的发生。

⑦术中应采用神经电生理监护系统行神经功能监测，重点监测患者双下肢的体感诱发电位（SEP）和运动诱发电位（MEP）变化情况，以提高手术的安全性。

（5）术后处理：术后常规使用预防剂量抗生素。引流管拔除时间视引流量多少而定，引流时间通常为 3 ～ 4 天，24 小时内引流量少于 50ml 时则可拔除，如出现脑脊液漏待引流液清亮后，拔除伤口引流管，拔管后即可下地活动。如果出现脊髓功能损伤加重，采用甲基强的松龙冲击治疗。

2.　"涵洞塌陷法"360°胸脊髓环形减压术[3]

（1）适应证：该术式适用于胸椎 OLF 合并胸椎后纵韧带骨化症（OPLL）和胸椎 OLF 合并胸椎间盘突出症患者。相对禁忌证为超过 4 个节段的环形减压。

（2）术前准备及体位：同"揭盖式"胸椎管后壁整块切除术。

（3）手术操作过程：先采用"揭盖法"去除椎管的后壁，完成后部减压。行术中 B 超检查，检查采用"浸入法"：将无菌镜套内充满超声耦合剂，并完全包裹探头，向术野注满生理盐水作为超声成像介质，去除探头周边气泡以及伤口内凝血块，分别平行及垂直于脊髓长轴扫描，获得脊髓长轴及横截图像。根据超声检查结果确定胸脊髓腹侧需环形减压节段数。之后去除内侧的关节突，沿椎弓根至椎体用磨钻进行削切，至椎体后壁水平后，探查脊髓硬膜的粘连情况，分离并保护肋间神经，用磨钻、刮匙从椎体后壁两侧深层斜向内 60°，挖去椎体后 1/3 的松质骨，形成一个"涵洞"。此时脊髓硬膜前方为残留的椎体后壁和悬空的 OPLL。根据粘连的程度采用锐性或钝性分离，严重者可以切除部分硬脊膜，使 OPLL 与脊髓硬脊膜分离，于 OPLL 的顶端将未骨化的后纵韧带切开，用神经剥离子压塌 OPLL 构成的涵洞壁，从侧后方取出 OPLL 块，完成脊髓前方的减压。减压完成后，再次行术中超声检查，方法同前述，评估脊髓减压情况，如脊髓减压充分，用明胶海绵填塞椎体的缺损和覆盖硬脊膜，安装并连接椎弓根螺钉的连接棒，放置负压引流管，逐层闭合伤口，结束手术。此术式是从后方去除脊髓前方 OPLL 压迫，属于直接减压，同时仅切除椎体后部 1/3，对血供破坏少，辅以椎弓根内固定，保证脊柱的稳定，有明显优点[5]。

（4）技术操作要点

①采用"揭盖法"去除椎管的后壁时避免椎板咬骨钳伸进椎管内进行蚕食造成脊髓损伤。

②挖"涵洞"时采用刮匙、高速磨钻，避免脊髓震动。

③压塌涵洞壁前，分离 OPLL 与硬脊膜的粘连，必要时可以切除部分硬脊膜，以防脊髓牵拉。

④手术切除 OPLL 的椎体不应超过 4 个，术中注意保护椎体节段动脉、肋间动脉，保证动态失血量不超过 400ml，从而保证脊髓血供。

⑤术中采用体感诱发电位仪监测脊髓的功能变化，特别注意操作时和血供发生变化时的波幅变化，防止脊髓损伤。

⑥切除椎体后部松质骨不要超过 1/3，辅以椎弓根螺钉内固定，保证脊柱的稳定性。

⑦若脊髓前方致压物为突出的胸椎间盘，可以不磨除椎弓根，只将突出的椎间盘切除即可。

⑧后路操作的器械要求薄、锐，以减少对脊髓的刺激。

（5）手术后处理：术中可以预防使用地塞米松 20mg，减轻炎症反应，术后若出现下肢肌肉力量减弱，可以采用大剂量甲基泼尼松龙冲击疗法。保持引流管通畅，24 小时内引流量小于 50ml 可以拔除；若 3～5 天引流量仍偏多，且颜色浅淡，多为硬脊膜损伤，脑脊液漏，待引流液清亮后，可以拔除引流管，缝合引流口，采用加压包扎及俯卧体位。若出现胸壁束带样麻痛，多为肋间神经刺激或损伤，可采用对症治疗。

参考文献

[1] 刘晓光，蔡钦林，党耕町，等 . 胸椎管狭窄症漏诊误诊及再手术原因分析 [J]. 中国脊柱脊髓杂志，2000，10（6）：336-338.

[2] 赵建民，党耕町. 胸椎管狭窄症的诊断和治疗 [J]. 中国矫形外科杂志，2005，（3）：224-226.

[3] 刘晓光，刘忠军，陈仲强，等. "涵洞塌陷法" 360°脊髓环形减压术治疗胸椎管狭窄症 [J]. 中华骨科杂志，2010，30（11）：1059-1062.

[4] 王岩，陈仲强，孙垂国. 超声骨刀在胸椎管狭窄症手术中应用的有效性与安全性 [J]. 中国脊柱脊髓杂志，2015，25（6）：518-523.

[5] 冯世庆，王沛，郭世绂，等. "微创" 操作减压术治疗胸椎管狭窄症 [J]. 中国脊柱脊髓杂志，2003，（8）：474-476.

病例 **31**

胸椎管狭窄症（二）

一、病历介绍

患者：程某，59 岁，女性，因"胸部疼痛、步态不稳 3 年，加重 2 年"入院。

现病史：患者于 3 年前无明显诱因出现胸前及背部疼痛，双下肢麻痛、步态不稳，双髋部疼痛较重，并逐渐加重，时而心悸，近两年加重，经治疗效果不佳，今来我院就诊，门诊以"胸椎管狭窄症"入院。病程中，患者纳可，体重无明显变化，尿频、尿急、便秘。

体格检查：T 36.3℃，P 80 次 / 分，R 19 次 / 分，BP 127/71mmHg。双肺呼吸音清，无干湿性啰音。心率 80 次 / 分，律齐，无心脏杂音。腹软平坦，肝肾区叩击痛阴性。

专科检查：脊柱生理曲度存在，颈胸部压痛，胸背部叩击痛，无放射痛，肋弓以下温度觉减退，腰部无压痛，双侧直腿抬高试验阴性，右大腿肌力 II^+ 级，右足拇趾肌力减退，左大腿肌力 III 级，双侧腱反射亢进，双下肢肌力未见明显异常，肢端血运未见异常。屈髋伸膝试验阴性，跟臀试验阴性，双髋部及骶髂关节压痛、叩击痛，双"4"字试验阳性，病理反射未引出。

辅助检查：颅脑、颈椎、胸椎 MRI（病例 31 图 1）示：脑内多发缺血、梗死灶。左侧上颌窦炎性改变。$C_2 \sim C_7$ 各椎间盘突出，C_4/C_5、C_5/C_6、C_6/C_7 椎管正中狭窄。T_9/T_{10}、T_{11}/T_{12} 水平黄韧带肥厚。胸椎三维 CT（病例 31 图 2）示：T_9、T_{11} 双侧黄韧带肥厚、钙化，邻近硬膜囊受压，椎管有效面积减少，以 T_9 为著。各椎体及附件可见轻度骨质增生。周围软组织未见明显异常。

诊疗经过：根据病史及入院查体、辅助检查，该患者诊断为"胸椎管狭窄症"，入院后予以患者完善术前检查，排除手术禁忌证后，在全身麻醉、C 形臂 X 线透视机监控下行胸椎管全椎板切除椎管扩大钉棒系统内固定术，术后复查见病例 31 图 3、病例 31 图 4。术后 15 日查患者双下肢肌力，双下肢疼痛程度以及皮肤感觉，均较术前有改善。患者术后有待随访。

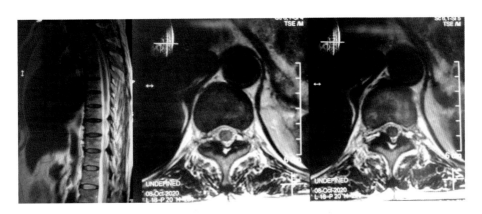

病例 31 图 1　术前胸椎 MRI 示 T_9/T_{10}、T_{11}/T_{12} 水平黄韧带肥厚

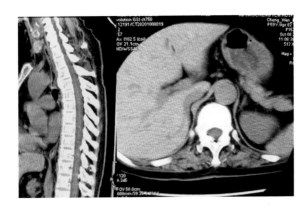

病例 31 图 2　术前胸椎 CT 三维示 T_9、T_{11} 双侧黄韧带肥厚、钙化，邻近硬膜囊受压

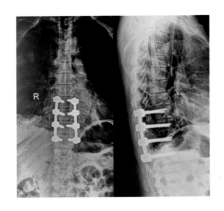

病例 31 图 3　术后复查胸椎正侧位片

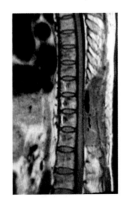

病例 31 图 4　术后复查胸椎 MRI

二、疾病概述

胸椎管狭窄症系指由于发育或退变因素引起胸椎管矢状径或椎管截面容积变小，导致脊髓或神经根受压，并出现相应的症状和体征。

导致胸椎管狭窄的主要原因有黄韧带骨化（ossification of the ligamentum

flavum,OLF)、椎体后缘骨赘、椎板增厚、关节突增生肥大、后纵韧带骨化（ossification of posterior vertebral longitudinal ligament，OPLL）、发育行椎管狭窄等。其中80%与OLF相关。在氟骨症、强直性脊柱炎、骨软骨发育不良等疾病中经常可见有OLF。有学者认为主要是由于局部应力损伤所致的退变，但大多数病例缺少足够的证据支持。

三、诊断与治疗

（一）诊断

各种病因导致的胸椎管狭窄都是以压迫脊髓或神经根为主要特征。但是，由于胸脊柱节段长，脊髓腰膨大损害表现复杂多样，胸椎管狭窄可以同时发生在多个部位，OPLL可以广泛存在于颈椎、胸椎甚至腰椎，导致了临床表现复杂多样，给诊断带来困难。

1. 临床表现　逐渐出现的双下肢麻木无力、行走困难及大小便功能障碍是本病的主要临床症状。可有胸背部疼痛、踩棉花感及胸腹部束带感，也可出现胸神经根受损的症状，表现为胸背部烧灼样或刺激症状，向前及外侧沿肋间神经放射，咳嗽时加重。易误诊为心脏病[1]。少数患者可出现假性腰椎根性综合征，表现为腰腿痛，疼痛常为双侧，可放射至臀部及双下肢，易误诊为腰椎管狭窄症。

2. 辅助检查　X线检查作为初步筛查可以发现脊柱的退行性改变，包括椎体后缘骨赘、增生的关节突、骨化的黄韧带及后纵韧带等，并可排除脊柱肿瘤等其他病变。

MRI可以清楚地显示压迫脊髓的病因、脊髓受压的程度及脊髓损害情况。由于可以较大范围显示脊柱和脊髓的情况，MRI是目前确定诊断及鉴别诊断最具价值而快捷的方法。但是MRI对于骨性结构的显示尚有不足之处。因此，对于确定胸椎管狭窄症拟行手术治疗、需要进一步了解椎管狭窄更详细的情况时，可在MRI检查的基础上，对压迫部位在做CT平扫。如受条件限制，也可先行脊髓造影，根据造影所见确定CT检查部位。

（二）治疗

如果出现胸椎压迫症状，除非压迫轻微且不进行性加重，否者适于手术。胸椎管狭窄症以压迫神经根为主时变现为胸背部疼痛，非手术治疗即可。胸椎管狭窄症以压迫脊髓的症状和体征为主时，保守治疗一般无效，多少患者进行性加重。临床研究表明，对病史长、症状重患者手术疗效明显下降[2]。因此一旦确立诊断，应积极手术治疗。

术式选择：

1. 胸椎管后壁切除减压术　主要适用于胸椎OLF、较长节段和较宽的OPLL及其他主要来自后方压迫的胸椎管狭窄症患者。

胸椎后壁有椎板、椎间关节内侧1/2、椎板间及小关节前方的黄韧带构成。由于对脊髓后方压迫严重的部位一般来自关节突前方的骨化韧带，因而从后路减压时必须将椎板、双侧椎间关节内侧 1/2 及骨化的韧带一同切除[3]，实为椎管后壁切除。

2．经胸腔途径胸椎椎体次全切除、椎间植骨融合术　主要适用于局灶性或短节段的 OPLL、椎体后缘骨赘压迫脊髓需要切除减压者。

参考文献

［1］骆雷锋，张本立．胸椎管狭窄症的临床诊治分析［J］．中国实用医药，2009，4（13）：83-84.

［2］靳占奎，徐翠香，董向辉，等．后路手术治疗胸椎管狭窄症疗效及相关因素研究［J］．颈腰痛杂志，2018，39（6）：706-708.

［3］刘晓明，张锐光，李小强．胸椎管狭窄症后路手术疗效及相关影响因素分析［J］．临床医药文献电子杂志，2018，5（62）：16，18.

病例 32

腰椎骨性关节炎（一）

一、病历介绍

患者：许某某，女性，69 岁。因"腰痛伴右下肢疼痛 4 天"入院。

现病史：患者于 20 年前因重体力劳动出现腰部疼痛，于我院骨科行腰椎牵引后症状好转，其后腰痛症状反复发作，曾于我院行针灸、推拿、刃针等治疗，疗效尚可。4 天前患者腰痛复发，伴右下肢外侧放射痛，疼痛部位固定，日轻夜重，久坐及劳累后加重，休息后减轻，纳眠可，二便调。为求系统治疗，遂来我院就诊，门诊以"腰椎骨性关节炎"收住院。自发病以来，神志清，精神可，一般状况可，体重无明显减轻，无胸闷心悸，无恶心呕吐，纳眠可，二便调。

体格检查：T 36.3℃，P 64 次 / 分，R 17 次 / 分，BP 132/73mmHg。神清语利，全身皮肤黏膜无黄染，全身及局部淋巴结无肿大，颈软无抵抗，心肺（-）。腹平软，无压痛，无反跳痛，墨菲征（-），麦氏点无压痛，无移动性浊音。肝肋缘下未触及。脾未触及。肠鸣音正常。

专科检查：$L_3/L_4 \sim L_5/S_1$ 压痛，右侧直腿抬高试验（+），右侧"4"字试验（+），双侧跟臀试验（-）。四肢肌力、肌张力正常，双侧感觉检查无异常，共济运动稳准。双侧桡骨膜反射、肱二头肌腱反射、肱三头肌腱反射（++），双侧跟腱反射、膝腱反射（+），病理征未引出，VAS 评分 6 分。

中医望、闻、切诊：老年女性，形体适中，面色萎黄，言语清晰，无异常气味，舌质淡红，苔白，脉沉缓。

辅助检查：腰椎 CT 示（2020-07-13，病例 32 图 1）：腰部各椎体及附件骨质结构连续完整，未见明显骨折征象，相应椎管无明显狭窄。周围软组织未见明显异常。$L_2 \sim S_1$ 间盘 CT 示：L_2/L_3 间盘轻度膨出约 0.2cm，相应硬膜囊前缘受压，椎管正中矢状径约为 1.8cm。L_3/L_4 间盘膨出约 0.2cm，相应硬膜囊前缘受压，椎管正中矢状径约为 1.4cm。L_4/L_5 间盘向后方突出约 0.4cm，相应硬膜囊前缘受压，椎管正中矢状径约为 0.9cm。L_5/S_1 间盘向后方突出约 0.2cm，相应硬膜囊前缘受压，椎管正中矢状径约为 1.4cm。间盘内见积气。各椎体及小关节骨质密度普遍减低，可见不同程度的骨质增生。

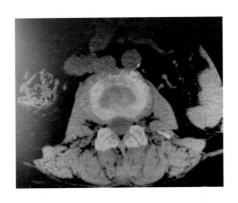

病例 32 图 1　腰椎 CT

中医诊断：腰痛病（寒湿阻络证）。

西医诊断：①腰椎骨性关节炎；②腰椎间盘突出症；③骨质疏松症。

诊疗经过：入院后完善相关辅助检查，包括三大常规、抗 0 ＋ RF 风湿 4 项、血沉测定（ESR）、血凝 5 项、生化分析 45 项、腰椎三维 CT、胸片、心电图等检查检验；腰围保护；予以骨松宝 1 袋口服、3 次 / 日，注射用红花黄色素静脉滴注；予以针刺 15 穴 ＋ TDP、手指点穴、超声波治疗等综合康复治疗以温阳散寒通络止痛，文体疗法及姿势矫正改善不良姿势。患者证属寒湿阻络，非辛不行、非温不通，给予中药独活寄生汤加减内服，组方如下：独活 15g，桑寄生 15g，川牛膝 12g，地龙 3g，香附 6g，秦艽 12g，羌活 9g，川芎 6g，当归 12g，炙甘草 6g，延胡索 15g，生地黄 12g。每日一剂，早晚水煎服。活血复元汤行腰部熏洗治疗，组方如下：赤芍 10g，当归 15g，甘草（炙）6g，鸡血藤 15g，黄芪 15g，姜黄 10g，生地黄 12g，桃仁 15g，红花 15g。腰部中药熏洗，每次一剂。治疗 14 天后患者腰部疼痛明显缓解，右下肢无放射痛无不适感。

二、疾病概述

腰椎骨性关节炎（lumbar osteoarthritis，LOA）是最常见的腰椎退行性疾病，又名腰椎退行性骨关节病，是以骨性关节炎腰椎受累为主的病变[1]。该疾病可出现椎体、椎间盘及小关节增生退变，诱发局部疼痛及僵硬感，压迫局部的血管和神经时可出现相应的放射痛和神经症状[2]。腰椎骨质增生致椎管狭窄时可出现间歇性跛行及马尾综合征。LOA 是临床骨科中常见的腰椎疾病，随着患者的年龄、体重、劳动负荷的增加及劳损外伤的积累，可逐渐诱发脊柱关节的退变，造成腰部疼痛、扭转不利、行走困难，重者可压迫神经，患者可出现腰部向腿部放射疼痛，严重影响患者的工作效率和生活质量[3]。结合其症状，在中医学中，LOA 可归属于"痹症""骨痹""腰痛""腰腿痛""肾亏"等疾病范畴。

《素问·痹论》曰："风、寒、湿三气杂至，合而为痹。"指出该病的发病原因与感受风寒湿邪气有关。《素问·脉要精微论》论述"腰者肾之府，转摇不能，肾将惫矣"表明了腰痛与肾的密切相关，即肾虚可致腰痛。《素问·宣明五气论》论述了久视、久卧、久坐、久立、久行可损伤气、血、筋、肉、骨。汉代张仲景《金匮要略·中风历节病脉证并治》论述"肝肾不足，水湿浸渍""阴血不足、外受风邪""气虚饮酒，汗出当风""胃有蕴热，外感风湿"等是历节病的主要病因，并可辨证为风湿历节或寒湿历节，其中的"病历节不可屈伸，疼痛"为寒湿历节的主要表现，与 LOA 极为相似。隋代巢元方《诸病源候论》中论述"肾主腰脚，其经贯肾络脊，风邪乘虚卒入肾经，故卒然而患腰痛"，说明腰痛与肾脏及外感相关。在此后历代中医大家对该病的认识演变中，该病的病因始终与肾及外感风寒湿邪相关。现代中医学多将该病列为"痹证"范畴。《中医内科学》认为该病的发生与体质因素、气候条件、生活环境及饮食等密切相关，正虚卫外不固是痹证发生的内在基础，感受外邪是痹证发生的外在条件，其基本病机为"风、寒、湿、热、痰、瘀等邪气滞流肢体筋脉、关节、肌肉，经脉痹阻，不通则痛"，邪气痹阻经脉是其病机根本。认为该病的主要辨证分型为风寒湿痹（行痹、痛痹、着痹）、风湿热痹、痰瘀痹阻、肝肾两虚四型。

三、诊断与治疗

（一）中医诊断标准

1. 参照国家中医药管理局发布的《中医病证诊断疗效标准》（2017 年版）

（1）多有腰部外伤、慢性劳损或寒湿史。大部分患者在发病前多有慢性腰痛史。

（2）常发于壮年。

（3）腰痛向臀部及下肢放射，腹压增加（如咳嗽、喷嚏）时疼痛加重。

（4）脊柱侧弯，腰椎生理弧度消失，病变部位椎旁有压痛，并向下肢放射，腰活动受限。

（5）下肢受累神经支配区有感觉过敏或迟钝，病程长者可出现肌肉萎缩。直腿抬高或加强试验阳性，膝、跟腱反射减弱或消失，拇趾背伸力可减弱。

（6）X 线摄片检查：脊柱侧弯、腰生理前凸变浅，病变椎间盘可能变窄，相应边缘有骨赘增生。CT 或 MRI 检查可显示椎间盘突出的部位及程度。

2. 证候诊断

（1）寒湿阻络证：腰部冷痛重着，每遇阴雨天或腰部感寒后加重，静卧疼痛不减，痛处喜暖。或肢末欠温，食少腹胀；舌质淡，苔白腻，脉沉而迟缓。

（2）湿热蕴结证：腰部疼痛，重着而热，每于热天或腰部着热后加重。遇冷减轻，活动后或可减轻，口渴不欲饮，身体困重，尿色黄赤，或午后身热，微汗出；舌红苔黄腻，脉濡数。

（3）血瘀气滞证：腰痛如刺，痛处固定，痛处拒按，日轻夜重，或持续不解，活动不利，轻则俯仰不便，重则不能转侧；常有外伤、劳损病史。舌质暗紫，或有瘀斑，脉涩。

（4）肾虚证：①肾阴虚证：腰部隐隐作痛，缠绵不愈，腰膝酸软无力，喜按喜揉，口燥咽干，面色潮红，手足心热；舌红少苔，脉细数。②肾阳虚证：腰痛恶寒，喜温喜按，腰膝酸软无力，遇劳加重，卧则减轻。常伴有肢寒怕冷，少气乏力，少腹拘急；舌胖，脉沉细无力。

（二）西医诊断标准

参照《临床诊疗指南－骨科分册》（中华医学会，2009 年版）相关症状及病史：急性腰痛和（或）下肢疼痛，下肢疼痛较腰痛重，下肢疼痛符合腰骶神经根分布区。既往可有慢性腰痛史。体征：腰椎曲度改变、腰部活动受限。直腿抬高试验和（或）增强试验阳性，神经根张力试验和（或）股神经牵引试验阳性。感觉、反射变化、肌肉无力和肌肉萎缩，符合其中两种或两种以上。

（三）影像学检查

X 线检查可见椎间隙变窄，关节突结构紊乱，关节突关节面骨质密度增高；局部增生形成骨赘，关节突关节呈肥大性改变，椎间孔变小。CT 检查可清晰显示关节突关节病变程度及其与椎管、椎间孔之间的关系。可发现关节突关节边缘骨刺形成，间隙变窄，关节突关节软骨下骨硬化等。

（四）治疗

现代医学对于腰痛病的治疗有药物治疗、物理疗法、手术治疗[4]。其中药物治疗分为口服药物及局部注射药物治疗。口服药物主要以非甾体抗炎药为主，其中 Aspirin 和 Celecoxib 运用较为普遍。然而这些药虽能缓解患者疼痛症状，但其作用时间有限，且经肠道吸收，长期服用往往会产生不良反应，如常见的消化道溃疡并出血、高血压进行性加重等情况。局部药物注射治疗又称封闭疗法，或神经阻滞治疗，虽然见效快，但存在一定风险。从其远期获益来看，这种治疗复发率较高，同时一旦复发后，其腰痛症状会再一次加重。物理疗法具有疼痛较小、不良反应小、无创伤的特点[5]，是现代医学治疗腰部疼痛的一种常用方法，但其见效慢，且需要长期坚持治疗，同样存在远期获益低的弊端。晚期患者可依靠手术治疗，然而手术治疗只针对其他疗法不明显或是病情极重的患者，且只适用于符合明确的适应症及禁忌证的患者。

在长期的医疗实践中，中医药在治疗这类疾病中积累了丰富的经验，目前 LOA 的主要中医治疗方法包括中药内服、中药外治疗法、（中药熏洗）、针灸、循经手指点穴、物理疗法、文体疗法等治疗方法。

1. 中药内服法　本病总属本虚标实。虚者肝肾不足，筋骨失充，实者寒湿，瘀血痹阻，经脉不利。血脉不通。治疗不外乎补肝肾，强筋骨，祛风散寒除湿，通血活络为原则。独活寄生汤取自《千金要方》，本方补肝肾，祛风湿，标本兼治。该方以熟地、牛膝、桑寄生补益肝肾，当归、川芎、甘草以益气血，独活、秦艽、细辛以除风寒湿邪。是治疗寒湿阻络证腰痛病的常用方剂。

2. 中药外治法　邪气内侵，其气必虚。疼痛即久，病必入络，必有瘀滞。根据病情，给予活血复原汤加减，以化瘀通络、祛湿止痛。组方如下：赤芍 10g，当归 15g，甘草（炙）6g，鸡血藤 15g，黄芪 15g，姜黄 10g，生地黄 12g，桃仁 15g，红花 15g。腰部中药熏洗用每次一剂。

3. 针刺法　取肾俞、三焦俞、命门、环跳、委中、昆仑、腰夹脊等穴为主，寒湿阻络证辅以足三里、阳陵泉、三阴交散寒化湿；同时可配合灸法：直接灸、艾条灸、隔姜灸、麦粒灸等。每日一次，两周为 1 个疗程。随着传统医学不断的发展，越来越多的人开始选择传统医学的针刺治疗。针灸疗法是传承了数千年的治疗手段，因其在治疗疼痛方面疗效肯定、损伤极小、无不良反应等特点，在腰痛治疗方面的优越性愈发明显[6]。

4. 循经手指点穴　以双手拇指指腹前部循经点按足太阳膀胱经及夹脊穴为主，然后再根据证型选取相应经脉循经点按为辅。寒湿阻络证辅以足太阴脾经、手少阳三焦经。

5. 物理疗法　可根据病情需要选择以下物理治疗方法：①中频脉冲电治疗：适应腰部疼痛，压痛固定，疼痛表浅者。②超声波治疗：适应腰部疼痛，肌肉僵硬者。③微波照射：适应腰部疼痛，压痛深在者。④体外冲击波：通过改善治疗区域的新陈代谢和减轻患处的炎性反应，同时促进组织修复来达到治疗效果，适用于各种实证腰痛。疗程：每日一次，14 天为 1 个疗程。

6. 文体疗法　①八段锦：可锻炼脏腑功能，充实经气，舒筋活络，增强腰背肌肌力，改善腰椎活动功能，预防腰痛复发。可根据不同证型选取动作。寒湿阻络证：双手托天理三焦、调理脾胃需单举。再辅以五禽戏疗法，对于体质虚弱的慢性腰痛病患者，可起到强身健体、改善机体功能、促进疾病康复的功效。②教患者练习站姿、坐姿，养成良好的习惯，促进患者康复并防止复发。锻炼需根据患者具体情况而定，因人而异，量力而行。

参考文献

[1] 刘洪伟，李金学，顾骐 . 腰椎骨性关节炎疼痛机制的研究现状 [J]. 中国现代医生，2012，50（4）：26-28.

[2] 中华医学会骨科学分会关节外科学组 . 骨关节炎诊疗指南（2018 年版）[J]. 中华骨科杂志，2018，38（12）：705-715.

[3] 吴海斌，张昊天 . 中医内服外敷治疗腰椎骨性关节炎的效果观察 [J]. 齐齐哈尔医学院学报，2016，37（8）：1036-1037.

[4]Deyo RA，Weinstein JN.Low back pain[J].N Eng J Med，2017，（344）：363-370.

[5]Burton AK.How to prevent low back pain[J].Best Pract Res,2015,19(4)：541.

[6] 沈雪勇 . 经络腧穴学 [M]. 北京：中国中医药出版社，2011，127-128.

腰椎骨性关节炎（二）

一、病历介绍

患者：杜某某，女性，44 岁，因"腰部及左下肢疼痛 1 个月"入院。

现病史：患者于 1 个月前无明显诱因出现腰及左下肢疼痛，以左下肢后外侧疼痛较重，劳累及久坐后加重，休息后减轻。左膝关节屈曲时卡顿疼痛。1 周前出现头晕头痛，胸闷、乏力、纳差，一直未系统治疗。今求治于我院门诊，门诊以"腰椎骨性关节炎"收住院。患者自发病以来，神志清，精神可，一般状况可，腰及左下肢疼痛，以左下肢后外侧疼痛较重，劳累及久坐后加重，休息后减轻。左膝关节屈曲时卡顿疼痛，头晕头痛，胸闷、乏力、纳差，体重无明显减轻，无胸闷心悸，无恶心呕吐，易汗出，眠差，大便干，小便调。

体格检查：T 36.4℃，P 68 次 / 分，R 18 次 / 分，BP 120/84mmHg，双肺呼吸音清，无干湿性啰音，心率 68 次 / 分，律齐，无心脏杂音，腹软平坦，肾区叩击痛阴性。

专科情况：神清语利，颅神经（-），L_4、L_5 棘突压痛，L_4、L_5 棘旁压痛。左侧直腿抬高试验（-），左侧"4"字试验（+），双侧跟臀试验（-），双侧股神经牵控试验（-），四肢肌力肌张力正常。四肢腱反射对称正常，病理征未引出，VAS 评分 6 分。

辅助检查：腰椎 CT 示腰椎间盘突出（病例 33 图 1）。

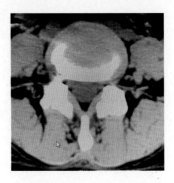

病例 33 图 1　腰椎 CT

初步诊断：腰椎骨性关节炎。

诊疗计划：完善相关辅助检查，予以普通针刺 15 穴、手指点穴、隔物灸＋中药涂擦、超声波治疗等综合康复治疗以活血化瘀、通络止痛；给予活血复元汤行腰部熏洗治疗，对症处理。治疗 1 个月，患者病情明显减轻。

二、疾病概述

腰椎骨性关节病为腰椎退行性病变引起的颈臂或腰腿痛。多见于中年以上体力劳动者，男多于女[1]，常发生于磨损较多的腰段，开始时椎间盘退变、不稳，关节突错位，韧带及关节囊肥厚，骨赘形成。压迫神经或椎管狭窄时引起症状。

三、治疗

1. 药物治疗

（1）可用消炎镇痛类药物，但这类药不能阻止病变的发展，常用的有阿司匹林、消炎痛、炎痛喜康、芬必得、瑞培林等。一般选用一种即可[2]，效果不佳时换用另一种。这类药对胃的刺激性较大，要饭后或随饭服用，如有不适，应及时减量或停用。另外使用血管扩张类药物也可达到消炎镇痛的作用，如复方丹参、地巴唑等。

（2）辨证施治中草药，常用的有小活络丹、骨刺丸、伤湿止痛膏等。

2. 手术治疗　单纯的骨性关节病很少用手术，合并血管、神经根、脊髓等受压时，可选择手术。常用的手术有骨赘切除、椎间盘摘除椎体融合、椎管减压等。

参考文献

[1] 张军锋. 山西省农村地区症状性 OA 流行状况调查及影响 OA 临床疗效的因素分析 [C]. 山西医科大学，2012.

[2] 陈德鑫，朱锦明，梁娴芳. 中药外敷、口服非甾体类消炎药治疗与局部封闭注射治疗腰椎小关节骨关节炎的临床疗效对比分析 [J]. 中医临床研究，2021，（04）：83-85.

病例 34

腰椎终板炎

一、病历介绍

患者：周某，女性，38 岁。腰痛病骶部疼痛 4 天。

现病史：患者于 4 天前无明显诱因出现腰痛并骶部疼痛，屈伸活动时疼痛加重，平卧位休息减轻，无双侧下肢放射性麻木和疼痛。2 天前来我院就诊，行磁共振腰椎平扫，诊断为"腰椎骨性关节炎，腰椎间盘突出症，L_3、L_4 终板炎"。为求系统治疗于今日至我院就诊。入院症见：患者腰痛并骶部疼痛，屈伸活动时疼痛加重，平卧位休息减轻，腰部屈伸活动受限，无双侧下肢放射性麻木和疼痛，纳食一般，眠可，二便调。

体格检查：T 36.2℃，P 79 次 / 分，R 17 次 / 分，BP 140/91mmHg。神清语利，全身皮肤黏膜无黄染，全身及局部淋巴结无肿大，颈软无抵抗，心肺（−）。腹平软，（无）压痛、反跳痛，墨菲征（−），麦氏点无压痛，无移动性浊音，肝肋缘下未触及，脾未触及，肠鸣音正常。

专科检查：颅神经（−），腰椎前屈、后伸、左右侧屈活动受限，L_3、L_4、L_5 棘突、棘突右侧、闭孔区压痛明显，无叩击痛，双侧下肢感觉检查无明显异常，双下肢髂腰肌、股四头肌、胫前肌、趾长伸肌、踝跖屈肌、臀大肌肌力Ⅳ + 级，肌张力对称正常。左侧直腿抬高试验（+），双侧股神经牵拉试验（−），双侧"4"字试验（−），双侧跟臀试验（−），双侧生理反射对称存在，病理征未引出，VAS 评分：4 ～ 5 分。

辅助检查：腰椎 MRI 示（病例 34 图 1）：腰椎弧度直，序列正常，各椎体边缘骨质增生。L_3、L_4 椎体下缘骨质呈短 T_1 长 T_2 信号，压脂像呈混杂信号。T_2WI 示各椎间盘信号减低。$L_2 \sim S_1$ 各椎间盘膨出并向后突出，相应水平硬膜囊受压。各水平椎管不窄。脊髓下段未见明显异常。印诊：①$L_2 \sim S_1$ 椎间盘膨出并突出。②L_3、L_4 终板炎。③腰椎退行性变。

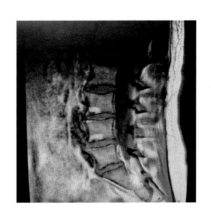

病例 34 图 1　腰椎 MRI

诊疗经过：入院后完善相关辅助检查，包括新冠病毒核酸检测、三大常规、胸片、心电图、生化分析、血沉、风湿四项等检查检验；辨证给予口服归藤活血壮骨胶囊，静脉滴注天麻素注射液和注射用帕瑞昔布钠；辨证予以针刺 15 穴＋TDP、手指点穴、隔物灸＋中药涂擦、超短波治疗等综合康复治疗以活血化瘀、通络止痛，文体疗法及姿势矫正以疏经通络改善不良姿势，针刺取腰夹脊、腰阳关、命门、委中、八髎、肾俞等穴位针刺治疗，平补平泻，每日 1 次，手指点穴循足太阳膀胱经、足太阴脾经、足少阴肾经进行点按、弹拨等治疗，隔物灸治疗取八髎区和关元区进行隔姜灸。

二、疾病概述

1. **概念**　椎体终板是由骨性终板和软骨终板共同构成，虽然结构不同，但由于其功能相近且两者在影像学上很难被区分开，因此被视为一个整体。其中在椎体上下各有 1 个软骨终板，其是一层透明软骨，中心最薄，是脊柱最薄弱的部位。骨性终板是一层软骨下骨，厚度约 0.5mm，周缘皮质骨被纤维环包绕，剩下的被软骨终板所覆盖[1]。不同节段的椎体其厚度不同，腰椎椎板厚度为 0.35～1.0mm，胸椎约 0.12mm，颈椎约 0.51mm。其作用是分载应力，保护椎体，与纤维环共同密封髓核，将营养物质输送给髓核。

2. **椎体终板的形态**　终板形态的评定按 Li 等[1] 的分型标准，即根据正中矢状位 T_1 像将终板形态分为凹陷型、平坦型和不规则型。

3. **终板炎的发病机制**　终板炎发生的病理学基础是终板及其下松质骨的损伤和改建。引起终板炎的原因有多种，如年龄、体质、陈旧性外伤，还有椎间盘退变及终板自身的退变等因素。

（1）椎间盘退变：正常的椎间盘可以将应力传送、分散到各个方向。椎间盘发生退变时，应力分布不均匀，作用于终板上的应力由终板中央转移向外周，从而使终板的形态发生改变，若变形的终板出现微骨折，则会导致终板炎。在椎间盘退变过程中，椎体终板承受的轴向应力增加，使骨髓象发生改变，并最终导致终板变性。椎间盘退变，椎体的高度和容积减低，椎间盘纵向剪切力降低，会出现腰椎失稳、腰椎前后韧带松弛，形成腰椎滑脱；椎间关节压力增加，关节骨质增生及骨赘形成，此时间盘突破纤维环向外或向终板内突出，刺激终板，使终板破裂。

（2）终板自身的退变：终板因骨折、破裂或钙化等原因导致终板发生退行性改变，使终板的微血管数量减少，从而使终板对椎间盘的供血减少，最终使椎间盘发生退行性改变，而引发终板炎。终板在 20 岁以后血供逐渐减少，终板软骨脆性增加，引起椎间盘一系列退行性病变导致渗透性降低，使髓核水分减少，引起椎间盘变性、软骨终板变薄，造成显微骨折征象，髓核自骨折处向椎体内凸出，形成许莫氏结节。

（3）椎间盘重复性创伤：椎间盘长期反复损伤会释放一些炎性物质（肿瘤坏死因子 /P- 糖蛋白 / 白介素），这些炎性的化学物质通过微血管网的弥散到达终板和椎体，引起局部炎症反应而致疼痛。

（4）低毒性细菌感染：当脊柱出现侧弯或失稳时，间盘的负重就会增加，髓核内水分、糖分及蛋白质就会流失，椎板受力不均匀，导致微骨折发生。另一种可能是髓核组织得不到充分的营养而发生变性，导致炎症反应。

4. 终板炎的影像学诊断及病理学分析　在影像诊断方面，X 线穿透性虽然强，但对于软组织成分，在 X 线上不能显示出来；CT 比 X 线分辨率高，但还是无法显示椎体软骨板和纤维环；MRI 能同时进行冠状位、矢状位及横轴位等多方位成像，病理改变能够被清楚看到，同时进行准确分型，且对终板退变、椎间盘突出程度、椎管狭窄程度、间盘变性的观察等显著优于 X 线及 CT，且无辐射损伤，因此 MRI 是诊断终板炎的主要手段。

Modic 根据 MRI 信号特征，将椎体终板炎分为三型。①Modic Ⅰ型（炎症期）：在 T_1WI 呈椎体缘斑片状或条状低信号，在 T_2WI 上相对于终板为高信号，T_2 压脂序列为更高信号；病理学分析：松质骨充血水肿期，终板破裂，软骨下肉芽组织生长，有显微骨折现象，使椎体 T_1、T_2 弛豫时间延长。②Modic Ⅱ型（脂肪期）：在 T_1WI 呈高信号，在 T_2WI 表现为等信号或稍高信号，T_2WI 压脂序列为低信号；病理学分析：脂肪浸润骨髓，黄骨髓成分增多，终板区破裂处炎性反应，致使椎体 T_1、T_2 变短。③Modic Ⅲ型（硬化期）：在 T_1WI 和 T_2WI 上均呈低信号；病理学分析：终板和相邻椎体纤维化及钙化，造成椎体 T_1 延长、T_2 缩短。Fayad 等将 Modic 的Ⅰ型向Ⅱ型转变的过渡期分为两种，一种以水肿为主，另一种以脂肪变性为主，分别命名为 Modic Ⅰ-2 和 Modic Ⅱ-1 型。国内学者研究表明，终板炎中 Modic Ⅱ型最多，其余两种较少，这可能与早期病变为一过性很快发展成Ⅱ型有关，一旦患者临床出现症状就已发展成Ⅱ型。

5. 终板炎的鉴别诊断　在临床中，该病与多个疾病有相似之处，因此应进行有效的鉴别诊断，常见疾病包括脊柱结核、化脓性脊椎炎、椎间盘感染、转移瘤和轻度压缩性骨折等。椎体终板炎症部位主要位于椎体上缘；椎体终板及邻近椎体有条纹状或片状样异常信号；边缘清晰，但无骨质破坏或膨胀性骨质破坏；病变椎体终板边缘不规则增厚；椎间盘退变，椎间隙不规则变窄；椎旁及椎管均未见炎性病变表现。而脊椎结核的相邻椎体会发生骨质损害，椎间隙狭窄、消失，同时在椎旁或椎管内有冷脓肿，病变更容易侵及椎间盘，边界不清。化脓性脊柱炎起病较急，同时患者常有剧烈疼痛，不同患者会表现出程度不一的并发症，有的伴有发热症状，且椎体骨髓受到较广泛的侵害，椎间盘与椎体之间无明显边界。椎间盘感染全身症状明显，血象、骨髓象改变，椎间盘信号影增强。转移瘤会出现多个椎体椎骨溶骨性或膨胀性破坏，可同时侵犯附件、椎管或椎旁组织肿块，有原发病。轻度压缩性骨折有外伤史，椎体上缘皮质断裂，信号影增强。因此，需要做好鉴别诊断，准确制订相应的治疗方案。

三、治疗

在中医学领域，终板炎应属于"骨痹"范畴，治疗椎体终板炎的传统方法主要为针灸、推拿、内服和外服中药，主要取其温通经脉、活血散瘀、行气止痛的作用。朱海林等[2]通过温针灸治疗腰椎终板炎，总有效率达 95.12%。现代医学对于终板炎的治疗，分为保守和手术两方面。保守治疗一般选择抗生素，取其消炎止痛的功效。宋海宏等[3]治疗终板炎采用臭氧自体血回输疗法，因臭氧与血液混合后产生过氧化氢，诱导生物因子，达到抗炎和止痛的目的，同时应用克林霉素能够有效防止骨组织被细菌感染。孙仁来等[4]用局部封闭疗法治疗终板炎，总有效率100%，局部封闭方法简便、疗效快捷，具有抗炎镇痛作用。手术方面存在很大争议，王善金等[5]通过搜集近几年国内外关于腰椎终板炎治疗进展发现，并无1例单纯治疗终板炎，均为椎间盘退变引起下腰痛等症状，同时伴有终板炎；其治疗效果只是缓解临床症状，对于终板炎并无显著疗效。

四、总结与展望

椎间盘退变是脊柱 MRI 检查中最常见的病变，青年时期就已开始发生变性，通常是由于水分丢失，导致椎间盘高度降低和弥漫性膨出。随着年龄增长，椎体终板的退变导致终板变薄、玻璃样变和骨折，患者往往颈部、腰部、背部有明显疼痛感。大家往往会与间盘的病变相混淆，而忽略了其存在的意义。其会加重间盘病变的临床症状，尤其是一期患者，处于病变活动期，从而造成诊断失误，延误了治疗的最佳时机。

MRI 为终板炎的早期诊断提供了明确的科学依据。终板炎的临床治疗手段较局限，相关文献和报道较少，若能把中医学与现代医学有机结合起来，应该会取得更好的临床疗效，这就需要临床医生不断探索、不断改进，为终板炎的治疗开辟广阔前景。

参考文献

[1] 许思祥. 腰椎间盘退变中椎体终板骨软骨炎的低场 MRI 表现 [J]. 安徽医药，2011，15（1）：71-73.

[2] 朱海林，张云，李慧敏，等. 温针灸加天麻素治疗腰椎终板炎 41 例 [J]. 中国中医药科技，2015，22（3）：348.

[3] 宋海宏，张红江，游伟伟，等. 用臭氧自体血回输疗法联合克林霉素治疗椎体终板炎的疗效观察 [J]. 当代医药论丛，2015，13（24）：280-281.

[4] 孙仁来. 局部封闭为主治疗腰椎骨裂伤和软骨终板炎 8 例 [J]. 中国农村卫生，2016，（14）：87.

[5] 王善金，韩应超，谈爱红，等. 腰椎终板 Modic 改变的影响因素及临床治疗进展 [J]. 中国脊柱脊髓杂志，2015，25（4）：370-373.

病例 35

腰椎间盘突出症

一、病历介绍

患者：程某，45 岁，女性，因"腰痛伴左下肢麻木、疼痛 7 个月，加重半个月"入院。

现病史：患者于 7 个月前劳累后出现腰痛伴左下肢麻木、疼痛，保守治疗后稍有缓解，时有反复，半个月前患者腰痛伴左下肢麻木、疼痛加重，保守治疗后无缓解，纳可，眠差，体重无明显变化，大小便正常。

体格检查：T 36.4℃，P 68 次 / 分，R 18 次 / 分，BP 120/84mmHg。双肺呼吸音清，无干湿性啰音。心率 68 次 / 分，律齐，无心脏杂音。腹软平坦，肝肾区叩击痛阴性。

专科检查：脊柱居中，腰椎生理曲度变直，L_4/L_5 棘突间及棘突间左侧压痛，并伴有左下肢麻木、疼痛，左下肢小腿外侧及足背皮肤感觉减退，左侧拇背伸肌力减弱，双下肢其余关键肌肌力正常，双下肢肌张力正常；双侧巴氏征（+），双侧膝反射、跟腱反射正常。双侧下肢血运正常。

辅助检查：X 线片（病例 35 图 1）示：腰椎生理屈曲变直，L_4/L_5 椎间隙变窄，L_4 椎体不稳。腰椎 CT（病例 35 图 2）示：L_4/L_5 椎间盘向后偏左侧突出，相应水平硬膜囊及左侧神经根受压，相应水平椎管矢状径变窄。腰椎 MRI（病例 35 图 3）示：L_4/L_5 椎间盘向后偏左侧突出，相应水平硬膜囊及左侧神经根受压，相应水平椎管矢状径变窄。

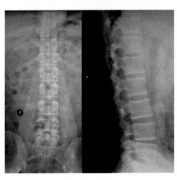

病例 35 图 1 术前 X 线片示 L_4/L_5 椎间隙变窄，L_4 椎体不稳

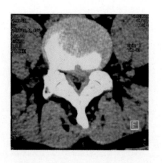

L_4/L_5 椎间盘向后偏左侧突出，相应水平硬膜囊及左侧神经根受压，相应水平椎管矢状径变窄
病例 35 图 2　术前 CT

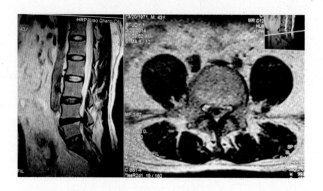

L_4/L_5 椎间盘向后偏左侧突出，相应水平硬膜囊及左侧神经根受压，相应水平椎管矢状径变窄
病例 35 图 3　患者术前 MRI

　　诊疗经过：根据病史及入院查体、辅助检查，该患者诊断为"腰椎间盘突出症"，入院后完善术前检查，排除手术禁忌证后，在全身麻醉、C 形臂 X 线透视机监控下行腰椎后路全椎板切除髓核融合术（病例 35 图 4）。术后患者左下肢麻木、疼痛明显减轻，左侧拇背伸肌力 V 级，皮肤感觉减退有所恢复，均较术前有改善。术后 3 个月复诊时，患者腰部疼痛及左下肢麻木、疼痛完全消失，双下肢肌力、肌张力正常，皮肤感觉正常。

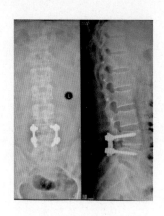

病例 35 图 4　术后 X 线示内固定装置位置可，椎间融合器位置可

二、疾病概述

1．概念　腰椎间盘突出症是脊柱骨科较为常见的疾患之一，主要是因为腰椎间盘各部分（髓核、纤维环及软骨终板），尤其是髓核，产生不同程度的退行性变后，在外力因素的作用下，椎间盘的纤维环破裂，髓核组织从裂隙突出（或脱出），最常见向后方或椎管内突出（或脱出），从而导致相应水平硬膜囊或脊神经根遭受化学性及物理性刺激，从而产生腰部疼痛，一侧下肢或双下肢麻木、疼痛，严重者出现马尾神经损伤症状（会阴区麻木、大小便失禁）等一系列临床症状。腰椎间盘突出症以 $L_4 \sim L_5$、$L_5 \sim S_1$ 发病率最高，约占95％。

2．病因

（1）腰椎间盘的退行性改变是基本因素：椎间盘内髓核的退变主要表现为其含水量的降低，可导致椎节失稳、松动等小范围的病理改变；纤维环的退变主要表现为其坚韧程度的降低。

（2）外力损伤：长期反复的外力造成轻微损伤，加重了退变的程度。

（3）椎间盘自身解剖特点：人体成年后椎间盘局部血运变差，修复能力变差。在上述因素作用的基础上，某种可导致椎间盘所承受压力突然急聚升高的诱发因素，即可能使弹性变差的髓核穿透退变后不再坚韧的纤维环，形成髓核突出或脱出。

（4）遗传因素：有相关报道显示有家族性腰椎间盘突出症发病病例。

（5）腰骶椎先天发育异常：包括腰椎骶化、骶椎腰化、半椎体畸形、小关节畸形和关节突不对称等。上述因素可使下腰椎承受的应力异常，从而导致椎间盘内压升高，易发生退变和损伤。

（6）诱发因素：在椎间盘退行性变的基础上，某种可诱发椎间隙压力突然升高的因素可致髓核突出。常见的诱发因素有增加腹压（如激烈咳嗽）、腰姿不正（腰部屈曲）、突然负重（如搬抬重物）、妊娠、受寒和受潮等。

3．临床病理与分型　从病理变化及 CT、MRI 表现，结合治疗方法可做以下分型。

（1）膨出型：纤维环部分破裂，最外层尚完整，此时髓核因压力而挤压纤维环外层向椎管内局限性隆起，但表面光滑。这一类型经保守治疗大多可缓解或治愈。

（2）突出型：纤维环完全破裂，髓核经纤维环裂隙突向椎管，仅有后纵韧带或一层纤维膜覆盖，表面高低不平或呈菜花状，此类型常需手术治疗。

（3）脱垂游离型：破裂突出的椎间盘组织或碎块脱入椎管内或完全游离，严重者可能突破后纵韧带，此型不单可引起神经根症状，还容易导致马尾神经症状，非手术治疗往往无效。

（4）Schmorl 结节：髓核经上下终板软骨的裂隙进入椎体松质骨内，一般仅有腰痛，无神经根症状，多不需要手术治疗。

三、诊断与治疗

（一）诊断

腰椎间盘突出症的诊断需要结合病史、查体及影像学资料。一般多无困难，尤其是在 CT 与磁共振技术广泛应用的今天。如仅有 CT、MRI 表现而无临床症状，不应诊断本病。

1. 病史　患者有腰部疼痛，一侧下肢或双下肢麻木、疼痛病史。

2. 症状

（1）腰痛：是大多数患者最先出现的症状，发生率约 91%。由于纤维环外层及后纵韧带受到髓核刺激，经窦椎神经而产生下腰部感应痛，有时可伴有臀部疼痛。

（2）下肢放射痛或麻木：虽然高位腰椎间盘突出（L_2/L_3、L_3/L_4）可以引起股神经痛或麻木，但临床少见，不足 5%[1]。绝大多数患者是 L_4/L_5、L_5/S_1 间隙突出，表现为坐骨神经痛或麻木。典型坐骨神经痛或麻木是从下腰部向臀部、大腿后方、小腿外侧直到足部的放射痛或麻木，在喷嚏和咳嗽等腹压增高的情况下疼痛会加剧。放射痛的肢体多为一侧，仅少数中央型或中央旁型髓核突出者表现为双下肢症状。神经根受压产生放射痛或麻木的原因有三：①突出的椎间盘产生化学物质的刺激及机体自身免疫反应使神经根发生化学性炎症；②突出的髓核压迫或牵张已有炎症的神经根，使其静脉回流受阻，进一步加重水肿，使得对疼痛的敏感性增高；③受压的神经根缺血。上述三种因素相互关连，互为加重因素。

（3）下肢发凉感：部分患者出现下肢发凉感。

（4）马尾神经症状：向正后方突出的髓核或脱垂、游离椎间盘组织压迫马尾神经，其主要表现为大、小便障碍，会阴和肛周感觉异常。严重者可出现大小便失控及双下肢不完全性瘫痪等症状，临床上少见。

3. 体征

（1）一般体征：腰椎侧凸是一种为减轻疼痛的姿势性代偿畸形。因髓核突出的部位与神经根之间的关系不同而表现为脊柱弯向健侧或弯向患侧。如髓核突出的部位位于脊神经根内侧（腋下），因脊柱向健侧凸可使脊神经根的张力减低，所以腰椎凸向健侧；反之，如突出物位于脊神经根外侧（肩上），则腰椎多凸向患侧。也不尽然如此，如突出髓核位于神经根的前外方，脊柱早期是凸向患侧，使神经根远离髓核，减少压迫，同时凸侧间隙增宽，便于髓核部分吸回间盘内，椎间盘突出时间较长，粘连后无吸回可能，则脊柱凸向健侧，使神经根松弛，减少对神经根的挤压牵拉。

腰部活动受限多数患者有不同程度的腰部活动受限，急性期较重，其中以前屈受限最明显，因为前屈位时可使髓核向后移位，增加神经根被牵拉的力度。

压痛、叩痛及骶棘肌痉挛压痛及叩痛的部位基本上与病变的椎间隙相一致，80%

～90％的病例呈阳性。叩痛以相应水平棘突处为明显，系叩击振动病变部所致。压痛点一般位于椎旁侧1cm处，可出现沿下肢放射痛。约1/3患者可出现腰部骶棘肌痉挛。

（2）特殊体征：直腿抬高试验及加强试验，患者仰卧，伸膝，被动抬高患肢。正常人神经根有约4mm滑动度，下肢抬高到60°～70°以上始感腘窝不适。腰椎间盘突出症患者神经根受压或粘连使滑动度减少或消失，抬高在60°以内即可出现坐骨神经痛，称为直腿抬高试验阳性。在直腿抬高试验阳性患者中，缓慢降低患肢高度，待放射痛消失，这时再被动屈曲患侧踝关节，再次诱发放射痛称为加强试验阳性。有时因髓核较大，抬高健侧下肢也可牵拉硬脊膜诱发患侧坐骨神经产生放射痛，称为健侧直腿抬高试验（+）。

股神经牵拉试验患者取俯卧位，患肢膝关节完全伸直。检查者将伸直的下肢高抬，使髋关节处于过伸位，当过伸到一定程度出现大腿前方股神经分布区域疼痛时，则为股神经牵拉试验阳性。此项试验主要用于检查L_2/L_3和L_3/L_4椎间盘突出的患者。

（3）神经系统表现：感觉障碍不同神经根受压则感觉障碍区域不同。阳性率达80％以上。早期多表现为皮肤感觉过敏，逐渐出现麻木、刺痛及感觉减退。因受累神经根以单节单侧为多，故感觉障碍区域范围较小；但如果马尾神经受累（中央型及中央旁型者），则感觉障碍区域范围较大。

肌力下降70％～75％患者出现肌肉力量下降，L_5神经根受累时，踝及趾背伸力下降，S_1神经根受累时，趾及足跖屈力下降。

反射改变为本病易发生的典型体征之一。L_4神经根受累时，可出现膝跳反射障碍，早期表现为活跃，之后迅速变为反射减退，L_5神经根受损时对反射多无影响。S_1神经根受累时则跟腱反射障碍。反射改变对受累神经根的定位意义较大。

4. 辅助检查

（1）X线检查：单纯X线片不能直接显示是否存在椎间盘突出，但X线片上有时可显示椎间隙变窄、椎体边缘增生等退行性改变，可间接反映椎间盘退变，部分患者可以存在脊柱偏斜、脊柱侧凸。此外，X线片可以发现有无结核、肿瘤等骨病，有重要的鉴别诊断意义。

（2）CT检查：可较清晰地显示椎间盘突出的部位、大小、形态和神经根、硬脊膜囊受压移位的情况，同时可显示椎板及黄韧带肥厚、小关节增生肥大、椎管及侧隐窝狭窄等情况，对本病有较大的诊断价值，目前已普遍采用。

（3）MRI检查：MRI无放射性损害，对腰椎间盘突出的诊断具有重要意义。MRI可以观察腰椎间盘是否病变，并通过不同层面的矢状位影像及所累及椎间盘的横切位影像，清晰地显示椎间盘突出的形态及其与硬膜囊、神经根等周围组织的关系，另外可鉴别是否存在椎管内其他占位性病变。但对于突出的椎间盘是否有钙化的显示不如CT

检查。

（4）其他：电生理检查（肌电图、神经传导速度与诱发电位）可协助确定神经损害的范围及程度，观察治疗效果。实验室检查主要用于排除一些疾病，起到鉴别诊断作用。

（二）治疗

1. 非手术治疗　腰椎间盘突出症大多数患者可以经非手术治疗缓解或治愈。其治疗原理并非将退变突出的椎间盘组织回复原位，而是改变突出的椎间盘组织与受压神经根的相对位置或部分回纳，减轻对神经根的压迫，松解神经根的粘连，消除神经根的炎症，从而缓解症状。非手术治疗主要适用于：①年轻、初次发作或病程较短的患者；②症状较轻，经过休息后症状可缓解的患者；③影像学检查无明显椎管狭窄的患者。

（1）绝对卧床休息：初次发作的患者，应严格卧床休息，大小便均不应下床或坐起，这样才能有比较好的效果。卧床休息3周后可以在佩戴腰围保护下起床活动[2]，3个月内不做弯腰持物动作。此方法简单有效，但较难坚持。症状缓解后，应加强腰背肌锻炼，以减少复发的概率。

（2）牵引治疗：采用骨盆牵引带牵引，可以增加椎间隙宽度，减少椎间盘内压，椎间盘突出的部分可能部分回纳，减轻对神经根的刺激和压迫，但牵引治疗需要在专业医生指导下进行。

（3）理疗和推拿、按摩：可缓解肌肉痉挛，减轻椎间盘内压力，但注意暴力推拿按摩可以导致病情加重，应慎重。

（4）支持治疗：可尝试使用硫酸氨基葡萄糖和硫酸软骨素进行支持治疗。硫酸氨基葡萄糖与硫酸软骨素在临床上用于治疗全身各部位的骨关节炎，这些软骨保护剂具有一定程度的抗炎抗软骨分解作用。基础研究显示氨基葡萄糖能抑制脊柱髓核细胞产生炎性因子，并促进椎间盘软骨基质成分糖胺聚糖的合成。临床研究发现，向椎间盘内注射氨基葡萄糖可以显著减轻椎间盘退行性疾病导致的下腰痛[3]，同时改善脊柱功能。有病例报告提示口服硫酸氨基葡萄糖和硫酸软骨素能在一定程度上逆转椎间盘退行性改变[4]。

（5）皮质激素硬膜外注射：皮质激素是一种长效抗炎剂，可以减轻神经根炎症和与周围组织粘连。一般采用长效皮质类固醇制剂＋2％利多卡因注射液进行硬膜外注射，每周注射一次，3次为一个疗程，2～4周后可再用一个疗程。

（6）髓核化学溶解法：将胶原蛋白酶或木瓜蛋白酶，注入椎间盘内或硬脊膜与突出的髓核之间，选择性溶解髓核和纤维环，而不损害神经根[5]，以降低椎间盘内压力或使突出的髓核变小从而缓解症状。但该方法有引起过敏反应的风险。

2．经皮髓核切吸术／髓核激光气化术　通过特殊器械在 X 线透视下进入椎间隙，将部分髓核绞碎吸出或激光气化，从而减轻椎间盘内压力以达到缓解症状目的，适合于膨出或轻度突出的年轻患者，不适合于合并侧隐窝狭窄或者已有明显突出的患者及髓核已脱入椎管内的患者。

3．手术治疗

（1）手术适应证：①病史超过 3 个月，严格非手术治疗无效或非手术治疗有效，但经常复发且疼痛较重者；②首次发作，但疼痛剧烈，尤以下肢疼痛症状明显，患者难以活动和睡眠，处于强迫体位者；③合并马尾神经受压表现；④出现单根神经根麻痹，伴有肌肉萎缩、肌力下降；⑤合并椎管狭窄者。

（2）手术方法：经后路腰背部切口，部分椎板或全椎板和关节突切除，或经椎板间隙行椎间盘切除。中央型椎间盘突出，行椎板切除后，经硬脊膜外或硬脊膜内椎间盘切除。合并腰椎不稳、腰椎管狭窄者，需要同时行脊柱融合术。

近年来，显微椎间盘摘除、显微内镜下椎间盘摘除、经皮椎间孔镜下椎间盘摘除等微创外科技术使手术损伤减小，取得了良好的效果。

（三）预防

腰椎间盘突出症是在退行性变基础上积累伤所致，积累伤又会加重椎间盘的退变程度或加快椎间盘退变的速度，因此预防的重点在于减少积累伤。平时要有良好的坐姿，睡眠时的床不宜太软。长期伏案工作者需要注意调整合适的桌、椅高度，定期改变姿势。职业工作中需要常弯腰动作者，应定时伸腰、挺胸活动，并使用宽的腰围保护。应加强腰背肌锻炼，增加腰椎的内在稳定性，长期使用腰围者，尤其需要注意腰背肌锻炼，以防止失用性肌肉萎缩带来的腰椎失稳。如需弯腰取物，最好采用屈髋、屈膝下蹲方式，减少对腰椎间盘向后的挤压力。

参考文献

[1] 张万乾，王想福，叶丙霖．高位腰椎间盘突出症及其椎间孔镜的治疗进展 [J]．中国微创外科杂志，2021，21（9）：849-852.

[2] 陈天宁，邵进．腰椎间盘突出症阶梯治疗方案的研究现状 [J]．医学信息，2021，34（17）：53-57.

[3] 张晓磊．硫酸氨基葡萄糖治疗腰椎间盘突出症的临床效果 [J]．中国药物经济学，2018，13（3）：53-55.

[4] 陈晓玲．硫酸氨基葡萄糖辅助治疗腰椎间盘突出症效果观察 [J]．中国乡村医

药，2014，（5）：13-14.

[5] 龚礼，范少勇. 腰椎间盘突出症微创治疗的临床进展 [J]. 江西中医药，2019，50（3）：77-80.

病例 36

腰椎滑脱保守治疗

一、病历介绍

患者：赵某某，女性，65岁。腰痛20余天。

现病史：患者于20余天前因意外腰扭伤后出现腰痛，伴右侧臀部及右下肢上部疼痛，腰部前屈受限，头晕一周余、口苦。腰椎CT示：①L_2/L_3间盘膨出；②L_3/L_4间盘膨出；③L_4/L_5、L_5/S_1间盘突出并椎管及L_5/S_1双侧隐窝及椎间管狭窄；④腰椎骨质增生；⑤L_3椎体轻度前滑脱。曾服中药汤剂及外用祖师麻膏药治疗，效果不佳。现为求系统治疗，求治于我院康复科门诊，门诊以"腰椎骨性关节炎"收入院。入院症见：神志清，精神可，腰痛伴右侧臀部及右下肢上部疼痛，腰部前屈受限，头晕一周余、口苦，纳可，眠差，大便干、数日一行，小便可，舌红、苔微黄腻，脉濡数。

既往史：既往有脑梗死病史10余年，胆囊切除病史20余年，左侧乳腺良性肿瘤切除病史20余年，卵巢囊肿切除病史40余年。否认肝炎、肺结核等传染病病史，无化学性物质、放射性物质、有毒物质接触史，无传染病病史，无输血史，无食物过敏史、有青霉素过敏史，无重大外伤及手术史，预防接种史不详。

专科情况：神清语利，眼震（+），闭目难立征（+），L_4、L_5、S_1棘突压痛，L_4、L_5、S_1两侧棘旁压痛，L_3/L_4阶梯感。四肢肌力、肌张力正常。感觉检查无明显异常。右侧"4"字试验（+），双侧股神经牵拉试验（+），双侧跟臀试验（+），双侧直腿抬高试验（−），双桡骨膜反射、肱二头肌腱反射、肱三头肌腱反射、跟腱反射、膝腱反射（++），病理征未引出，VAS评分6分。

辅助检查：腰椎间盘CT平扫示（2020-04-25，病例36图1）：L_2/L_3间盘膨出约0.2cm，相应硬膜囊前缘受压，椎管正中矢状径约为1.7cm，L_3/L_4间盘向后偏左方突出约0.2～0.3cm，相应硬膜囊前缘受压，椎管正中矢状径约为1.3cm。L_4/L_5间盘向后突出约0.3cm，相应硬膜囊前缘受压，管正中矢状径约1.0cm。L_5/S_1间盘向后突出约0.3cm，相应硬膜囊前缘及双侧神经根受压，双侧隐窝及椎间管部分填塞，椎管正中矢状径约为 0.9cm。各椎体及小关节可见不同程度的骨质增生。定位像示 L_3 椎体轻度前滑脱。诊断：① L_2/L_3 间盘膨出；② L_3/L_4 间盘膨出；③ L_4/L_5、L_5/S_1 间盘突出并椎管及 L_5/S_1 双侧隐窝及椎间管狭窄；④腰椎骨质增生；⑤ L_3 椎体轻度前滑脱。

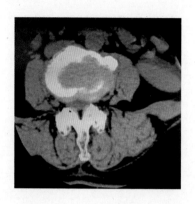

病例 36 图 1　腰椎间盘 CT 平扫

经颅多普勒（TCD）示（2020-04-26）：左侧大脑后动脉血流速度减慢，频谱形态欠佳。

血常规示（2020-04-26）：中性粒细胞百分比 39.6%。

生化分析 45 项示（2020-04-26）：前白蛋白 186.5mg/L，高密度脂蛋白 1.82mmol/L，载脂蛋白 A_1 1.9g/L，载脂蛋白 A1 1.9g/L。

初步诊断：

中医诊断：腰痛病（湿热蕴结证）。

西医诊断：①腰椎骨性关节炎；②腰椎间盘突出症；③腰椎椎管狭窄；④腰椎滑脱；⑤脑梗死；⑥胆囊切除术后；⑦左侧乳腺良性肿瘤切除术后；⑧卵巢囊肿切除术后。

诊疗经过：完善相关辅助检查，包括三大常规、抗 0 ＋ RF 风湿 4 项、血沉测定（ESR）、血凝 5 项、生化分析 45 项、TCD、磁共振颅脑平扫、磁共振颈椎平扫、胸片、心电图等检查检验；予以天麻素注射液静脉滴注以活血化瘀、通络止痛；甲磺酸贝司他汀片、盐酸氟桂利嗪胶囊以治疗眩晕。予以针刺 15 穴＋ TDP、手指点穴、超声波治疗等综合康复治疗以活血化瘀、通络止痛；患者证属湿热蕴结，给予隔物灸、中药涂擦治疗以引热下行、祛湿强腰；对症处理。

二、疾病概述

退变性腰椎滑脱症又称假性腰椎滑脱，是指由于腰椎退行性病变引起损害节段的椎体相对于下位椎体向前或向后滑动而出现腰痛、下肢神经根痛、间歇性跛行等临床表现的一种常见的退行性疾病，是引起中老年人腰腿痛的常见原因之一[1]。该病好发于 50 岁以上人群，女性多于男性，临床上多以 Ⅰ 度滑脱为主[2]。中医学并没有关于退变性腰椎滑脱的确切记载，但是根据古籍的记载以及患者临床症状的分析，当代医家多把其归于"腰痛症""筋伤""痹症"等范畴。关于该病的病因、病机，早已有文献记载。《素问》曰："风寒湿三气杂至，合而为痹也。"《诸病源候论》对该病进行了较为全面的概括："劳损与肾，动伤经络，又以风冷所侵，血气击搏，故腰痛也。阳者不能俯，阴者不能仰，阴阳俱受邪气者故令 腰痛不能俯仰。"由此可见，在很久以前，我国医家已经对该病有了比较全面的认识。

1. 病因病机　正常情况下，腰椎依靠动态作用力和静态作用力相互协同从而构建腰椎的重力平衡，进而维持腰椎正常的生理形态。现代研究发现该病的主要病理基础是腰椎解剖结构或稳定状态遭到破坏，导致椎体滑移，进而刺激周围组织，神经受压而引起一系列临床症状[3]。张哲[4]认为该病的关键原因是腰椎失稳。脊柱生理结构及功能异常，超出自身调节范围的时候，可导致脊柱重力失衡，继发腰椎滑脱或其他畸形。

有研究表明[5]退变性腰椎滑脱症多发于绝经后妇女，绝经后雌二醇水平的突然下降以及妊娠次数的增加，都可能导致腰椎滑脱的发病率增大。腰椎椎体滑脱，身体重心后移，导致腰椎前凸。腰椎的改变势必影响附着于其上的软组织改变，继而引起腰背肌、韧带紧张。此外，在应力不断增加，反复刺激腰椎各关节产生一系列退行性改变，例如关节突增生，关节面外形也变得肥大，从而引发一系列反应，椎间盘变形，椎管有效容积变窄。失去维持脊柱稳定的静态作用力制约，动态作用力为重建动力平衡，导致水平面受力出现不均衡，椎体出现滑移。有研究表明[6]，椎体垂直运动中承受垂直作用力，侧方运动承受剪切及扭曲的载荷，应力较大，由于生理构造原因椎间隙在腰骶部是倾斜的，故剪切力尤为明显。长期受力可导致椎体关节突软骨长期受压而出现代谢失衡、变性，进一步发展为软骨坏死，此外骨性部分常出现硬化、增生，长时间的病理改变得不到纠正，骨生成与骨吸收失衡，造成关节面塌陷，形成关节突变形，最终导致腰椎的假性滑脱。

2. 临床症状及体征　退变性腰椎滑脱症临床表现主要为下腰痛、根性疼痛以及间歇性跛行为主，疼痛性质为酸胀痛、牵扯痛。但是在疾病初期该症状并不十分明显，多以劳累后加重，卧床休息缓解。此外，患者还可能出现单侧或双侧肢体麻木，出现放射性疼痛等异常感觉。有些患者因神经受压会出现马尾神经症状如大小便障碍等。该病依据滑脱类型可分为前滑脱和后滑脱。滑脱患者因腰部稳定系统遭到破坏，导致腰部活动不利，甚者会引起下肢疼痛[2]。

三、治疗方法

退变性腰椎滑脱症现阶段主要分为保守疗法和手术疗法。由于该病大多数患者滑脱程度不重，同时患者年纪较大，基础疾病较多，所以大多数患者首先考虑保守疗法，韦国雨通过查阅文献发现[2]，只有10%~15%的患者采用手术疗法解决问题。但是对于经过长期保守治疗无效，甚至病情加重的患者，可采用手术治疗。研究表明[7]该病最常见的症状是下腰痛，80%的患者疼痛部位局限，手术治疗的仅为30%。总之，采用何种方法治疗，要结合患者滑脱的程度、临床症状的轻重等综合判断。

1. 对症支持疗法　卧床休息，佩戴腰围，减轻腰部负担。服用非甾体抗炎药及脱水消肿药减轻神经受压所引起的炎性反应，消炎止痛[8]。古语云：不通则痛，予舒筋活血、通络止痛之药活血化瘀。但是该疗法尤其是服用消炎止痛药会加重患者肝肾负担和胃肠道反应。临床上大部分患者使用该疗法都会有症状的缓解。

2. 手法治疗　作为中医传统特色疗法之一，手法治疗经过时间的沉淀，其发展日益成熟。手法治疗通过外力作用解除了机体的病理状态，缓解了临床症状，并且无其他明显不良反应，为广大患者所推崇。梁龙等[9]通过研究发现腰椎旋转复位法对不同体质量指数退行性腰椎滑脱症疗效确切，不受体质量指数的影响。通过重建腰椎局部稳定的力学平衡，取得较好的复位情况，同时解除局部痉挛，加强局部血运，加快炎性吸收。杨彬等[10]通过整脊手法联合腰椎牵引，同时配合腰椎功能锻炼治疗退变性腰椎滑脱症总有效率高达96.7%，无明显不良反应，费用较低、风险较小。黄承军等[11]通过三步调衡手法治疗退变性腰椎滑脱症30例，取得满意疗效。虽然手法治疗以其特有的优点为广大患者所接受，但是关于手法治疗中远期疗效的报道并不多见，同时相关文献以小样本为主，缺少大样本数据支持，科研设计严谨性不够，临床判断标准以症状的改善为主，主观性较强，故临床研究成果不能得到专业的广泛认同。

3. 牵引疗法　牵引治疗是退变性腰椎滑脱症的主要治疗方法之一，一直备受临床医生的青睐。其治疗方法主要是通过外力作用，分离关节面，扩大椎体间隙，增大椎管有效容积，缓解神经受压状态。范华雨等[12]以三屈位分段牵引联合手法做到筋骨并重，最终达到骨正筋柔的和谐状态，既能松弛核心肌群肌肉紧张状态，同时提高脊柱稳定性，临床疗效明显。陈熙洋[13]通过四维牵引调曲法治疗退变性腰椎滑脱症取得满意疗效。不仅有效减轻临床症状，同时对腰椎滑脱有一定的复位作用。四维牵引调曲在恢复椎间隙高度、扩大椎间孔、改善腰部血液循环、改善腰椎生理曲度以及纠正小关节紊乱方面具有重要意义。盛有根[14]以成角向上三维牵引治疗退变性腰椎滑脱症，临床有效率达到75%。牵引疗法通过外在作用力，强制性恢复腰椎正常的生理动态平衡，改善腰椎称重力线，缓解了神经受压状况，使"骨错缝、筋出槽"的病理状态得以纠正，是保守疗法的重要选择。

4. 针刀疗法　作为一种微创的疗法，它是以中医针灸理念结合西医外科手术的特点，综合两者长处的产物，所以针刀具有针刺舒筋通络和手术刀松解粘连的作用。

刘星等认为[15]针刀可以改善病变组织的微循环，促进血液和淋巴回流，加快代谢，消除无菌性炎症。此外针刀能有效缓解病变组织的紧张状态，为滑脱椎体重建正常的力学平衡提供条件。此外针灸快捷性、微创性更易于患者接受。

5. 其他疗法 热熨法、针灸、理疗等也成为该病的治疗选择。热熨法通过以舒筋活血通络中药直接作用于病变部位，缓解局部肌肉紧张状态，加快血液循环，消除无菌性炎症，舒筋通络止痛。通过局部针灸、理疗等疗法缓解局 部软组织的紧张状态，有效地减轻了软组织对周围神经慢性挤压、刺激，加速局部血液循环，通利关节，达到通络止痛的效果。

四、讨论

综上所述，对于 DLS 的非手术方法众多，并且费用低，风险小，易于被患者接受，但多数方法为联合应用。同时，不可否认，非手术疗法的治疗多为小样本回顾性研究，缺乏长期的随访结果，故可信度较低。DLS 作为当今社会的多发病，已严重影响到人们的生活质量。无论是何种疗法，都有了长足的进步。虽然其治疗方式不断完善，但每种治疗方式或多或少的存在各种缺点。单纯的某一种治疗方式并不能起到很好的治疗效果，应将目前所有治疗方法形成一个合理、科学、有效的体系，在保证疗效的前提下，因人制宜、因病制宜、做到辨证论治，以更好的指导临床。

参考文献

[1] 中华中医药学会 . 中医整脊常见病诊疗指南 [M]. 北京：中国中医药出版社，2012：35-38.

[2] 韦国雨 . 以手法为主的非手术综合疗法治疗退行性腰椎滑脱症近况 [J]. 广西中医药，2016，39（5）：6-9.

[3] 常亮 . 腰背肌功能锻炼治疗退行性腰椎滑脱的临床观察 [D]. 黑龙江中医药大学，2015.

[4] 张哲 . 退变性腰椎滑脱的病因与发病机制 [J]. 河北北方学院学报，2009，（2）：80-82.

[5] 徐小彬，吴小涛 . 女性退行性腰椎滑脱椎体软骨终板内雌激素受体的表达及其意 [J]. 现代生物医学进展，2007，7（4）：573-576.

[6] 方钢，谢家威，吴成宾 . 退行性腰椎滑脱症临床研究进展 [J]. 湖南中医杂志，2014，30（7）：197-198.

[7] 方忠，李锋．退变性腰椎滑脱症的治疗进展 [J]．生物骨科材料与临床研究，2010，7（4）：25-27.

[8] 石善龙．腰椎退行性滑脱症的治疗 [J]．中国实用医药，2015，10（2）：244-245.

[9] 梁龙，银河，杨克新，等．腰椎旋转复位法治疗不同体重指数退行性腰椎滑脱症的疗效观察 [J]．中医药导报，2018，24（22）：77-79.

[10] 杨彬，张继伟，马永胜，等．整脊手法配合腰椎屈曲牵引治疗退行性腰椎滑脱的临床研究 [J]．中医临床研究，2016，8（34）：48-51.

[11] 黄承军，唐福宇，梁冬波，等．三步调衡手法治疗退行性腰椎滑脱症疗效观察 [J]．现代中西医结合杂志，2011，18（7）：784-785.

[12] 范华雨，张向东．平乐正骨手法联合三屈位优值牵引治疗退行性腰椎滑脱症43例临床观察 [J]．风湿病与关节炎，2018，7（10）：15-17.

[13] 陈熙洋．四维牵引调曲法治疗退变性腰椎滑脱症的疗效评价 [D]．广州中医药大学，2016.

[14] 盛有根．不同成角三维牵引对腰椎滑脱症疗效的影响 [J]．浙江中西医结合杂志，2017，27（10）：867-869，916.

[15] 刘星，雷跃，杨涛，等．针刀治疗退行性腰椎滑脱症30例临床疗效观察 [J]．世界中西医结合杂志，2013，8（8）：794-796.

病例 37

腰椎骨质疏松性压缩骨折

一、病历介绍

患者：王某某，65 岁，女性，因"腰部疼痛半个月"入院。

现病史：患者于半个月前无明显诱因出现腰部疼痛，保守治疗后稍有缓解，时有反复，纳可，眠差，体重无明显变化，大小便正常。

体格检查：T 36.4℃，P 80 次 / 分，R 22 次 / 分，BP 143/90mmHg。双肺呼吸音清，无干湿性啰音。腹软平坦，肝肾区叩击痛阴性。

专科检查：脊柱居中，腰椎生理曲度变直，L_2 棘突间及棘突间叩痛，无放射痛，双下肢皮肤感觉可，双下肢肌力、肌张力正常；双侧巴氏征（-），双侧膝反射、跟腱反射正常。双侧下肢血运正常。

辅助检查：X 线片（病例 37 图 1）示：腰椎生理屈曲变直，L_2 椎体稍变扁。腰椎 CT（病例 37 图 2）示：L_2 椎间压缩骨折，椎管矢状径可。腰椎 MRI（病例 37 图 3）示：L_2 椎体稍变扁，骨质呈 T_1 长 T_2 异常信号，压脂像呈水肿高信号。

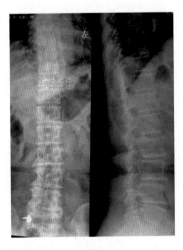

病例 37 图 1　术前 X 线片：腰椎生理屈曲变直，L_2 椎体稍变扁

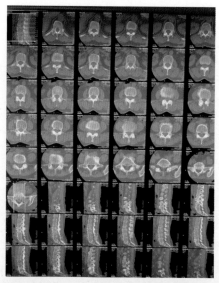

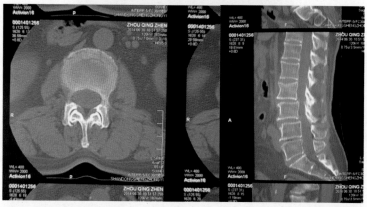

病例 37 图 2　术前 CT 示 L_2 椎体成压缩变扁，椎体内骨质不连续，未突入椎管内

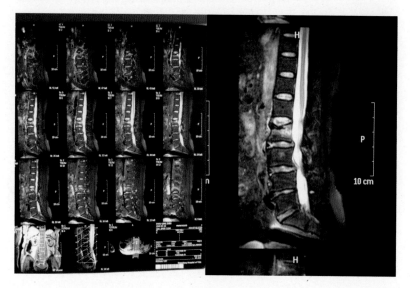

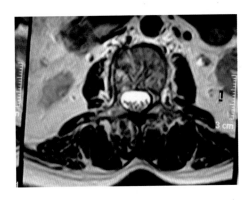

病例 37 图 3　术前 MRI 示 L_2 椎体稍变扁，骨质呈 T_1 长 T_2 异常信号，压脂像呈水肿高信号

　　诊疗过程：根据病史及入院查体、辅助检查，该患者诊断为"骨质疏松性压缩骨折"，入院后完善术前检查，排除手术禁忌证后，在局部麻醉、C 形臂 X 线透视机监控下行腰椎经皮穿刺椎体成形术，术后 CT 见病例 37 图 4。术后患者腰部疼痛明显减轻。术后 7 天复诊时，患者腰部疼痛完全消失，双下肢肌力、肌张力正常，皮肤感觉正常。

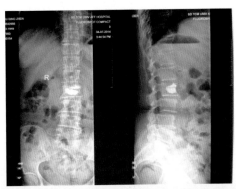

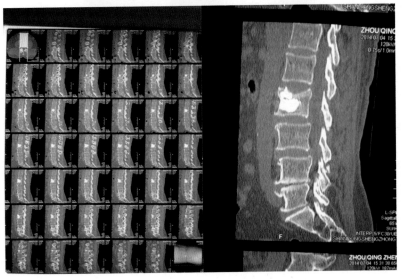

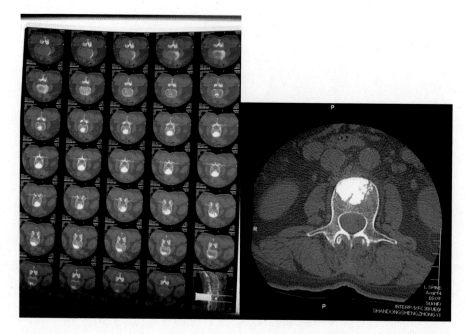

X 线示 L_2 椎体内骨水泥充盈，位置可；CT 示：L_2 椎体见团状高密度影填充，骨性椎管无明显狭窄

病例 37 图 4　术后复查

二、疾病概述

（一）概念

骨质疏松症导致椎体骨密度和骨质量下降，骨强度减低，受到轻微暴力即发生的椎体压缩性骨折。骨质疏松性骨折是非常常见的骨骼疾病，也是骨质疏松症的严重阶段，具有发病率高、致残致死率高、医疗花费高的特点。而目前的诊疗现状是诊断率低、治疗率低、治疗依从性和规范性低。2019 年发布的中国居民骨质疏松症流行病学调查报告显示，我国 50 岁以上人群骨质疏松症患病率为 19.2%，65 岁以上人群骨质疏松症患病率达到 32%，其中男性为 10.7%，女性为 51.6%，且我国女性患病率水平显著高于欧美国家。

（二）病因

老年人性激素分泌减少是导致骨质疏松症发生的重要原因之一，无论男女均存在这个问题。女性绝经后雌激素水平下降，致使骨吸收增加更为明显，所以女性比男性更易发生骨质疏松。随着年龄的增长，人体内调节钙代谢的激素分泌失调可致使骨代谢紊乱，骨的吸收增加。老年人由于多种原因可致消化功能下降，常存在营养吸收障碍，致使蛋白质、钙、磷、维生素及微量元素摄入不足，影响骨代谢。随着年龄的增长，户外运动减少、阳光接触减少导致维生素 D 合成不足，也是老年人易患骨质疏松症的重要原因。大部分老年人往往患有多种慢性疾病，如糖尿病、慢性肾病及中风偏瘫等，导致骨代谢异常而继发骨质疏松症。一些治疗疾病的药物也可能会影响骨代谢而引起骨质疏松，如糖皮质激素、抗肿瘤药物等。

三、诊断与治疗

（一）临床特点

疼痛、脊柱变形和发生脆性骨折是骨质疏松症最典型的临床表现。但许多骨质疏松症患者早期常无明显的自觉症状，往往在骨折发生后经 X 线或骨密度检查时才发现已有骨质疏松改变。

1. 疼痛　患者可有腰背酸痛或周身酸痛，负荷增加时疼痛加重或活动受限，严重时翻身、起坐及行走有困难。

2. 脊柱变形　骨质疏松严重者可有身高缩短和驼背。椎体压缩性骨折会导致胸廓畸形，腹部受压，影响心肺功能等。

3. 骨折　轻度外伤或日常活动后发生骨折为脆性骨折。发生脆性骨折的常见部位为胸腰椎。发生过一次脆性骨折后，再次发生骨折的风险明显增加。

（二）实验室检查

1. 根据鉴别诊断需要可选择检测血、尿常规，肝、肾功能，血糖、钙、磷、碱性磷酸酶、性激素、25（OH）D 和甲状旁腺激素等。

2. 根据病情、药物选择、疗效观察和鉴别诊断需要，有条件的单位可分别选择下列骨代谢和骨转换的指标（包括骨形成和骨吸收指标）。这类指标有助于骨转换的分型、骨丢失速率及老年妇女骨折的风险性评估、病情进展和干预措施的选择和评估。临床常用检测指标：血清钙、磷、25- 羟维生素 D 和 1，25- 双羟维生素 D。骨形成指标：血清碱性磷酸酶（ALP），骨钙素（OC），骨源性碱性磷酸酶（BALP），Ⅰ型前胶原 C 端肽（PICP）、N 端肽（PINP）；骨吸收指标：空腹 2 小时的尿钙 / 肌酐比值，或血浆抗酒石酸酸性磷酸酶（TPACP）及Ⅰ型胶原 C 端肽（S-CTX），尿吡啶啉（Pyr）和脱氧吡啶啉（d-Pyr），尿Ⅰ型胶原 C 端肽（U-CTX）和 N 端肽（U-NTX）等。

（三）物理学检查

1. 骨质疏松症的物理学检查　骨密度检测：X 线、单光子吸收骨密度仪、双光子吸收骨密度仪、双能骨密度仪、定量 CT 和 PET-CT。

2. 脊柱骨折的物理学检查

（1）X 线：可确定骨折的部位、类型、移位方向和程度，同时可表现出骨质疏松的状况。

（2）CT：能准确显示骨折的粉碎程度及椎管内的压迫情况。

（3）MRI：对发现隐匿性骨折及鉴别新鲜及陈旧性骨折具有重要意义，及椎体骨折对椎管的压迫有明确的诊断价值。

（四）诊断标准

1．骨质疏松症　临床上用于诊断骨质疏松症的通用指标是：发生了脆性骨折及（或）骨密度低下，目前尚缺乏直接测定骨强度的临床手段。

（1）脆性骨折：是骨强度下降的最终体现，有过脆性骨折临床上即可诊断骨质疏松症。

（2）骨密度测定：骨矿密度（BMD）简称骨密度，是目前诊断骨质疏松、预测骨质疏松性骨折风险、监测自然病程以及评价药物干预疗效的最佳定量指标[1]。

（3）骨质疏松症的其他评估（筛查）方法：定量超声测定法（QUS）：对骨质疏松的诊断也有参考价值[2]，目前尚无统一的诊断标准。

2．脊柱骨折

（1）外伤史及患者的年龄，包括轻微的外伤史。

（2）临床体征、症状。

（3）X线、CT可确诊，MRI是必要检查。

（4）诊断时作出AO分型和Frankel分级（有神经症状患者）。

（五）鉴别诊断

根据症状、体征与影像学表现，典型病例诊断不难，但必须与下列疾病作鉴别。

1．椎体肿瘤　原发性或转移性肿瘤，一般多节段发病，以病史多能明确诊断；肿瘤一般多累及椎弓根，椎体破坏比较明显，一般MRI及辅助检查能够确诊，必要时行ECT和PET检查，

2．强直性脊柱炎　多发生于青壮年，是一种慢性炎性疾病，主要侵犯骶髂关节、脊柱骨突、脊柱旁软组织及外周关节，并可伴发关节外表现。临床主要表现为腰、背、颈、臀、髋部疼痛以及关节肿痛，严重者可发生脊柱畸形和关节强直。

3．脊柱结核　多发生于青壮年，受累的脊柱表现有骨质破坏及坏死，有干酪样改变和脓肿形成，椎体因病变和承重而发生塌陷，使脊柱形成弯度，棘突隆起，背部有驼峰畸形，胸椎结核尤为明显。

4．老年性驼背　多发于重体力活的老人，累计多节段。

5．氟骨症　多发生于青壮年，氟骨症的主要临床表现是腰腿关节疼痛，关节僵直，骨骼变形及神经根、脊髓受压迫的症状和体征。

6．甲状旁腺功能亢进　相关的甲状旁腺功能（降钙素、甲状旁腺激素）检查及甲旁亢的临床表现。

（六）治疗

腰椎骨质疏松性压缩骨折在治疗上包括骨质疏松的药物治疗和脊柱骨折的治疗。

1.骨质疏松的药物治疗　适用于已有骨质疏松症(T≤-2.5)或已发生过脆性骨折；或已有骨量减少者。

（1）抗骨吸收药物：①双膦酸盐类：有效抑制破骨细胞活性、降低骨转换。②降钙素类：能抑制破骨细胞的生物活性和减少破骨细胞的数量。③选择性雌激素受体调节剂（SERMs）：有效抑制破骨细胞活性，降低骨转换至妇女绝经前水平。④雌激素类：此类药物只能用于女性患者。雌激素类药物能抑制骨转换阻止骨丢失。

（2）促进骨形成药物：甲状旁腺激素（PTH）：随机双盲对照试验证实，小剂量rhPTH(1-34)有促进骨形成的作用[3]，能有效地治疗绝经后严重骨质疏松,增加骨密度，降低椎体和非椎体骨折发生的危险，因此适用于严重骨质疏松症患者。一定要在专业医师指导下应用。治疗时间不宜超过2年。一般剂量是20μg/d，肌内注射，用药期间要监测血钙水平，防止高钙血症的发生。

（3）其他药物：①活性维生素D：适当剂量的活性维生素D能促进骨形成和矿化，并抑制骨吸收。②中药：经临床证明有效的中成药如强骨胶囊亦可按病情选用。③植物雌激素：尚无有力的临床证据表明目前的植物雌激素制剂对治疗骨质疏松有效。

2．骨折的治疗

（1）轻度压缩或稳定压缩骨折可平卧硬床，腰围外固定，外敷中药。严格硬卧应板床6～8周后下床活动，卧床期间可指导渐进性功能锻炼。

（2）不稳定骨折者或合并脊髓神经损伤，应考虑行手术治疗。手术治疗包括：单纯骨折无神经并发症患者，可采取经椎弓根骨水泥植入法；有神经并发症的患者采取减压、植骨内固定术。

（3）椎体压缩性骨折的微创治疗包括：经皮椎体成形术（PVP）和球囊扩张椎体后凸成形术（PKP）。PVP是在局部麻醉下经皮穿刺从病椎，经椎弓根进入椎体，灌注骨水泥。穿刺过程中C形臂X线机监控。而PKP则在穿刺成功后根据椎体内导针的深度选择合适大小的球囊扩张器[4]，抬升终板以恢复椎体高度后灌注骨水泥。

（三）预防

1．戒烟限酒，均衡膳食。

2．保持适度体重。

3．坚持日常适度肌力锻炼及全身平衡性与协调性锻炼。

4．适当户外运动，增加日照。

5．采取防止跌倒的各种措施。

6．预防性正确用药。

参考文献

[1] 贺斌. 骨代谢、骨密度对绝经后骨质疏松性椎体压缩骨折风险的评估价值 [C]. 大连医科大学，2019.

[2] 梁晓红. 跟骨定量超声筛查老年女性膝骨性关节炎患者骨质疏松的相关性研究 [J]. 中华全科医学，2017，(11)：1891-1893.

[3] 杨顺杰，米宁，张智，等. 双膦酸盐和甲状旁腺激素对骨质疏松性椎体压缩骨折手术后的影响 [J]. 临床和实验医学杂志，2018，17（6）：618-623.

[4] 李友文，郑兴平，曾建洪，等. 经皮椎体后凸成形与椎体成形治疗骨质疏松性椎体压缩骨折：骨水泥渗漏与术后疼痛、伤椎 Cobb 角、步态恢复的关系 [J]. 中国组织工程研究，2022，26（28）：4710-4715.

病例 38

局部加压下留置引流治疗腰椎术后脑脊液漏

一、病历介绍

患者：男性，62岁，因"腰痛伴腰部活动受限5年余，加重伴右下肢疼痛、麻木8个月"收入院。

现病史：患者于5年前无明显诱因出现腰部疼痛，活动后加重，休息后缓解，不敢长时间活动，予以对症治疗。8个月前患者出现明显的右下肢放射性疼痛、麻木、无力，右小腿后侧、外侧，右足踇趾有疼痛、麻木感，站立、行走时加重，今为求进一步治疗，来我院求治。自发病以来，神志清楚，精神尚可，无恶寒发热，饮食、大小便正常，睡眠差，体重无明显变化。

既往史：既往体健，否认高血压、糖尿病、冠心病等病史，无肝炎、结核等传染病病史，无其他外伤、手术史，无输血、中毒史，无明确药物过敏史，随社会预防接种。

辅助检查：MRI检查可见：L_4 椎体向前滑脱约1/2椎体，$L_3 \sim L_4$，$L_4 \sim L_5$ 椎间盘突出，硬膜囊受压，$L_4 \sim L_5$ 双侧神经根受压，相应阶段椎管狭窄。

专科查体：脊柱生理曲度存在，腰骶部压痛（+），棘突间可触及台阶感，腰椎屈伸活动受限；右下肢小腿内侧、内踝、外侧及足背部痛温觉及触觉减退。双下肢肌力：髂腰肌两侧均为Ⅳ级；股四头肌两侧均为Ⅳ级；胫前肌两侧均为Ⅳ级；小腿三头肌两侧均为Ⅳ级；足拇背伸肌两侧均为Ⅳ级；足趾背伸肌右侧Ⅲ级、左侧Ⅳ级；肌张力不高。右侧直腿抬高试验（+），双侧跟腱反射减弱，双侧膝反射正常。双侧巴氏征（-）。

入院诊断：①腰椎滑脱症；②腰椎管狭窄症；③腰椎间盘突出症。

诊疗过程：患者入院后积极予以各项相关检查，评估患者在保守治疗无效后，病情经常复发且疼痛较重，已经严重影响日常生活，并伴有肌力下降的临床表现。考虑患者病情较重，且有明显的手术指征。待病情平稳后予以安排行腰椎管狭窄症后路减压植骨融合术（病例38图1）。术中硬膜与黄韧带粘连较重，背侧硬膜撕裂，长约0.5cm，给予用5-0缝合线直接缝合修复。局部应用明胶海绵覆盖。术毕放置硅胶引流管，于切口旁 2cm 处另切小口穿出皮外，并预留打结线，然后加强紧密缝合腰背筋膜、浅筋膜及皮肤。术后患者取仰卧位，采取脚高头低位，切口处加厚敷料覆盖，并应用腹带加压捆绑，刀口渗出及时更换敷料。延长留置引流管，注意观察术后引流量，引流管定期夹闭，患者第 2 天诉头痛，给予大量补充液体及电解质，术后第 3 天头痛感消失，预防性应用抗生素。术后第 6 天 24 小时引流量 40ml,给予拔除引流管,打结闭合引流口,切口局部继续加厚敷料加压覆盖;术后半流质饮食，应用通便药物，防止便秘增加腹压。拔除引流管后，刀口未有渗出，15 天拆线，伤口愈合良好。

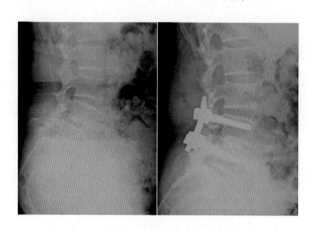

病例 38 图 1　术前及术后 X 线片

二、疾病概述

脑脊液漏（cerebrospinal fluid leakage, CSFL）是脊柱外科术后较常见的并发症之一，经研究统计其发生率为 1%～17%[1~2]，如不及时处理或处理不当可继发伤口不愈合、伤口感染、椎管内感染，严重者可能继发颅内感染，甚至危及生命。临床上常规处理方法是 3 天内拔除引流管，切口局部加压，并及时更换敷料，延长使用抗菌药物。但患者切口一般愈合时间较长，并极易导致切口感染、神经根受压损伤或者引发硬脊膜囊肿。

三、诊断与治疗

1．术中脑脊液漏的诊断

（1）手术中发现有硬脊膜撕裂，有清亮脑脊液流出即可诊断"脑脊液漏"。

（2）由于脑脊液流出，硬脊膜萎缩塌陷。

（3）手术中怀疑有硬脊膜损伤导致脑脊液漏，应该进行 Valsalva 操作（手术中用最大力量吹起时，胸腔压力急剧升高，导致静脉回流减少，心率增快，此时硬膜搏动增强），如果无硬脊膜搏动增强，或者看到脑脊液流出硬膜囊则可确定诊断。

2．术后诊断

（1）术后伤口引流多，引流液清凉，术后 48～72 小时仍无引流液减少。

（2）患者有头痛、头晕、恶心症状（与姿势有关），头部抬高时症状更为明显。

（3）如果引流不畅，脑脊液积于硬膜外可于手术切口处扪及波动感。

（4）术后出现的不明确的脑脊液漏可以通过 B 超、MRI 检查帮助诊断，MRI 可以区分软组织和体液信号的不同。

3．治疗

（1）硬膜囊的修补。

（2）术后处理。

四、讨论

随着脊柱外科的快速发展，脊柱外科的手术方式不断更新，与此同时手术带来的并发症也日趋增多，术后脑脊液漏即是其中常见的并发症之一。脊柱手术造成脑脊液漏的原因较为复杂，有患者自身疾病因素，也有医源性因素[3]。患者自身疾病因素多为外伤造成，脊柱的爆裂骨折后骨折块移入椎管刺破硬脊膜或椎体间的脱位扭转卡压撕裂硬脊膜，都可导致脑脊液外漏。而医源性硬脊膜损伤是临床上引起脑脊液漏的最主要原因，许多严重的椎管狭窄、巨大椎间盘突出、腰椎翻修导致手术操作空间狭小，此外黄韧带增生肥厚或者突出的椎间盘钙化并与硬脊膜紧密粘连，使手术难度增加，有时尽管术者操作非常谨慎轻柔，但为了获得充分有效的减压效果，操作过程中造成硬脊膜撕裂或缺损，导致脑脊液漏风险显著增加[4]。孟阳等[5]研究认为，老年脊柱疾患患者因硬膜囊长期受压而导致硬膜外脂肪减少，硬脊膜厚度变薄，减压过程中较易发生硬膜破裂。另外，术者经验不足或者术中对困难估计不足，手术技巧欠熟练、操作简单粗暴，并且因出血导致术野不清，都可以增加损伤硬脊膜的概率，甚至术中对硬脊膜损伤未能及时发现修补。有时虽然术中损伤变薄的硬脊膜没有破损，但术后随着体位改变或者腹压增大也可以引起继发性硬脊膜破裂。

关于脑脊液漏的治疗方法多种多样，但治疗核心是阻断脑脊液从切口漏出[6]，术中一旦发现硬脊膜破裂，一般应立即给予直接缝合修补或自体筋膜、人工硬膜覆盖修补，而且有时腹侧及侧方硬脊膜破裂无法修补，即使无论缝合修补如何紧密，在硬脊膜破损处愈合之前仍会有脑脊液漏出，因此术中切口肌肉筋膜层紧密缝合非常重要。如何让不断渗出的脑脊液避免影响切口的愈合，是术后治疗的难点，所以术后的处理方式尤为关键。减少脑脊液漏的指导原则在于降低蛛网膜下隙内压或增加硬膜外腔隙压，当硬膜外腔隙压≥蛛网膜下隙内压时，脑脊液外流就会停止[7]。有学者认为，术后俯卧位为主的综合治疗是有效方法，虽然俯卧位可以降低硬脊膜处的静水压，但持续俯卧位患者痛苦不堪,难以坚持,而且俯卧位使老年人心脑血管负担加重。笔者认为,术后患者采取仰卧位,保持脚高头低,可以适当在仰卧和俯卧间变换体位,但切口处必须加厚敷料覆盖,腹带捆绑持续加压,能有效阻止脑脊液自切口处渗出,避免伤口延迟愈合、降低感染概率。于滨生等[8]认为,术后延长引流管留置时间是处理脑脊液漏简单安全的方法,留置引流可有效防止脑脊液自切口间隙内渗出,避免形成窦道和术后脑脊液囊肿。引流管间断夹闭,既能保持引流通畅,又能在硬膜外保持一定的静水压力,减缓脑脊液的漏出,加速破损处的愈合过程,并能防止持续引流过多降低颅内压而引起头痛等症状。关于术后引流管放置时间,目前还存在争议[9~10]。本组病例均留置引流5～7天,在此持续引流时间内,保持了切口处的局部干燥,伤口处的加压降低了软组织的张力,从而给伤口愈合创造了良好的条件。Hinz等[11]研究表明,术后6天肉芽组织生长良好并有血管形成。笔者认为,术后5～7天后,软组织已基本完成初期愈合,能有效阻止脑脊液的渗出,而脑脊液的引流量也已大大减少,过度延长引流时间可以使感染风险大大增加,所以此时是拔除引流管的最佳时机。

综上所述,腰椎术后脑脊液漏并不可怕,但要求脊柱外科医师术前要充分预计手术的难度,术中操作要轻柔,尽量避免损伤硬脊膜而引发术后脑脊液漏,如果一旦发生要及时发现,引起足够重视,通过术中尤其是术后正确的处理治疗,完全可以把并发症的发生率降到最低。

参考文献

[1]Guerin P, EI Fegoun AB, Obeid I, et al. Incidental durotomy during spine surgery：incidence, management and complications. A retrospective review[J]. Injury, 2012, 43 (4)：397-401.

[2]Strömqvist F, Jönsson B, Strömqvist B, et al. Dural lesions in lumbar disc herniation surgery：incidence, risk factors, and outcome[J]. Eur Spine, 2010, 19 (3)：439-442.

[3] 尹萌辰,莫文,马俊明,等. 脊柱术后硬脊膜损伤及脑脊液漏的治疗进展 [J]. 中国中医骨伤科杂志, 2014, 22 (4)：72-74.

[4]Mazur M, Jost GF, Sehmidt MH, et al. Management of cerebrospinal fluidleaks after anterior decompression for ossification of the posterior longitudinal ligament：a review of the literature[J]. Neurosurg Focus, 2011, 30 (3)：E1-3.

［5］孟阳，沈彬，张琰，等 . 腰椎后路减压融合术并发脑脊液漏的多因素分析 ［J］. 中国脊柱脊髓杂志，2013，23（4）：330-334.

［6］李晓龙，徐练，孔清泉，等 . 胸腰椎后路手术并发隐性脑脊液漏治疗经验总结 ［J］. 中国修复重建外科杂志，2015，29（5）：572-575.

［7］Tosun B，Ilbay K，Kim MS，et al.Management of persistent cerebrospinal fluid leakage following thoraco-lumbar surgery［J］.Asian Spine，2012，6（3）：157-162.

［8］于滨生，郑召民，庄新明，等 . 脊柱手术后脑脊液漏的治疗 ［J］. 中国脊柱脊髓杂志，2009，19（2）：113-116.

［9］Tafazal SI，Sell PJ.Incidental durotomy in lumbar spine surgery：incidence and management［J］.Eur Spine，2005，14（3）：287-290.

［10］Hawk MW，Kim KD.Review of spinal pseudomeningoceles and cerebrospinal fluid fistulas［J］.Neurosurg Focus，2000，9（1）：e5.

［11］Hinz B，Mastrangelo D，Iselin CE，et al.Mechanical tension controls granulation tissue contractile activity and myofibrob-last differentiation［J］.Am J Pathol，2001，159（3）：1009-1020.

病例 39

腰椎神经鞘瘤

一、病历介绍

患者:黄某,77 岁,男性,因"腰痛、双下肢麻木疼痛、小便失禁 10 天"收入院。

现病史:患者于 10 天前无明显诱因出现腰痛、双下肢麻木疼痛,3 天前小便失禁,于外医院检查并入院治疗效果不明显。今为进一步治疗来我院。

体格检查:腰后椎旁压痛,叩击痛,双下肢放射痛,双侧直腿抬高试验 50° (+),加强试验 (+),双侧腹股沟以下感觉减退,双侧足背伸肌肌力Ⅲ级,足跖区肌肌力Ⅲ级。股四头肌肌力Ⅲ级,股二头肌肌力Ⅲ级。双侧膝反射 (+),双侧踝反射 (+)。双下肢肌张力正常。双侧巴氏征 (+)。双侧髌阵挛、踝阵挛 (-)。

辅助检查:MRI 示(病例 31 图 1):L_1 水平硬膜内占位性病变。L_4/L_5 椎间盘膨出并突出,双侧隐窝狭窄。L_5/S_1 椎间盘膨出并突出,L_2/L_3、L_3/L_4 椎间盘膨出。L_1/L_2、L_2/L_3、L_5/S_1 小关节积液,腰椎退行性改变。

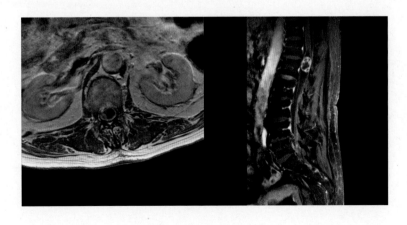

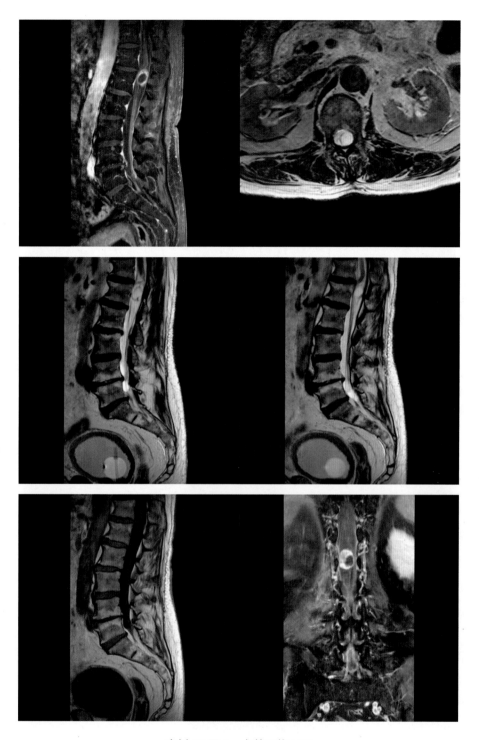

病例 39 图 1　术前腰椎 MRI

诊疗过程：根据病史及入院查体、辅助检查，该患者诊断为"腰椎椎管内占位"，入院后患者完善术前检查，排除手术禁忌证后，在全身麻醉下行腰椎后路椎板切除病灶清除并内固定术。在显微镜下切开硬膜及蛛网膜，见椎管内肿物与终丝及神经粘连严重。将肿物与神经分离，部分终丝与肿物粘连严重，分离困难，切除部分终丝及肿物，肿物送病理，缝合硬膜。病理报告：梭形细胞肿瘤，血管丰富，可见含铁血黄素沉积，部分区域栅栏状排列，符合神经鞘瘤。

二、疾病概述

椎管内神经鞘瘤又称为椎管内雪旺细胞瘤，约占硬膜内椎管肿瘤的 25% 左右。在整个椎管的各个节段均可发生，大多为单发，发病高峰在 40 ～ 60 岁，男女性别之间无显著差异。患者主要可出现脊柱旁疼痛、麻木及大小便困难等症状，若为良性椎管内神经鞘瘤可选择手术切除，若为恶性，手术切除之后应配合放疗、化疗等。

三、诊断与治疗

椎管内神经鞘瘤主要的临床症状和体征，表现为疼痛、感觉异常、运动障碍和括约肌功能紊乱。感觉异常的发生率达 85% 左右，疼痛的发生率近 80%。严重时还可能会导致瘫痪、肌萎缩等并发症状。典型症状：①疼痛为神经根性疼痛。胸段病变以肩胛痛为主[1]，颈段病变向双臂放散，腰骶段病变向单侧或双侧臀、腿部放散。②感觉异常出现较晚也较轻微。可有麻、痒、胀等主观感觉，晚期也有感觉消退或消失。③运动障碍出现较晚，程度可由肌力减弱到完全截瘫。④括约肌障碍出现最晚，由大小便控制障碍至完全失控。绝大多数未发展到这种严重程度就已得到治疗，故发生率很少。

椎管内神经鞘瘤的治疗主要以手术治疗为主，手术恢复不好的，建议采取术后药物、化疗及放疗来缓解症状，治疗周期为 3 ～ 6 个月。①药物治疗：给予止痛药物来缓解患者的疼痛症状，如布洛芬、双氯芬酸、对乙酰氨基酚等药物。②手术治疗：良性椎管内神经鞘瘤的治疗主要为外科手术切除，通过后路椎板切开[2]，肿瘤全切除，从而达到治愈，一般很少复发。恶性神经鞘瘤手术切除后，宜辅助放射治疗。若瘤体较小，可在放大设备下进行手术，该手术方式创伤较小，术后出现并发症的概率也大大降低。

椎管内神经鞘瘤的预后取决于多种因素，早期诊断，合理治疗，恢复较好，否则预后不良，容易复发。定期复诊，复诊时应做 CT 检查、核磁共振成像、椎管造影等检查。椎管内神经鞘瘤目前尚不能完全治愈。椎管内神经鞘瘤良性一般及时治疗，不会影响寿命，恶性神经鞘瘤生存期不大于 1 年。

四、探讨

良性神经鞘瘤的治疗主要为外科手术切除。绝大多数病例均可通过标准的后路椎板切开肿瘤全切除，进而达到治愈。如果手术全切除肿瘤复发一般很少发生绝大多数神经鞘瘤位于脊髓背侧或背侧方，在硬膜打开后很容易见到位于腹侧的肿瘤可能需要切断齿状韧带，获得充分的显露腰部肿瘤可能被马尾或脊髓圆锥所覆盖在这些病例，神经根要分离开，提供足够的显露，通常肿瘤将马尾神经或圆锥压向一侧当获得充分暴露后肿瘤与神经或脊髓的界面容易辨认通常有蛛网膜层与肿瘤紧贴这层蛛网膜为多孔结构，独立的包绕背侧及腹侧神经根。术中进行锐性分离，断开并分离肿瘤，囊壁表面进行电凝缩小肿瘤体积。对于肿瘤近端及远端相连的神经根要切断这样方能全切除肿瘤如果肿瘤较大可以先进行囊内切除囊内减压对于肿瘤起源的神经根须行切断偶尔地对神经根的某些小枝可以作保留尤其是较小的肿瘤切断这些神经根即使在颈椎和腰椎膨大水平也很少引起严重的神经功能缺失，通常这些神经根的功能已被邻近的神经根所代偿。部分肿瘤组织镶嵌入脊髓软膜组织并压迫脊髓在这些病例肿瘤和脊髓的界面通常很难分离切除部分节段的软膜组织方可获得肿瘤的全切除。

参考文献

[1] 刘宇,李振 . 55 例腰椎管内神经鞘瘤导致体位性神经根性疼痛的原因分析 [J]. 现代肿瘤医学，2019，27（8）：1380-1382.

[2] 李军鹏，张鹏颖 . 后路半椎板切除术治疗椎管内神经鞘瘤的临床效果及对神经功能的影响 [J]. 中国肿瘤临床与康复，2020，27（7）：801-804.

病例 **40**

发育性髋关节脱位

一、病历介绍

患儿：李某，女性，4岁，因"发现右下肢走路跛行3年余"入院。

现病史：患儿于3年前被发现右下肢跛行，当时未予特殊处理，现感跛行症状加重，为求进一步治疗来我院就诊。患儿自发病以来，纳眠可，未诉下肢疼痛。

体格检查：T 36.4℃，P 98次/分，R 19次/分，W 14kg。双肺呼吸音清，无干湿性啰音。心率98次/分，律齐，无心脏杂音。腹软平坦，肝肾区叩击痛阴性。

专科检查：脊柱居中，右下肢较左下肢短约2cm，右侧臀部较左侧宽，右髋关节屈曲、外展活动受限，双侧大腿皮纹不对称，Aliss征阳性，Trende-lenburg阳性。

辅助检查：X线片示：右侧髋臼变浅，右侧股骨头发育小，且向外上方移位，位于Perkin方格外象限，右侧shentons线欠连续，左侧髋关节吻合可（病例40图1）。

诊疗经过：根据病史及入院查体、辅助检查，该患者诊断为"右侧发育性髋关节脱位"，入院后予完善术前检查，排除手术禁忌证后，在全身麻醉下行右侧发育性髋关节脱位三联术。术后恢复良好（病例40图2）。术后2个月复查拍片（病例40图3）见愈合良好，给予去除石膏行右下肢皮牵引，行右髋关节功能锻炼。术后8个月复查拍片（病例40图4）见骨盆造盖及股骨旋转截骨处愈合良好，给予取出内固定物。术后9个月拍片（病例40图5）右髋关节吻合可，功能恢复良好。

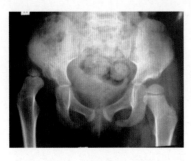 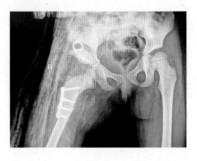

病例40图1　右侧发育性髋关节　　　　　病例40图2　右侧发育性髋关节术后

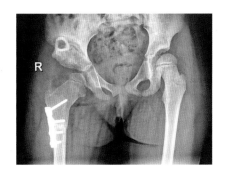

病例 40 图 3　术后 2 个月复查

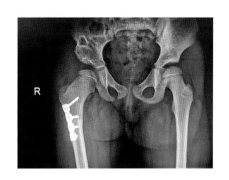

病例 40 图 4　术后 8 个月复查

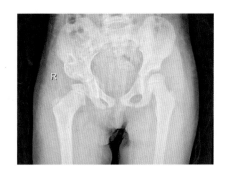

病例 40 图 5　术后 9 个月复查

二、疾病概述

发育性髋关节发育不良（developmental dysplasia of thehip，DDH）又称发育性髋关节脱位，最早被称为先天髋关节脱位，是儿童骨科最常见的髋关节疾病，发病率在 1‰左右，女孩的发病率是男孩的 6 倍左右，随着研究的不断深入，多数学者认为该病除了先天性因素之外，后天因素起着重要作用，而且是可以预防的，因此 1992年北美小儿矫形外科学会将其更名为 DDH[1]。

三、临床表现、检查与治疗

（一）临床表现

早期临床表现并不明显，需仔细鉴别。单侧脱位患儿早期会有会阴部较正常宽，臀部升高，臀纹不对称，大腿皮纹不对称；患侧内收肌紧张，患髋外展活动受限，活动减少，患侧肢体短缩或外旋。行走期的儿童髋关节脱位症状较为明显，若为单侧脱位行走呈跛行步态，若是双侧脱位行走呈鸭行步态。

（二）辅助检查

1. 体格检查

（1）屈膝、屈髋外展试验：若两髋、两膝各屈至 90°后外展不能达到 70°～

80°，应怀疑此病；若只能外展至 50°～60° 则为阳性；若只能外展至 40°～50° 为强阳性；若听到弹响后才能外展至 90° 者，表示脱位已复位。

（2）Galeazzi 征：患儿仰卧，屈膝屈髋 90° 时，患侧膝关节低于健侧，称为 Galeazzi 征阳性。Galeazzi 征对于新生儿来说相差很小，一般不采用[2]。

（3）Ortolani 试验：婴儿仰卧，助手固定骨盆，检查者一手拇指置于股骨内侧正对大转子处，其余四指置于股骨大转子处，另一手将同侧髋、膝各屈曲 90° 并逐渐外展，同时四指将大粗隆向前、向内推压，可听到弹响或感到弹跳，这是脱位的股骨头滑入髋臼所产生，即为 Ortolani 试验阳性，也称弹进试验阳。据此即可诊断先天性髋关节脱位。

（4）Baelow 试验：操作方法与 Ortolani 试验相反，检查者内收双髋时，用拇指向后方推压股骨大转子，此时检查者可感到另一个弹动声音，说明股骨头脱出髋臼，即为阳性，也称弹出试验阳性。

（5）Trende-lenburg 试验：小儿单腿站立，另一腿尽可能屈髋屈膝，此时观察对侧骨盆。正常站立时对侧骨盆上升，若对侧骨盆下降，称为阳性。此试验适用于行走期儿童。

2. 影像学检查

（1）超声检查：可早期发现此症。超声波能够穿透软骨的，特别适合在股骨头尚未出现骨化的 6 个月内的婴儿。应用最广泛的是 Graf 方法。Graf 方法是通过测量 α 角和 β 角，它们分别代表骨性髋臼的角度和软骨部分的角度。根据不同的指标，髋关节被分成四型和数个亚型[3]。超声检查的优点是特异性和敏感性高，均大于 90%，假阴性少；对脱位、半脱位和髋臼发育不良都可以诊断；可对 DDH 的治疗进行动态观察；没有放射损害。其缺点是结果差异大，对检查者要求高。

（2）X 线检查：利用 X 线早期诊断 DDH 具有非常重要的价值[4]。X 线检查适合 6 个月以上者，不建议对 3 个月以内者进行 X 线检查。拍摄髋关节正位片要求患儿安静，下肢与肩同宽，脚尖向内旋转 20° 左右。检查髋臼发育情况和股骨头位置，测量并评估以下指标：①髋臼指数：也称为髋臼角，随着年龄增大髋臼指数逐渐变小，到 10 岁为 12° 后基本不再变化。正常应小于 30°，若大于 30° 可作为先天性髋关节脱位或髋臼发育不良的标志。②Perkin 方格：在骨盆正位片上，通过双侧髋关节髋臼"Y"形软骨顶点画一直线并向两侧延长，再由髋臼外上缘向该线画垂线，从而将髋关节分为四个象限，正常情况下，股骨头的骨化中心、股骨颈喙突在内下象限。若在外下象限为半脱位在外上象限为全脱位。全脱位又分为 3 度[5]。③Shenton 线（沈通线）：正常情况下，闭孔上缘和股骨颈内缘可连续成一完整的弧形曲线，即 Shenton 线。髋关节半脱位或脱位时，此线不连续，呈阶梯状。但需与其他引起髋关节脱位的情况相鉴别。④前倾角：新生儿正常为 25°～35°，患侧股骨颈前倾角加大。股骨颈越短，前倾越大。严重可达 60°以上。

（3）CT 及 MRI 检查:CT 可以很好评价髋关节同心性。MRI 能清晰显示骨、软骨、韧带、关节囊及关节液等各种结构。利用 CT 及 MRI 检查可更为直观、准确地显示髋关节和软组织的结构改变[6]，有望进一步提高发育性髋关节发育不良的诊治水平。

（三）治疗

当前治疗发育性髋关节脱位的一致结论是：尽早发现、尽早诊断、尽早治疗。对于发现时间较晚的患儿，疗效也愈不好，导致残疾的概率愈高[7]。根据年龄不同治疗方法也不同[8]，主要分为保守治疗和手术治疗。目前认为，18 个月以下是保守治疗的最佳年龄段，18～24 个月可以根据患儿情况试行手法复位保守治疗，大于 24 个月髋关节发育和塑性能力大大下降，保守治疗效果较差，一般采用手术治疗。按不同年龄，治疗方法如下。

1. 新生儿和小于 6 个月患儿　诊断最好在新生儿期做出，一经发现立即治疗。最常用 Pavlik 连衣挽具治疗，对于 Ortolani 征阳性的髋关节恢复率达 95%。Pavlik 连衣挽具适合 6 个月内的 DDH 患儿。治疗前 3 周要每周复查 Pavlik 连衣挽具穿戴后的情况，并做超声检查，如果髋关节复位且稳定则延长复查时间，直至超声检查正常。Pavlik 连衣挽具治疗的并发症有：髋关节向下脱位，股神经、臂丛神经麻痹，股骨头缺血坏死等。

2. 6 月龄到 18 月龄患儿　对该年龄段患儿，髋关节的半脱位或脱位应当通过闭合复位或切开复位进行治疗，并将其作为首选治疗方式，对于髋臼发育不良者可以采用支具或髋"人"字石膏固定治疗。我院采用可调式铝板外展架进行治疗，其与传统的石膏等固定方法相比，有制作简单并且可多患者反复应用，节约医疗成本；铝金属 X 线穿透性强，所摄 X 线片清晰；可根据患儿髋关节复位的情况调整铝板外展架的屈曲、外展角度，有利与患儿下肢活动；固定范围小，符合髋关节的生理功能，促进髋关节的新陈代谢，降低髋臼的压力，降低股骨头的缺血性坏死率，解除固定后很快恢复髋关节的正常功能。闭合复位必须在基础麻醉下进行，术中拍片显示复位满意且稳定，则给予支具外固定，要求髋关节屈曲在 100°～110°，外展不能超过 60°，过度外展的支具固定容易造成股骨头缺血坏死。

3. 18 月龄到 8 岁患儿　大于 18 月龄的 DDH 患儿髋臼发育潜力很差，在做髋关节切开复位的同时多数需要做骨盆截骨术，4 岁内的 DDH 患儿可以选择 Salter、Pemberton、Dega 等骨盆截骨，对于脱位高、复位后关节压力大、前倾角和颈干角大的患儿需要同时做股骨近端的短缩、去旋转和内翻截骨。对于大于 4 岁的患儿在做上述手术同时，对于手术后再次脱位等复杂情况，也可以进行骨盆三联截骨手术。

4. 8 岁以上（大龄 DDH）　单侧脱位的治疗目的是最大限度地恢复解剖和功能，为关节置换创造条件。均衡下肢长度预防继发脊柱畸形。双侧脱位无假臼形成者手术并发症预后劣于自然预后，可放弃治疗。双侧脱位有假髋臼形成者易早发性关节炎，可行手术姑息治疗。主要术式是：骨盆内移截骨（Chiari 手术）术、髋臼扩大（槽式延伸，Staheli）术。大龄 DDH 的手术治疗适应证欠明确，手术操作困难，手术并发症多，疗效不确定，故应谨慎采用，并有经验丰富的专职医生参与。

近年来，对于 DDH 的实验研究及临床探索都取得了一定程度的进展。然而要把 DDH 的预防、诊断及治疗提升到一个新的台阶，还需要更加深入的研究。

四、讨论

目前发育性髋关节脱位的病因及发病机制尚不清楚，现在多认为先天因素是基础，后天发育异常是致畸和致残的主要原因。改善髋关节的生物力学关系，恢复头臼同心是我们治疗的原则，为患儿髋关节的再发育提供更多的空间。随着年龄增长，股骨头和髋臼的骨性成分增加，关节可塑性降低，病理变化加重，此时就算治疗也难恢复其功能。因而早期发现、早期诊断及早期治疗显得尤为重要。对于发育性髋关节脱位早期发现及诊断常识的普及也有望能改善本病的预后。近年来，对于 DDH 的实验研究及临床探索都取得了一定程度的进展。然而要把 DDH 的预防、诊断及治疗提升到一个新的台阶，还需要更加深入的研究。

参考文献

[1] 林斌 . 先天性髋关节脱位的诊断与治疗 [J]. 现代实用医学，2009，21（3）：187.

[2] 杨战京，田心义，张建福 . 先天性髋关节脱位的研究进展 [J]. 中医正骨，2003，15（4）：48.

[3] 徐蕴岚，陈博昌 . 正常婴儿不同体位 Graf 法髋关节超声波检查及其临床意义 [J]. 中华小儿外科杂志，2010，31（3）：187.

[4] 潘炳灿，刘英华 . 发育性髋关节发育不良的 X 线诊断价值 [J]. 吉林医学，2011，32（22）：4647-4648.

[5] 李运立，韩银焕，彭建平 . 浅谈先天性髋关节脱位 X 线诊断 [J]. 中华实用医学，2001，3（9）：55.

[6] 杨云霞 . 发育性髋关节脱位的诊断与治疗 [J]. 中国民康医学，2010，22（8）：

1029-1032.

　　[7] 孙德立，肖毅. 发育性髋关节脱位诊断与治疗 [M] 济南：济南出版社，2002，170.

　　[8] 李子荣. 髋关节发育不良和脱位：早期发并分型选择治疗 [J]. 中华外科杂志，2008，46（17）：1281-1283.

病例 41

髋关节翻修

一、病历介绍

患者:赵某某,66 岁,女性,因"右髋关节置换术后 16 年,关节疼痛 1 年余"入院。

现病史:患者于 16 年前因右侧股骨头坏死于我院行人工髋关节置换术,术后患者恢复可,活动可。自觉右下肢逐渐短缩,并右髋关节不适,未行正规治疗。1 年前自觉右髋疼痛明显,并进行性加重,为求进一步治疗,遂来我院就诊,门诊拍片检查后以"右髋关节置换术后假体松动"收入院系统治疗,近日纳眠可,二便调。

体格检查:T 36.5℃,P 80 次 / 分,R 20 次 / 分,BP 130/80mmHg。双肺呼吸音清,无干湿性啰音。心率 80 次 / 分,律齐,无心脏杂音。腹软平坦,肝肾区叩击痛阴性。

专科检查:患者右髋畸形,右下肢短缩明显,右髋外侧见原手术瘢痕,右侧髋关节屈伸活动障碍,外展 30°疼痛,"4"字试验阳性。

辅助检查:聊城市中医医院 X 线示(2019-09-19,病例 41 图 1):右侧髋关节置换术后,假体松动。

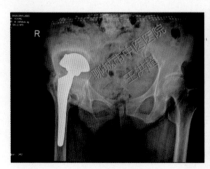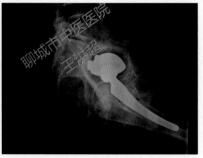

病例 41 图 1　术前 X 线示假体松动并上移

诊疗经过:根据病史及入院查体、辅助检查,该患者诊断为右髋关节置换术后假体松动,入院后完善相关检查,排查手术禁忌证,在全身麻醉、C 形臂 X 线透视机监控下行右侧人工髋关节翻修术（病例 41 图 2 至病例 41 图 4），术后恢复良好（病例 41 图 5）。

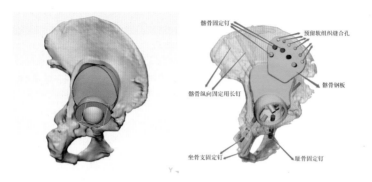

病例 41 图 2　术前 3D 模拟，自行设计假体

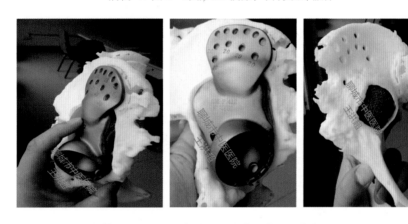

病例 41 图 3　我科自行设计假体（厂家定做）

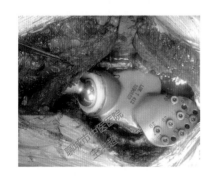

病例 41 图 4　术中安放假体

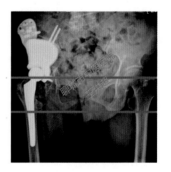

病例 41 图 5　术后复查

二、疾病概述

髋关节置换又称作人工髋关节置换[1]，是将人工假体，包含股骨部分和髋臼部分，利用骨水泥和螺丝钉固定在正常的骨质上，以取代病变的关节，重建患者髋关节的正

常功能，是一种较成熟、可靠的治疗手段。人工关节在国外始于 20 世纪 40 年代，我国在 20 世纪 60 年代以后逐步开展。早期只置换人工股骨头，俗称半髋置换，后发展至全髋关节置换。骨性关节炎、股骨头坏死、股骨颈骨折、类风湿性关节炎、创伤性关节炎、良性和恶性骨肿瘤、强直性脊柱炎等，只要有关节破坏的 X 线征象，伴有中度至重度持续性的关节疼痛和功能障碍，其他各种非手术治疗无法缓解者，都有进行髋关节置换术的指征。人工假体的材质随着科技发展有不锈钢、钛合金、陶瓷等多种。人工假体的使用寿命一般都在 20 年左右。随着髋关节置换术的广泛开展，其手术指征有所扩大，进行髋关节置换的患者也日趋低龄化，手术量不断增加，相应的也有越来越多的患者需要翻修。造成翻修的原因主要有假体周围骨溶解，无菌性松动，假体周围感染，关节置换时人工假体不稳。

三、诊断与治疗

人工髋关节置换术后已经康复，可以正常行走与活动的患者，出现髋部或大腿疼痛，伴有或者不伴有发热，或髋关节不能活动，往往提示假体出了问题，则须明确原因，采取相应措施[2]。

四、探讨

髋关节翻修假体在选择时，不仅要重建稳定的髋关节，还要力求恢复合适的肢体长度和偏心距以获得理想的髋关节力矩。在选择髋关节翻修假体时，髋臼侧和股骨侧的分型对诊断，预后和骨缺损处理非常重要；股骨侧选用广泛微孔图层圆柱形股骨柄或组配式锥度柄可满足绝大多部分骨缺损的需要。股骨近端完全性骨缺损时，可以通过股骨近端置换或异体骨－假体复合组件进行处理。大多数髋臼骨缺损可采用第二代多孔涂层的半球形髋臼杯，髋臼严重骨缺损最常采用髋臼加强环并配合使用第二代多孔涂层的髋臼杯，加强环须借助螺钉固定于坐骨和髂骨。个别情况下，需要使用定制假体。

参考文献

[1] 李军，封挺，陈云辉．髋关节置换术后并发症及其危险因素分析．中国中西医结合外科杂志，2021，27（6）：826-830.

[2]Ryuichi F, Masatake M, Tomohiro et al.Angiosarcoma after revision total knee arthroplasty[J].The Knee, 2021, 28：151-158.

病例 42

右髋关节发育不良

一、病历介绍

患者：高某，女性，31岁。因"自幼跛行，右髋部疼痛不适1年"入院。

现病史：家属诉患者自幼跛行，1岁左右时因"右髋关节疾病"行手术治疗（具体术式不详）。后未行特殊治疗。1年前出现右髋部疼痛，逐渐加重，活动逐渐受限。现为求进一步诊治，来我科门诊就诊，门诊医师查体拍片后以"右髋关节发育不良"收入院。现患者一般情况可，无高热寒战，右髋部疼痛，活动受限，肢端感觉血运活动可。

体格检查：T 36.6℃，P 76次／分，R 19次／分，BP 126/74mmHg，神志清，精神可，头颈胸腹未见明显异常。

专科检查：脊柱无畸形，无压叩痛。右下肢较左下肢短缩约2cm。双髋部无肿胀，左侧腹股沟中点轻度压痛，"4"字试验阴性，左侧髋关节主动屈曲约100°，伸直0°，外展30°，内收30°，内旋10°，外旋20°。右腹股沟中点轻压痛，"4"字试验阳性，右侧髋关节主动屈曲约70°，伸直0°，外展15°，内收20°，内旋0°，外旋20°。双下肢肌力及肌张力可，肢端血运及感觉正常。

辅助检查：双侧髋关节X线片（聊城市中医医院2019-03-12，病例42图1）示：右侧髋臼窝浅小，右股骨头裸露较大，并呈斧头棒变形，持重部位关节间隙变窄，右髋臼及股骨头可见对应性软骨下囊变，边缘硬化。

诊疗经过：根据病史及入院查体、辅助检查，该患者诊断为"右髋关节发育不良"，入院后给予完善术前检查，排除手术禁忌后，在腰硬联合麻醉下行右侧全髋关节置换术（病例42图2）。

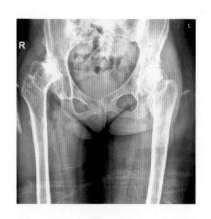
病例 42 图 1　术前双侧髋关节 X 线片

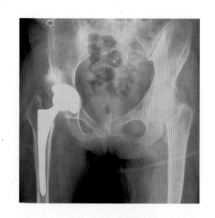
病例 42 图 2　术后双侧髋关节 X 线片

二、病例讨论

　　发育性髋关节发育不良（developmental dysphasia of the hip, DDH）曾用名为先天性髋关节发育不良，是指髋臼先天性发育缺陷导致髋臼和股骨头对应关系不良，长期的应力异常而出现关节软骨退行性改变，股骨头半脱位，甚至局灶性坏死、严重骨关节炎的一种疾病。成人 DDH 大多在 20 ～ 40 岁出现临床症状，双侧病变多于单侧。部分患者也可终生没有症状而不被察觉，早期主要表现为患侧髋关节的疲劳感、酸胀及隐痛，也可发生于其他部位，如腹股沟、臀部、大腿前侧或者大转子上方区域，髋关节局部压痛、叩击、旋转，活动度正常或超常，影响患者日常生活，但经过休息症状会完全消失。中晚期随着时间的推移症状越来越重，疼痛进行性加重，继发跛行，出现休息痛，髋关节半脱位或全脱位并导致肢体短缩畸形，随着骨性关节炎逐渐加重而导致不同程度的关节活动受限[3]。

三、诊断与治疗

　　1. 诊断　体格检查应是早期筛查和诊断的重要手段之一，包括患髋是否关节压痛、跛行、骨盆倾斜、患肢外旋、双下肢不等长，双下肢神经血管的检查、步态的评估、Trendelenburg 试验、Allis 征和 Trendelenburg 征等。影像学检查在 DDH 的诊断方面非常重要，有研究表明，骨盆正位片是评估髋臼发育情况的重要手段。骨盆正位、髋关节正侧位、髋关节外展功能位 X 线片（髋关节勿外旋）等不仅可了解髋关节脱位的情况、髋关节头臼匹配度、是否存在退变性骨性关节炎，同时还能提示是否存在其他髋关节疾病，如类风湿性关节炎、股骨头坏死等。正位 X 线片上估测 CE 角、臼顶角及 Sharp 角，并能显示 Shenton 线是否连续。正常情况下 CE 角＞ 25°，20°～ 25° 是临界状态，若＜ 20° 则表明存在髋臼发育不良；正常成人的臼顶角约 4°～

10°，＞10°则提示髋臼发育不良；成人 DDH 患者髋关节 Sharp 角一般＞45°，髋臼发育不良时 Shenton 线则是不连续的。

对于髋关节明显异常准备行关节置换的患者，术前 CT 检查不但可以全面了解髋臼的形态及骨量，还可以测量股骨前倾角的变化，为假体选择和手术操作提供了重要资料。另外，髋关节 CT 三维重建检查可直观地显示股骨头前、后覆盖的情况，准确地显示髋关节发育不良的类型及髋臼前壁、后壁缺损的情况，从而指导手术[1]。

MRI 能辨清关节内包括骨、透明软骨、纤维软骨、韧带、关节囊、关节内脂肪和关节液等各种结构。另外，MRI 技术是无损害的，不必暴露于放射线下，并且能够真实准确地显示髋关节三维解剖结构，因此将在临床中发挥越来越重要的作用。

2. 治疗　早期患者刚开始无明显的髋关节病变，可能会选择非手术治疗，如口服非甾体类止痛药或注射镇痛剂、改变生活方式等。然而，这并不能从根本上予以治疗，且一段时间后髋关节发育不良可能会进展为髋关节骨性关节炎。因此，在 19 世纪末，有学者提出采用髋臼截骨以治疗 DDH。这一治疗方法适用于有临床症状，但关节活动度良好，没有或只有轻度髋关节退变的年轻 DDH 患者。目前手术治疗主要考虑从改变髋臼的方向和增加髋臼的覆盖面两方面进行，以防止或延缓向中晚期发展。以改变髋臼方向为主的术式目前常用的手术方法有经骨盆髋臼周围截骨法、二联截骨法、三联髋臼周围截骨法。

中期此期髋关节疼痛加重，出现关节半脱位或脱位，轻度骨性关节炎表现，此期的治疗主要是减轻关节疼痛，紧缩关节囊，增强关节的稳定性为目的。主要的代表性手术有 Chiari 骨盆内移截骨术及各种髋臼加盖术（如 Albee 手术、Gill 手术、Wiberg 手术、Ghormleg 手术及 Wilson 手术）等。髋臼加盖手术是一种在髋臼关节囊外上缘外侧行结构性植骨，用克氏针或螺钉固定，从而增强髋臼对股骨头的包容，手术不会改变头臼关系，因此对成年人的适应证较局限，经常与 Chiari 截骨等其他手术联合应用，术后疗效较单一术式好。

晚期髋臼发育不良继发严重骨性关节炎，关节软骨大部分已破坏，软骨下骨质外露及囊性变，骨质增生呈象牙变，髋臼及股骨头变形，关节间隙变窄或消失，临床表现为关节疼痛严重，步行困难，关节活动受限。手术方式主要有髋关节成形术、人工髋关节置换术。此期采取人工全髋关节置换术是最为合适的治疗方案。但由于 DDH 患者髋关节解剖结构异常及其髋关节周围软组织的病理变化，致使手术难度较常规的关节置换难度明显增大。应用人工关节治疗 DDH 可参考经典的 Crowe 分型，在 DDH 的关节置换中，操作上最具有挑战性的应属髋臼侧的重建。大量的临床资料显示，无论以何种方法重建髋臼，人工臼杯的覆盖不能＜75%，主要是因为髋臼的应力传导出现异常会明显增加髋臼的松动，充分的软组织松解、重建髋臼和股骨近端的结构以及正确选择假体是手术成功的关键。股骨转子下叠加截骨的人工全髋关节置换术因短缩股骨，可避免软组织挛缩所致的复位困难，以及肢体延长过多所致的坐骨神经及股神经损伤，是治疗 Crowe Ⅳ 型成人 DDH 的有效术式之一。

DDH 应早发现、早诊断、早治疗，不同年龄、不同程度的髋关节发育不良患者，其治疗方法也不尽相同。治疗从不同角度、不同程度等缓解了患者的疼痛，改善了髋关节的功能，让髋关节发育不良者重新拥有一个功能良好的髋关节。

四、病例讨论

发育性髋关节发育不良（DDH）是指由多种原因导致的髋臼先天发育缺陷，进而由于髋臼包容度及髋关节立线异常而逐渐出现髋关节脱位、软骨退变、严重骨性关节炎的一种常见临床疾病。

结合病史、查体及辅助检查可明确该患者为成人 Crowe Ⅱ 型发育性髋关节发育不良。随着病情进展，现患者髋部疼痛，髋关节功能受限。保守治疗不能改善症状及髋关节功能。故全髋关节置换术为该患者的首选治疗方法。但 DDH 患者的特点是股骨头半脱位甚至完全脱位于髋臼，由于长期骨性刺激不良，髋臼较成人发育小而浅，臼壁骨骼质量差，股骨前倾角大于常人，股骨近端髓腔畸形改变。此类患者由于骨骼、肌肉等组织畸形，手术难度远大于常规全髋关节置换术[4]。

成人发育性髋关节发育不良的治疗需恢复髋关节的正常位置，以使下肢的传导走行方向正常，其次使患侧下肢长度延长或达到接近正常，才能消除腰髋的受力不均，减轻腰髋疼痛，改善畸形和跛行。术前不必常规行牵引复位，因其对复位的作用极其有限，只有通过术中广泛软组织松解或同时做截骨缩短术，才能得到良好的复位。髋臼重建时应综合考虑真臼和假臼局部骨的质量，髋臼假体植入后的稳定性，肢体延长程度及对血管神经的影响等因素。在可能的情况下在真臼位置重建髋臼，从而恢复肢体长度和髋关节正常的旋转中心，降低关节接触应力从而减少假体磨损，同时改善外展及功能以纠正跛行。特别是对单侧脱位者，更应力争在真臼位置重建髋关节旋转中心[2]。Linde 等对先天性髋关节脱位 129 例行人工全髋关节置换的患者 15 年的随访结果显示，在真臼或邻近真臼重建髋关节旋转中心的髋臼假体松动率为 13%，而在距真臼较远部位置入髋臼假体的假体松动率达 42%。由于真臼发育不良，只能使用相对小号假体，髋臼磨锉时应以髋臼窝和泪滴为标志，注意保护髋臼的前侧壁和内侧壁。对股骨髓腔发育细小者，应选择小号股骨柄假体。

成人先天性髋关节发育不良患者，股骨近端的松解要求切除挛缩的关节囊，松解肌腱和筋膜。肢体延长如超过 4cm，可能会损伤坐骨神经，陈鹏等使用小转子上方截骨，同时做大转子截骨，该方法可降低股骨截骨后骨不连可能，同时可方便髋关节复位[5]。

参考文献

[1] 李苏皖，陆斌，谢洋，等 . 人工全髋关节置换治疗成人髋关节发育不良 [J]. 临床骨科杂志，2016，19（1）：38-41.

[2] 罗毅，丁晓川，侯伟光，等 . 全髋关节置换术治疗成人严重先天性髋关节发育不良的近期疗效观察 [J]. 四川医学，2015，（3）：368-370.

[3] 毛宾尧，庞清江，吕厚山，等 . 人工髋关节外科学（第 2 版）[M]. 北京：人民卫生出版社，2010.

[4] 祖启明，刘贵堂，刘宪民，等 . 全髋关节置换治疗先天性髋关节发育不良 [J]. 中国临床医学，2005，12（5）：827-828.

[5] 王旭，周乙雄 . 成人髋臼发育不良的诊断及治疗进展 [J]. 中国矫形外科杂志，2003，11（6）：414-416.

病例 43

骨盆骨折合并脱位

一、病历介绍

患者：刘某某，32 岁，男性，因"左髋部外伤后肿痛，活动受限 3 天"入院。

现病史：患者于 3 天前在嘉明工业园一厂房干活时被机器挤伤，当即疼痛明显，活动受限，由 120 急救车送至眼科医院就诊，予以对症治疗，患者家属为求进一步治疗，由 120 急救车送至我院，门诊拍片检查后以"骨盆骨折合并脱位"收入院系统治疗，近日纳眠可，二便调。

体格检查：T 36.7℃，P 80 次 / 分，R 20 次 / 分，BP 130/80mmHg。双肺呼吸音清，无干湿性啰音。心率 80 次 / 分，律齐，无心脏杂音。腹软平坦，肝肾区叩击痛阴性。

专科检查：患者一般情况可，左髋部肿胀明显，会阴区肿胀明显，左髋部可触及异常活动，左下肢短缩畸形明显，足背动脉搏动可，趾端血运及活动可，余肢体活动自如。

辅助检查：CT 示（2020-07-08，聊城市某专科医院）：左侧骶髂关节、耻骨联合脱位，周围及前后腹壁皮下多发血肿，右侧髋臼骨折，骶骨骨折，尾骨骨折（病例 43 图 1）。CT 示（2020-07-12，聊城市中医医院）：左侧髂骨向外侧移位，耻骨联合明显分离，左侧骶髂关节间隙明显增宽，右侧髋臼前缘骨质不连续，断端略错位，骨折线累及髋臼窝，右侧坐骨见骨折线，断端无错位。$S_3 \sim S_5$ 左侧骶骨翼骨质不连续，部分断端轻度错位，骶尾关节吻合欠佳，近节尾骨略向后、向左移位，近远节尾骨间隙轻度增宽，尾骨轻度成角。L_4 棘突见骨折线，断端无明显错位。X 线示（2020-07-08，聊城市某专科医院）：骨盆脱位，耻骨联合分离（病例 43 图 2）。

诊疗经过：根据病史及入院查体、辅助检查，该患者诊断为"骨盆脱位，骨盆骨折，骶骨骨折，尾骨骨折，L_4 棘突骨折"，入院后予以左下肢持续骨牵引、活血消肿等对症治疗，完善相关检查，排查手术禁忌证后，在全身麻醉、C 形臂 X 线透视机监控下行骨盆脱位切开复位内固定术，术后恢复良好（病例 43 图 3）。

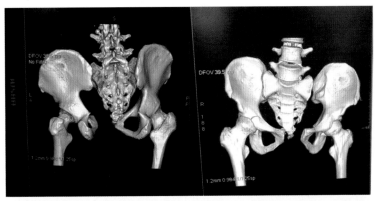

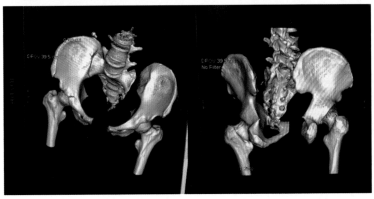

病例 43 图 1　术前 CT 示骨盆脱位

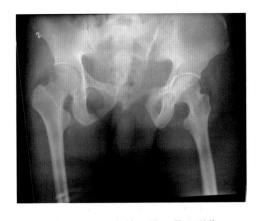

病例 43 图 2　术前 X 线示骨盆脱位，
耻骨联合分离

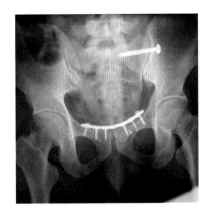

病例 43 图 3　术后复查示接骨板及
骶骨钉联合固定，髋关节吻合良好

二、疾病概述

耻骨联合是由两侧耻骨联合面借纤维软骨构成的耻骨间盘，上下均由韧带加强。耻骨联合分离是一种发生于软组织的损伤性疾病，常发生于妊娠及产后妇女。少部分耻骨联合分离见于车祸等外伤，多合并有骨盆骨折[1]。

车祸伤、坠落伤等外伤引起的骨盆环损伤约占全身骨骼损伤的3%。在骨盆环损伤中，耻骨联合分离是一种常见的损伤形式，多由高能量损伤所致，合并有耻骨联合分离的骨盆环损伤占骨盆骨折24%。外伤所致的耻骨联合分离多由于患者在单腿站立负重时突然滑跌导致单侧臀部着地，使地面的反冲力与自身的体重相互作用或人体耻骨联合部直接受到外来的暴力作用等因素，都可导致人体耻骨联合距离发生改变，出现左右距离增宽或上下错位，出现耻骨联合分离。

三、诊断与治疗

（一）诊断

耻骨联合分离临床特征明显，通过典型临床表现、影像学检查等很容易明确诊断，诊断标准如下：

1. 耻骨联合局部疼痛，髋关节外展、外旋活动受限，翻身困难，单侧或双侧下肢难以负重，不能行走。

2. 检查耻骨联合处有局限性明显固定压痛与叩击痛。

3. 严重错位者，可触及分离间隙。

4. 骨盆挤压或分离试验阳性。

5. 骨盆平片证实耻骨联合分离，耻骨联合间隙＞1cm。

（二）治疗

目前对耻骨联合分离的治疗主要有药物治疗、手法复位、骨盆带固定和手术治疗等，药物治疗一般是止痛对症治疗，手法复位治疗过程复杂，手术治疗创伤大。耻骨联合分离一般治疗需3个月左右。

1. **药物治疗**　主要是应用非甾体抗炎止痛药，如急性期可给予塞来昔布、美洛昔康、依托考昔、扶他林软膏等抗炎镇痛治疗。

2. **手法复位，骨盆制动**　需要专业的康复正骨医师操作，有较好的效果，但操作复杂，失败概率较大。骨盆固定带固定骨盆，取材方便，固定简单，在一定程度上能够减轻患者疼痛，但缺点是生物力学稳定性不可靠。

3. **手术治疗**　妊娠和分娩导致的耻骨联合分离，一般无须手术治疗，分离特别明显，保守治疗无效的患者，可以考虑手术治疗，外伤引起的耻骨联合骨折多合并骨盆骨折，可与骨盆骨折同步手术治疗。

（1）骨盆外固定支架：骨盆外固定支架既可以起到高能量骨盆骨折损伤控制的临时固定作用，亦可以作为终极固定方式，但术后针孔感染、针道松动、皮肤摩擦疼痛等并发症，会影响患者髋关节的活动度。

（2）切开复位内固定：切开复位内固定耻骨联合，恢复骨盆前环解剖形态和骨盆力学功能，减少了分离复位不良、长期卧床等并发症的出现。对比骨盆外固定支架，在外形、穿衣、坐起及皮肤针孔换药等不便方面具有显著优势，两孔动力加压接骨板、四孔重建接骨板、六孔重建接骨板加皮质骨螺钉固定、双接骨板固定等均可用于固定。

四、讨论

由于非手术治疗卧床时间长，复位不尽满意，近年来主张切开复位内固定治疗不稳定骨盆骨折，在骶髂关节脱位＞1cm，髂骨、骶骨骨折移位明显，耻骨联合分离＞3cm，均应手术治疗，对耻骨支骨折，除巨大移位外，不做内固定，手术应在全身情况稳定后操作。

参考文献

[1] 胥少汀, 葛宝丰, 徐印坎. 实用骨科学（第 5 版）[M]. 北京: 人民军医出版社, 2019.

病例 44

股骨颈骨折

一、病历介绍

患者：徐某，39 岁，男性，因"摔伤致左髋部肿痛及活动受限 1 小时"入院。

现病史：患者于 1 小时前在篮球馆打篮球时不慎摔伤，左髋外侧着地，伤后即感左髋部疼痛，站立不能，为求进一步治疗来我院就诊。病程中，患者神志清，痛苦貌，无恶心呕吐，无昏迷，大小便正常。

体格检查：T 36.1℃，P 80 次 / 分，R 20 次 / 分，BP 121/96mmHg。双肺呼吸音清，无干湿性啰音。心率 80 次 / 分，律齐，无心脏杂音。腹软平坦，肝肾区叩击痛阴性。

专科检查：左髋部稍肿胀，左下肢外旋短缩畸形，左腹股沟中点压痛及左下肢纵轴叩击痛，左髋关节主动活动受限；肢端血运、感觉及运动可。

辅助检查：X 线片（病例 44 图 1）示左侧股骨颈骨折，股骨颈段轻度外旋及上移。

诊疗经过：根据病史及入院查体、辅助检查，该患者诊断为"左股骨颈骨折"，入院后完善术前检查，排除手术禁忌证后，在椎管内麻醉、C 形臂 X 线透视机监控下行闭合复位空心钉固定术（病例 44 图 2）。术后 3 个月复诊时，骨折已基本愈合；术后 6 个月复诊时，左侧股骨头未见坏死迹象。

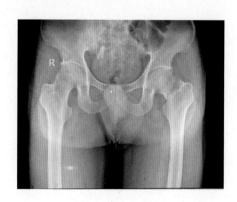

病例 44 图 1　术前 X 线片示股骨颈骨折，Garden Ⅲ型

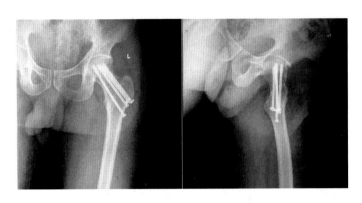

病例 44 图 2　术后 X 线片示骨折解剖复位

二、疾病概述

股骨颈骨折是指由股骨头下到股骨颈基底的骨折，占全部骨折总数的 3.58%。本节介绍股骨颈的囊内骨折，股骨颈基底骨折归属转子间骨折。股骨颈骨折多见于中老年人，其移位骨折难以获得满意的复位和稳定，易发生不愈合，晚期可出现股骨头坏死，老年易发生严重的全身并发症。

造成老年人发生骨折有两个基本因素，骨质疏松骨强度下降，加之股骨颈上区滋养血管孔密布，均可使股骨颈生物力学结构削弱，使股骨颈脆弱。另外，因老年人髋周肌群退变，反应迟钝，不能有效地抵消髋部有害应力，加之髋部受到应力较大（体重 2～6 倍），局部应力复杂多变，因此不需要多大的暴力，如平地滑倒、由床上跌下或下肢突然扭转，甚至在无明显外伤的情况下都可以发生骨折。而青壮年股骨颈骨折，往往由于严重损伤如车祸或高处跌落致伤。因过度过久负重劳动或行走，逐渐发生骨折者，称之为疲劳骨折。

Garden 等根据完全骨折与否和移位情况分为四型：①Ⅰ型为不完全骨折。②Ⅱ型为完全骨折但无移位。③Ⅲ型为完全骨折有部分移位，并有部分骨折端嵌插，股骨头外展，股骨颈段轻度外旋及上移④Ⅳ型为骨折完全移位，股骨颈段明显外旋和上移。关节囊和滑膜破坏严重。

Ⅰ型、Ⅱ型者因为骨折断端无移位或移位程度较轻，骨折损伤程度较小，属于稳定型骨折；Ⅲ型、Ⅳ型者因骨折断端移位较多，骨折损伤较大，属于不稳定骨折。

三、临床表现、诊断与治疗

（一）临床表现

1. 症状　老年人跌倒后诉髋部疼痛，不能站立和走路，应想到股骨颈骨折的可能。

2．体征

（1）畸形：患肢多有轻度屈髋屈膝及外旋畸形。

（2）疼痛：髋部除有自发疼痛外，移动患肢时疼痛更为明显。在患肢足跟部或大粗隆部叩打时，髋部也感疼痛，在腹股沟韧带中点下方常有压痛。

（3）肿胀：股骨颈骨折多系囊内骨折，骨折后出血不多，又有关节外丰厚肌群的包围，因此，外观上局部不易看到肿胀。

（4）功能障碍：移位骨折患者在伤后不能坐起或站立，但也有一些无移位的线状骨折或嵌插骨折病例，在伤后仍能走路或骑自行车。对这些患者要特别注意，不要因遗漏诊断使无移位稳定骨折变成移位的不稳定骨折。在移位骨折，远端受肌群牵引而向上移位，因而患肢变短。

（5）患侧大粗隆升高：表现在：①大粗隆在髂－坐骨结节联线之上；②大粗隆与髂前上棘间的水平距离缩短，短于健侧。

3．辅助检查　X 线检查作为骨折的分类和治疗上的参考。有些无移位的骨折在伤后立即拍摄的 X 线片上可以看不见骨折线，可行 CT、MRI 检查，或者等 2～3 周后，因骨折处部分骨质发生吸收现象，骨折线才清楚地显示出来。因此，凡在临床上怀疑股骨颈骨折的，虽 X 线片上暂时未见骨折线，仍应按嵌插骨折处理，2～3 周后再拍片复查。另一种易漏诊的情况是多发损伤，常发生于青年人，由于股骨干骨折等一些明显损伤掩盖了股骨颈骨折，因此对于这种患者一定要注意髋部检查。

（二）并发症

1．股骨头坏死　坏死的股骨头可塌陷、碎裂、变形，引起创伤性关节炎，严重影响功能。其病理大致分为三个阶段，即坏死期、修复期和塌陷变形期，反映了显微骨折，即骨小梁骨折的骨损害及其修复过程。通常认为股骨头骨坏死由血运障碍而致骨细胞死亡引起，故称缺血性坏死。但许多学者又发现股骨头骨坏死与复位不良，即畸形愈合引起的生物力学异常有密切关系。

2．骨折不愈合　未经治疗的移位骨折由于界面长久存在剪切应力，多不能愈合。

（三）治疗

根据患者的年龄及骨折特点和类型来选择不同的治疗方法。早期解剖复位和绝对稳定的内固定有利于减少股骨头缺血性坏死的概率。

1．无移位股骨颈骨折的治疗　对于无移位或外展嵌插骨折，可将患肢置于轻度外展位，牵引治疗。但临床上经常遇到骨折转变成移位者，而且长期卧床易发生致命并发症，故近来多主张采取内固定，以利于患者早期活动。

2．移位股骨颈骨折的治疗　大部分股骨颈骨折为有移位骨折，除年龄过大且全身情况差，合并心、肺、肝及肾功能障碍不能耐受手术者，均适应手术治疗。

（1）复位方法

1）手法复位：患者仰卧于牵引床上，双下肢伸直，外展30°、双足固定于足托，行持续牵引，至双下肢等长。分别将健肢和患肢内旋20°，再使患肢由外展位内收至中立位或稍外展。

2）牵引复位：术前在病房采用骨牵引1～2周，逐渐复位后手术。复位有效、安全，但延误时间。

3）切开复位：适用于闭合复位失败者。切开直视下易获得解剖复位，降低股骨头骨坏死率。虽然手术损伤相对大，但常属必要。

（2）内固定术：内固定能使骨折达到稳定固定，有益于愈合，便于护理，利于患者早期离床活动以减少严重的全身并发症。

1）空心加压螺钉内固定：一般借助C形臂X线机或加用导航设备，通过导向器准确置入三根螺钉内固定。

2）滑动式钉板系统：该装置借助加压螺钉和接骨板套筒衔接，其加压螺钉固定股骨颈骨折，接骨板与相应股骨干近侧固定，后者起到支撑作用。

3. 人工关节置换术

（1）适应证：①高龄患者；②适用于老年合并内科疾病但能耐受手术者，手术有利于患者早期活动，避免长期卧床引起的严重全身并发症；③陈旧性股骨颈骨折不愈合，股骨头坏死或合并髋关节骨关节炎者。

（2）手术方式：①人工股骨头置换术；②全髋关节置换术。

4. 儿童股骨颈骨折的治疗　儿童股骨颈骨折少见，暴力相对大，移位明显，复位困难。一般采用手法复位，在X线透视引导下，用多针或细螺丝钉内固定。对于外展或无移位骨折可采用牵引或单侧髋"人"字石膏固定治疗。

四、讨论

青壮年股骨颈骨质坚硬，骨密度高，骨折往往由高能量损伤所致。高能量损伤可使股骨头血运遭到一定程度的破坏，导致该年龄段患者骨折不愈合率（约33%）和股骨头坏死率（16%～27%）均较高。股骨颈骨折临床分型有很多种，青壮年股骨颈骨折更适合采用Pauwels分型进行指导[1]。Pauwels角越大，骨折断端处垂直剪切力越大，内固定失败风险越高。由于损伤机制的特点，青壮年股骨颈骨折多为Pauwels Ⅲ型，骨折断端更不稳定，术后并发症率更高。

青壮年股骨颈骨折应首选内固定手术治疗，手术的关键是良好的复位、坚强内固定和早期功能锻炼。股骨颈骨折内固定方式比较多，如空心钉固定、角稳定装置、内侧Buttress钢板支撑技术等[2]。对于青壮年Pauwels Ⅲ型股骨颈骨折，目前尚无规范、有效的解决方法，但应用最广泛的还是倒三角形三枚平行的空心钉内固定，此种内固定方式优点是操作简单、创伤小，可实现滑动加压，利于骨折复位，但术后空心钉退出现象比较常见，股骨颈短缩发生率比较高。股骨颈的短缩虽然不会影响骨折愈合，但当股骨颈短缩超过 5mm 时，髋关节功能就会受到明显的影响，而且股骨颈的短缩会影响股骨头负重区的受力分布，使非主要负重区应力变大，从而增加股骨头坏死的发生概率。虽然"倒三角形"空心螺钉结构抗扭转能力较强，但其抗垂直剪切力和内翻能力较差，把持力欠佳，这是垂直型股骨颈骨折内固定失败的主要原因。

空心钉倒三角形分布，植钉遵循"贴边、平行、品形"六字原则，以实现骨折断端加压和坚强固定，获得最大的生物力学稳定。因空心钉植钉操作简单，疗效明确，故越来越多临床医生希望通过改变空心钉分布构型进一步改善股骨颈骨折治疗效果，避免并发症发生。虎伟山等[3]通过临床研究结果证实，三枚或四枚空心钉内固定治疗股骨颈骨折均具有较好治疗效果，但四枚空心钉内固定治疗对抗剪切应力效果更佳，可有效降低早期内固定失败率。特别是对于年轻的不稳定型股骨颈骨折患者，很多学者更倾向于通过增加一枚空心钉以对抗剪切力，提高生物力学稳定性，但四枚钉如何分布及各自的生物学特性临床研究较少[4]。本研究在传统倒三角型置钉基础上，加用一枚颈中螺钉，可能使骨折应力更加分散，增加了其抗垂直剪切力和内翻力能力，从而更好的防止股骨颈短缩，但有待生物力学的进一步证实。

本病例中，菱形分布的特殊构型决定了骨折的初始稳定性更强，当患者站立时，上下位螺钉作为支撑髋关节的梁，同时中和骨折部位的变形力；而在坐位时，髋关节处于屈曲状态，前后螺钉支撑髋关节中和骨折部位的变形力。因此，菱形配置的四枚螺钉结构提供了髋部运动所有位置的稳定性。既往一些外科医生认为股骨颈没有足够空间植入四枚空心螺钉，特别是身材矮小、平均颈部直径可能较小的患者，但我们在临床过程中植钉并未遇到任何困难。

目前临床上绝大多数医生使用的空心钉是单头半螺纹空心钉，较易造成退钉和股骨颈短缩等现象的发生。有学者建议单头半螺纹与无头全螺纹钉混用。无头全螺纹空心钉设计使其具有更好的静态稳定性，可以减少骨折块滑动加压，能够增强股骨颈轴向抗压能力，从而可以维持长度，有效防止股骨颈骨折术后短缩的发生，为下一步研究提供了新思路。

参考文献

[1] 许一凡，陈美凯，陈雪荣，等．股骨颈骨折临床分型研究进展 [J]．中国骨与

关节损伤杂志，2019，34（10）：1009-1012.

[2] 徐凯航，纪方. 青壮年股骨颈骨折的治疗进展 [J]. 中华创伤骨科杂志，2019，22（6）：549-552.

[3] 虎伟山，李山珠，袁锋. 三枚和四枚空心钉内固定治疗股骨颈骨折的比较研究 [J]. 中国骨与关节损伤杂志，2013，28（4）：307-309.

[4] 吴乾，袁振，郝跃峰，等. 按骨折线倾斜角分型Ⅲ型青壮年股骨颈骨折的治疗进展 [J]. 中华关节外科杂志（电子版），2018，12（6）：42-45.

病例 45

股骨转子间骨折

一、病历介绍

患者：张某，女性，73 岁，主因"摔伤致右髋部疼痛伴活动受限 6 天"，门诊以"右股骨粗隆间骨折"收入院。

现病史：患者于 6 天前在家中走路时因路滑不慎摔伤，致右髋部疼痛，不敢站立。自患病以来，患者纳可，体重无明显变化，大小便可自解。

既往史：既往高血压病史 17 年余，目前口服"卡托普利"控制血压；糖尿病 10 余年，目前口服"二甲双胍片"控制血糖；冠心病 10 余年，脑梗死病史 4 年余，遗留右侧肢体活动不利。

体格检查：T 36.2℃、P 72 次 / 分、R 18 次 / 分、BP 155/84mmHg。老年女性，神志清，营养中等，被动体位，双肺呼吸音粗，未闻及干湿性啰音。心前区无隆起，心界不大，心率 72 次 / 分，律齐，未闻及病理性杂音。腹平软，全腹无压痛及反跳痛。肝、脾肋下未触及。移动性浊音（-）。肠鸣音正常。

专科检查：患者神清，一般情况可，腰背部后凸畸形，右髋部稍肿胀，右下肢外旋短缩畸形，右股骨大粗隆处压痛，右下肢纵向叩击痛（+），髋关节因疼痛主动活动受限，肢端感觉及血运可。

辅助检查：X 线片（病例 45 图 1）示：双侧髋关节间隙可，右侧股骨粗隆间斜行骨折，断端部分错位、嵌插，股骨颈变短，颈干角变小。X 线片（病例 45 图 2）示：腰椎生理曲度不自然，椎体序列正常，腰椎向左侧凸弯，未见滑脱。部分椎体前缘及侧缘见骨质增生。各椎间隙未见异常。髋关节 CT（病例 45 图 3）示：右股骨大、小粗隆间多发骨质不连续，断端轻度错位、成角，下缘轻度嵌插，颈干角减小，周围软组织肿胀。双侧髋关节吻合良好，右侧髋关节腔内可见少量积液。术后复查拍片（病例 45 图 4）示：内固定物在位，未见断裂；骨折对位对线良好，骨折线显示不清。

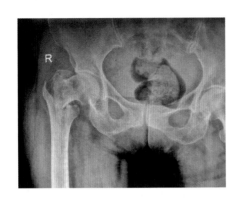

病例 45 图 1　患侧髋关节 X 线片示右股骨粗隆间骨折（AO 型 31-A2）

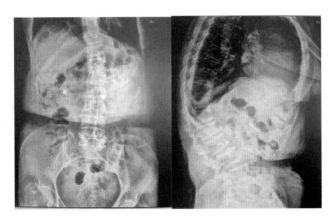

病例 45 图 2　腰椎正侧位示胸腰椎椎后凸、侧弯畸形

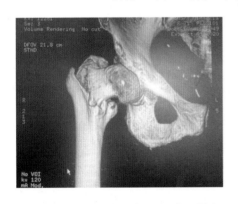

病例 45 图 3　髋关节 CT 示右股骨大、小粗隆间多发骨质不连续，颈干角变小

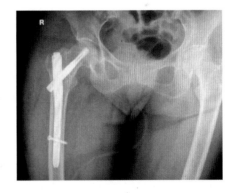

病例 45 图 4　术后复查示骨折对位对线良好，内固定物位置满意

诊疗经过：根据病史及入院检查，明确诊断，排除手术禁忌证，在腰硬联合麻醉下，仰卧位（胸背部垫高）行右股骨粗隆间骨折闭合复位 PFNA 内固定术。术后指导患者功能锻炼。术后 2 周患者功能恢复良好，可助行器辅助下行走。

二、疾病概述

1. 概念　股骨粗隆间骨折也称为股骨转子间骨折，是指发生在股骨大小转子间部位的骨折；大多发生于老年患者，平均发生的年龄在 55.5 岁左右[1]。多数与骨质疏松有关，女性多于男性。发生于老年多为低能量损伤，主要由于老年人功能老化、四肢协调反应敏捷下降而跌倒所致。而少数发生于青壮年，往往由于直接暴力的高能量损伤撞击股骨粗隆部导致的骨折，应注意脑胸腹等其他部位合并伤；由于粗隆部血运丰富，骨折后极少不愈合，由于容易发生髋内翻，高龄患者长期卧床引起并发症较多，病死率为 15%～20%，故被称为老年人最后一次骨折。因此，目前多主张手术治疗，尽可能早期离床活动。

2. 临床表现

（1）症状：患者多有明显外伤史，伤后患肢髋部疼痛，髋部活动受限，不敢站立及行走。

（2）体征：髋部肿胀，大粗隆处可见瘀斑，压痛明显。因为囊外骨折，骨折远折端不受髂骨韧带束缚下肢短缩及外旋畸形明显，可达 90°。

三、治疗

粗隆间骨折的治疗主要目的是早期恢复活动，尽快恢复伤前的功能状态，减少并发症。治疗原则为骨折坚强固定及术后早期肢体活动。保守治疗只适于不能耐受麻醉及手术的患者，以及伤前不能活动且伤后无明显不适患者。

1. 保守治疗　对无移位骨折，用"钉子鞋"等保持患肢外展为 30°～40°；或者皮牵引制动 6 周。移位的骨折采用手法复位股骨髁上或胫骨结节牵引 8～12 周，配合中医骨折三期辨证治疗促进骨折的愈合。但是保守治疗患者卧床时间长，侯德明等指出：卧床期间容易发生髓内翻、肢体短缩、失用性骨质疏松和肌肉萎缩、各种卧床并发症等对于老年患者的生命是一个极大的威胁。Jackman JM[2] 等强调：股骨粗隆间骨折治疗目前除非绝对的手术禁忌证，应该选择早期（48 小时内）手术治疗。

2. 手术治疗　手术治疗的目的为取得骨折断端的稳定性，为骨折愈合创造一个稳定环境；减少临床骨折畸形愈合、不愈合的风险，降低各种保守治疗的并发症，提高患者生活质量。

（1）股骨近端锁定钢板：对于股骨转子间骨折合并有严重骨质疏松者或大转子粉碎、分离或冠状骨折者宜选择应用股骨近端锁定钢板。其为张力侧固定，符合生物固定原则。林晓毅股骨近端锁定钢板可防止应力作用下股骨颈复位丢失，并使骨折与钢板之间通过锁定螺钉形成整体结构具有强大抗拔出力，减少了螺钉脱出发生率，对 Evans Ⅰ、Ⅱ型股骨转子间骨折均有很好的疗效，但由于其偏心固定对于抗股骨头旋转移位作用较差。

（2）DHS 动力髋螺钉：动力髋螺钉由髋拉力螺钉和侧方加压钢板构成，通过术后螺钉在钢板套筒内的滑动，可以在骨折断端进行持续、渐进的加压，减少手术后遗留的断端间隙，提高骨折稳定性，并促进骨折愈合。其缺点为抗旋能力较差，术后常穿丁字鞋或高分子托外固定；术中骨膜损伤大、广泛剥离软组织，破坏血供，影响头颈部血运循环，拆除内固定后易导致骨折发生且股骨头坏死的发生。对于反转子间骨折（A3）禁忌使用 DHS，因为拉力螺钉无法穿过主要转子间骨折，滑动加压会造成骨折的进一步分离而非加压，最终导致内固定失败[3]。

（3）PFNA 内固定：是目前治疗股骨粗隆间较为理想的内固定材料。PFNA 在从力学原理和防止旋转的功能都具有其他固定方式无可比拟的优势。陈宏等研究认为 PFNA 能有效地控制骨折的缩短和内翻畸形，具有操作简单、固定可靠。

（4）InterTAN 髓内钉：是目前最新的髓内固定装置。其主钉近端梯形横截面的设计增强了抗旋转稳定性；主钉具有 40°的外翻角有效保护股骨外侧壁和大粗隆，确保主钉位于髓腔中心；主钉远端采用独特的中空发夹设计，可有效分散远端应力，减少应力骨折及大腿疼痛的发生。InterTAN 在治疗股骨颈骨折中可以有效地防止股骨颈的骨质的丢失，防止骨折断端的旋转；并起到了对骨折断端加压的作用，提高的临床的骨折愈合率。但是价格昂贵，难以被基层医院及大多数患者接受。

（5）人工关节置换术：对于高龄、骨折呈粉碎状、不稳定，骨质疏松明显，内固定难以有效固定的患者可行髋关节置换术。其术后允许早期下地，避免卧床并发症。人工关节置换术治疗股骨粗隆间骨折开始于 20 世纪 70 年代，Cham K 研究认为其优点是手术操作简单、创伤较小、术后患髋关节功能恢复较快，可早期下床负重活动等。感染、髋关节脱位及关节周围骨折等并发症是此手术的缺点。由于骨折常累及股骨矩，近端骨性标志不明显，精准定位前倾角及股骨长度困难，对术者要求较高。

四、展望

综上所述，治疗股骨粗隆间骨折的方法多种多样，如何选择一个最适合患者的治疗方式显得十分重要。这就要求临床医生充分分析患者骨折病情和骨折的类型；熟悉各种内固定的适应证及其优缺点；结合患者及医院的设备等客观条件选择一种最好的治疗方案。原则上，如果患者无明显禁忌，建议早期进行手术治疗。

参考文献

[1] 裴福兴，陈安民. 骨科学 [M]. 北京：人民卫生出版社，2016：262-266.

[2]Jackman JM，Watson JT.Hip fractures in older men[J].Clin Geriatr Med，2010，26（2）：311.

[3]Taeger G，Schmid C，Zettl R，el al.Stable and unstable pertroehanteric femoral fractures.Differentiated indications for the dynamic hip screw[J].Unfallchirurg，2000，103（9）：741-748.

第四章 下肢损伤

病例 46

右股骨假体周围骨折

一、病历介绍

患者：孙某某，女性，69岁。摔伤右大腿疼痛、肿胀3小时。

现病史：患者于3小时前在家走路时滑倒，伤及右大腿当即肿痛、不敢活动。遂来我院就诊。门诊查体、拍片后以"右股骨假体周围骨折"收入院。现患者神志清，精神可，右大腿肿胀、疼痛，不敢活动，无发热寒战，纳眠可，二便调。

既往史：既往体健，否认高血压、冠心病、糖尿病病史，否认肝炎、结核等传染病病史，否认药物及食物过敏史。10余年前因右股骨颈骨折于我院行右侧股骨头置换术，并在术中输血，预防接种史随当地。

个人史、月经及婚育史、家族史：生于原籍，现居聊城，居住及生活条件可，否认外地久居史及疫区接触史，无工业毒物、粉尘、放射性物质接触史，无冶游史。否认烟酒嗜好。月经史正常。适龄结婚，子女体健。否认家族遗传病史。

专科情况：脊柱居中，正常生理弯曲。右大腿肿胀、压痛，可及骨擦感，右下肢较健侧短缩5cm，肢端血运感觉及活动可。

辅助检查：X线片（2019-04-23，聊城市中医医院）示右股骨近端可见骨质不连续，断端向外侧成角（病例46图1）。

初步诊断：右股骨假体周围骨折（血瘀气滞）。

治疗：行右侧人工全髋关节翻修术。

术后复查 X 片见病例 46 图 2。

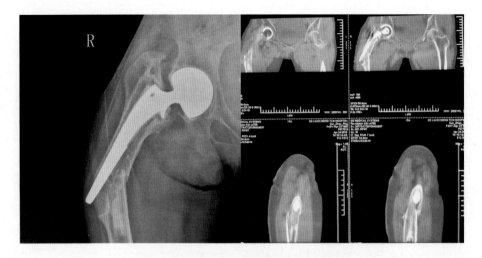

病例 46 图 1　术前 X 线片

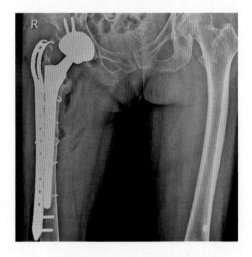

病例 46 图 2　术后 X 线片

二、疾病概述

随着世界人口老龄化的速度增加，行髋关节置换的患者数量也逐年增加，假体周围骨折的发生率与报告率也逐渐上升，近年我国人工关节置换手术发展迅速，技术的进步也大大的扩展了关节置换的适应证，平均寿命的延长也导致了老年人髋关节置换数量的极增，作为下肢最重要的运动关节之一，若出现髋关节假体周围骨折将在很大程度上影响患者生活质量，导致严重的并发症或功能障碍[1]。

三、诊断与治疗

目前对于假体周围骨折应用最为广泛的为 Duncan 等[2] 提出的 Vancouver 分型，对于股骨假体周围骨折通常依据其不同分型的有其相应的初步治疗建议，其依据影像学结果评估骨折部位、假体稳定性及骨量情况进行分型：Vancouver A 型骨折通常是位于大转子与小转子的骨折，通常为稳定型骨折，对于骨折移位＜2mm 的通常予保守处理，而对于骨折不稳定或移位超过 2.5mm 及外展受限的患者，确认了髋关节的稳定性后可予内固定处理，对于内侧壁游离的骨折碎片固定不佳，可加用线缆系统或捆扎带进行固定处理，对于小粗隆骨折由于假体失去内侧支撑可能出现髋内翻而影响假体的稳定性而需翻修治疗；Vancouver B 型通常指骨折部位位于假体柄的周围，是临床最为常见的类型，B1 型骨折的假体稳定，B2 型骨折的假体松动但骨量正常，B3 型骨折的假体松动伴大量骨量丢失。对于假体松动的判断，临床上通常是基于患者临床表现及影像学进行判断，对于假体松动的患者，术前仅有 70％能依据影像学及查体判断出来，有 47％的患者需在术中才能被最终判断为假体松动。这也因此造成了 B1 型与 B2 型可能出现术前的诊断失误，若存在松动的假体仅按照 B1 型假体周围骨折进行治疗，则再手术风险明显升高，因此对于目前依据分型指导的 B1 型骨折以切开复位内固定为主，B2 型骨折以跨过骨折端 2 倍于股骨直径的加长柄翻修为主[3]，B3 型以翻修联合钢板内固定、植骨为主（以上分型指导的手术均辅或不辅以线缆系统或环抱器等其他固定装置），在临床上更应注重术前对髋关节的评估以制订最合适的个体化治疗方案。

四、经验总结

髋关节置换术是治疗髋关节疾病的重要方式，随着手术的广泛使用，并发症不断被发现，常见的是股骨假体周围骨折。股骨假体周围骨折是因为骨质疏松、股骨解剖结构异常、假体选用不当等引起。有效分析其影响因素，对于预防手术中的并发症和骨折有重要意义，有利于提高患者手术的成功率，促进患者良好的恢复，减少并发症的发生。髋关节置换术的患者，固定类型、年龄、性别与股骨假体周围骨折有关。主要危险因素是使用生物型假体固定、女性、老年患者。女性发生率高于男性，与女性患者的多种不良因素有关，女性患者本身容易发生关节炎等疾病，由于服用激素或者抗生素过多，骨组织所在的髓腔比较细或者比较狭窄，容易造成女性此并发症。

股骨假体周围骨折与骨质疏松密切相关，对于老年患者来说，年龄较大，骨密度水平降低，容易出现骨质疏松。我国老龄化不断加剧，骨质疏松发病人数也不断增加。骨质疏松在中老年群体中都容易发生，老年髋关节置换术患者风险更高，生物型假体固定类型明显比骨水泥型更高。生物型假体固定中，深入到患者的假体，依靠骨组织，髓腔锉假体紧密贴合骨床，增加了并发症的风险。骨水泥是一种化学聚合制剂，有效稳定人工关节骨内部，并且有良好的抗冲性，降低股骨假体周围骨折风险。实施髋关节置换术中，性别、年龄和固定类型都是影响股骨假体周围骨折的因素。在临床治疗中，医生应该对患者进行充分的评估，规范手术操作，尤其要注意女性患者和高龄患者，选择合适的固定方式和手术方案。

参考文献

[1] 周金华，王愉思，盛斌，等.髋关节置换术后股骨假体周围骨折手术治疗的疗效分析 [J]. 中国骨伤，2021，34（3）：255-259.

[2]Duncan CP, Masri BA.Fractures of the femur after hip replacement[J].Instructional course lectures, 1995, 44：293-304.

[3]Mauro S, Andrea S.Vancouver B2 periprosthetic femoral fractures：a comparative study of stem revision versus internal fixation with plate[J]. European journal of orthopaedic surgery & traumatology：orthopedie traumatologie, 2018, 28（6）：1133-1142.

病例 47

右股骨粗隆间粉碎性骨折

一、病历介绍

患者：许某某，48 岁，男性。主诉：因"车祸致右髋部肿痛、活动不利 2 小时"于 2018 年 11 月 27 日入院。

现病史：患者于 2 小时前发生车祸，伤及右髋部致肿痛、活动不能，当时无昏迷，无恶心呕吐，急来我院就诊，经门诊查体、拍片后以"右股骨粗隆间骨折"收入院。患者现神志清，精神可，无寒战高热。右髋部肿胀明显、疼痛明显，纳眠可。二便调。

既往史：既往体健，否认高血压、冠心病等病史，既往有青霉素过敏史，否认食物过敏史，否认肝炎、结核等传染病病史。29 年前因右股骨颈骨折于我院行牵引治疗，否认输血史，预防接种史随当地。

个人史、婚育史及家族史：原籍出生，现居聊城，居住及工作条件可，无工业毒物、粉尘、放射性物质接触史，无冶游史。否认烟酒嗜好。适龄结婚，子女体健，否认家族遗传病史。

体格检查：T 36.5℃，P 80 次 / 分，R 19 次 / 分，BP 113/81mmHg，神志清，精神可，纳眠可，二便调，头颈胸腹查体未见明显异常，脊柱居中，无压痛。右下肢外旋位短缩畸形，较对侧短缩约 3cm，右髋部中度肿胀，大粗隆叩击痛阳性，足跟叩击痛阳性，右髋关节屈伸活动受限，肢端感觉血运活动可。

中医望、闻、切诊：患者神情痛苦、气息均匀，舌质暗红，苔白，脉弦。

影像检查：①X 线片示：右股骨颈骨折，股骨端向上移位，股骨颈阙如。②双髋CT 示：右侧股骨颈骨质不连续，断端硬化、分离，远端断端向后上方分离、错位。右股骨粗隆间骨皮质变薄并轻度膨胀，见多发骨质不连续，呈粉碎性骨折，断端向周围分离、错位，内密度不均匀性增高，似见分层，见骨片陷落征。右侧髋关节吻合可，关节腔内可见积液，周围软组织肿胀。右侧髋部肌肉萎缩。左侧髋关节未见明显异常（病例 47 图 1）。

诊疗经过：术前诊断为"右股骨粗隆间粉碎性骨折，右股骨颈陈旧性骨折，右股骨近端骨肿瘤。"入院后完善相关检查排除手术禁忌证，可耐受手术。手术方式为右侧人工全髋关节置换术＋粗隆间骨折切开复位内固定术（病例47图2）。

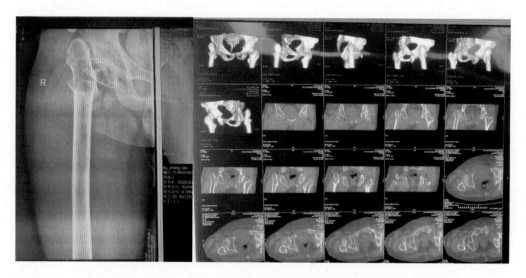

病例47图1　术前

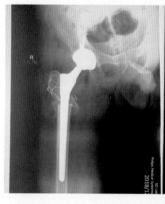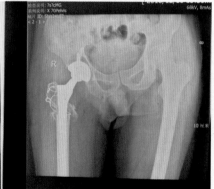

病例47图2　术后

二、疾病概述

股骨颈骨折和股骨粗隆间骨折是股骨近端骨折中最常见的两种类型，但两种骨折出现于同侧的情况比较少见，目前应用较广泛的髋部骨折分型中均未涉及这类骨折[1]。高质量且详尽的术前检查应包括骨盆及患侧髋部正侧位X线片，患侧髋部的CT及其三维重建[2]，避免遗漏重要的骨折线，完备的术前检查将有助于术前计划的制订，并为手术的顺利进行奠定良好的基础。

三、诊断与治疗

针对高龄股骨粗隆间骨折合并股骨颈骨折患者，临床多采取保守治疗方案，长期卧床过程中易引发一系列并发症，如：压疮、肺部感染、泌尿系统感染等，影响治疗效果和患者康复状况，甚至导致患者死亡。保守治疗方案已经无法满足临床治疗的需求。随着医疗技术的快速发展，人工髋关节置换术以其安全性高、疗效确切的特点，受到了高龄患者及其家属的青睐。患者早期实施该治疗方案，可降低死亡率、改善患者预后[3]。

四、经验总结

近年来，人工髋关节置换术被广泛地应用于股骨粗隆间骨折的治疗中。在对老年股骨粗隆间骨折患者进行人工髋关节置换术时，施术者使用钢丝环扎大小粗隆，从而起到机械固定的作用。本病例中患者合并股骨颈陈旧骨折，综合评估后选择人工全髋关节置换术，同期手术解决了问题，使患者早期功能锻炼、下床活动，及早恢复日常生活，术中需注意掌握双下肢长度、手术肢体的术后舒适康复等。

参考文献

[1] 季佳庆，樊健，袁锋. 同侧股骨颈伴股骨粗隆间骨折的治疗进展 [J]. 中国骨与关节损伤杂志，2020，35（2）：220-222.

[2]Miquel Videla-Cés, Sales-Pérez, José-Miguel, et al.A retrospective cohort study of concomitant ipsilateral extra-capsular and intra-capsular fractures of the proximal femur. Are they casual findings or an undervalued reality？[J].Injury，2017，48（7）：1558-1564.

[3] 夏厚纲，王丹丹. 人工股骨头置换术治疗高龄股骨粗隆间骨折合并股骨颈骨折的疗效及预后分析 [J]. 中国民康医学，2018，30（13）：52-53.

病例 48

股骨骨折术后不愈合微创植骨

一、病历介绍

患者：薛某某，18岁，男性，因"左股骨干骨折术后8个月骨折不愈合"入院。

现病史：患者于8个月前被车撞伤，于莘县某医院手术治疗，术后8个月复查，骨折断端未见愈合表现，为求进一步治疗来我院，门诊检查后以"左股骨干骨折术后不愈合"收入院系统治疗，近日纳眠可，二便调。

体格检查：T 36.5℃，P 80次／分，R 18次／分，BP 120/75mmHg。双肺呼吸音清，呼吸运动对称，双侧语颤对称，无干湿性啰音，无胸膜摩擦音。心率80次／分，律齐，无心脏杂音。腹软平坦，无压痛，无反跳痛，肝肾区叩击痛阴性。

专科检查：脊柱无畸形，左大腿轻度肿胀，足背动脉搏动可，趾端血运及活动可，余肢体活动自如。

辅助检查：X线片示（2018-10-11，莘县某医院，病例48图1）：左侧股骨干中段骨质断裂，接骨板固定，骨折线清晰，未见骨痂形成。

诊疗经过：根据病史及入院查体、辅助检查，该患者诊断为"左股骨干骨折术后不愈合"，入院后完善相关检查，予以接骨膏外用，骨折治疗仪及体外冲击波刺激骨折愈合，效果不明显，完善相关检查，排查手术禁忌证后，在椎管内麻醉、C形臂X线透视机监控下行左股骨干骨折不愈合椎间孔镜下微创植骨术，术后骨折愈合良好（病例48图2、病例48图3）。

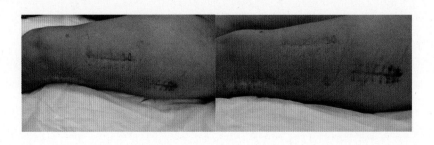

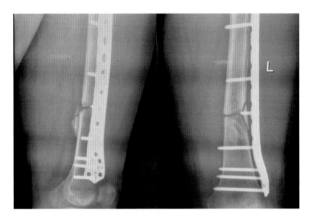

病例 48 图 1 骨折术后 8 个月，骨折断端未见骨痂形成

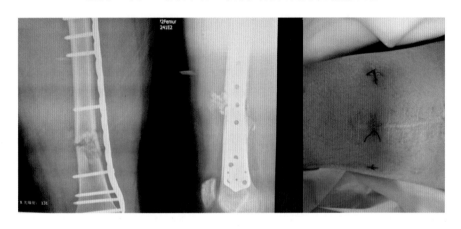

病例 48 图 2 微创植骨术后

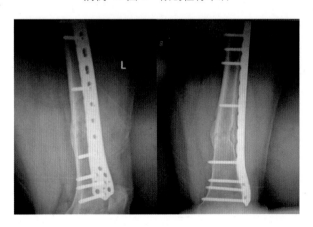

病例 48 图 3 微创植骨术后 6 个月复查，骨折愈合良好

二、疾病概述

骨折愈合时间超过 6 个月则可诊断为骨折不愈合。根据骨折处理 AO 原则，临床

和影像学特征明显显示骨折愈合时间延长情况下，除非伴有骨丢失，否则骨折后 6～8 个月仍然不愈合，则宣告为骨折不愈合。其致病因素较复杂，目前尚无明确病因，主要临床表现为骨折部疼痛、功能受限，甚至残疾。目前其治疗方法包括保守治疗及手术治疗[1]。

骨折愈合的生理过程取决于许多内源性和外源性因素，当愈合过程中出现任何干扰，均可能会出现骨折延迟愈合或不愈合。内源性因素主要是患者本身因素，包括遗传、系统性疾病等。外源性因素主要为烟酒、药物、损伤特征及相关因素等[2]。

1. 内源性因素

（1）遗传因素：特异性的基因变异和异常的基因表达是许多疾病的内在原因，骨折不愈合也是其中之一，该类的骨折不愈合在临床上大多属于难治性骨折不愈合和病因不明的病例。

（2）系统性疾病：营养状态差导致骨折愈合过程中相关蛋白含量下降，骨折中含量最丰富且在骨折愈合过程中具有重要影响的蛋白质是不同类型的胶原蛋白和骨形态发生蛋白。胶原蛋白是骨骼中最丰富的蛋白质。与骨愈合有关的其他类型的胶原是胶原蛋白 X 和胶原蛋白 XI。骨形态发生蛋白（bone morphogenetic protein，BMP）在软骨形成、成骨、血管生成和细胞外基质合成等过程中发挥重要作用，因此 BMP 贯穿了整个骨折愈合过程，营养状态差导致 BMP 缺乏将一定程度上影响骨形成。而营养过剩导致肥胖，肥胖患者骨折固定后活动困难容易诱发骨折不愈合。骨质疏松症是一种常见的代谢性骨病，与骨折风险增加有关，也是骨折不愈合的危险因素之一。

（3）血供不足：局部血液供应是影响骨折愈合的最根本因素，骨折缺血段容易发生缺血坏死而影响愈合。

（4）骨折断端接触不良：骨与骨之间的接触是骨折愈合必不可少的条件之一，骨折端接触面积越小越容易发生骨折不愈合。

2. 外源性因素

（1）吸烟及酒精：吸烟会降低骨折愈合率，延长愈合时间。对于所有骨折，吸烟者较非吸烟者的平均愈合时间更长。烟草中的尼古丁和一氧化碳可抑制骨髓来源的巨噬细胞中 RANKL 诱导的破骨细胞生成和破骨细胞再吸收活性，导致骨丢失，延缓了骨折愈合。酒精滥用也是骨折愈合受损的重要原因，酒精会诱发成骨细胞的功能发生障碍，造成骨折不愈合。

（2）药物：骨折愈合障碍有关的药物主要是糖皮质激素、化疗药物、抗凝血剂、阿司匹林和非甾体抗炎药。非甾体抗炎药可能干扰正常骨折愈合生物学，导致延迟愈合或不愈合。环丙沙星、左氧氟沙星、曲沃福尔沙星可降低细胞增生和 DNA 合成。高浓度庆大霉素可降低成骨细胞祖细胞增生，干扰正常骨愈合，大剂量四环素会损害骨骼的生长和成熟。

（3）感染：骨折断端周围感染，容易产生导致骨不连发生的局部环境，如引起骨折端和软组织的坏死，延长局部充血时间，导致骨折端的坏死和吸收更为明显，最终导致骨折不愈合。

三、诊断与治疗

（一）症状

骨折不愈合的典型症状是疼痛、畸形、活动受限，严重者残疾，部分患者会因病情治疗周期过长及疼痛、功能受限的影响引起心理异常，如抑郁、失眠等，严重者会有并发骨髓炎可能。

1. 典型症状

（1）疼痛、畸形：因骨折不愈合引起肢体力线发生改变，骨骼的支撑作用受到抑制，局部产生炎症诱发疼痛，长期导致肢体畸形。

（2）活动受限、残疾：因骨折不愈合引起机体疼痛，使肢体正常的关节功能受到抑制，引起肢体活动受限，严重者可导致残疾、无法行走等不良后果。

2. 其他症状　部分患者会因病情治疗周期过长引起心理异常，有失眠、抑郁等情况。

3. 并发症　骨髓炎可继发于感染性骨折不愈合，骨髓炎是一种骨的感染和破坏，可由需氧或厌氧菌，分枝杆菌及真菌引起。骨髓炎好发于长骨，糖尿病患者的足部或由于外伤或手术引起的穿透性骨损伤部位。儿童最常见部位为血供良好的长骨，如胫骨或股骨的干骺端。

（二）辅助检查

1. X线　骨折不愈合的X线片表现为骨断端间隙加大，甚至骨萎缩，可观察到断端骨变尖，与正常骨横截面相比变细。还可见骨折线仍然清晰，没有连续性骨痂通过骨折线。

2. CT　CT扫描可以发现普通X线不能显示的骨折线，同时还可以显示充满大量骨痂的肥大性骨折不愈合中持续存在的骨折线。

3. MRI　MRI可以准确显示长骨端血供情况，有助于判断骨折断端活性，为治疗方案的选择提供参考。

4. 骨特异性碱性磷酸酶检查　骨特异性碱性磷酸酶（ALP）已被证明在长时间内升高，是骨折愈合过程中一个潜在的预后指标。血清ALP水平增高表明患者骨代谢增加，其升高水平与骨质疏松程度呈平行关系，骨质疏松症是由于成骨细胞和破骨细胞功能失衡，使骨表现为骨矿物质减少与骨密度降低，骨形成减少，骨形成与骨丢失平衡失调，常常骨丢失大于骨形成，测定血清 β-ALP 的水平可以监测抗骨代谢治疗的效果。

（三）治疗

1. 药物治疗　目前尚无有效治疗骨折不愈合药物，药品仅作为辅助使用。其种类多为中成药，以接骨续筋作用为主，如伤科接骨片、壮骨强筋片。

2. 手术治疗

（1）髓内钉治疗：髓内钉动力化能改善骨愈合，可作为一线手术治疗推荐。髓内钉动力化的基本原理是增强骨折部位微动，刺激愈合。同时使用更长的髓内钉能够更好地填充整个髓内管和使用更多的锁定螺钉，也有助于稳定生物力学结构。

（2）外固定治疗：用于骨不连治疗的外固定为非骨折部位提供高的稳定性和压迫性。此外，外固定可以进行具有或不具有缩短的骨切除，以及随后的骨搬运或延长。环形外固定架是治疗骨不连的有力工具，利用牵张成骨技术可制造高质量、生物正常，甚至是大规模的新骨。

3. 骨移植替代物　目前，对于骨不连患者的黄金标准治疗仍是采用自体或异体骨移植进行骨移植。自体骨移植的治疗可从髂骨获得，对骨缺损部位进行植骨，以促进骨愈合。

4. 其他治疗

（1）干细胞治疗：骨髓间充质干细胞在骨修复中起着至关重要的作用，细胞疗法可以作为自体骨移植的替代方案。是目前最适合诱导骨修复的细胞，因为它们具有很强的成骨潜能，并且很容易通过培养髂嵴抽吸物获得。可以在损伤部位植入大量骨祖细胞，单独作用或与基质结合，参与骨折修复。

（2）冲击波疗法：冲击波治疗是一种辅助性治疗方式，可以定义为具有某些物理特性的声波脉冲。体外冲击波治疗是一种强烈但非常短的能量波，比声速快，翻过皮肤和浅表组织，聚焦在所需的组织深度。冲击波可促进骨髓基质细胞的生长和分化以及介导人骨髓基质细胞成骨活化，对浅表位置的骨折不愈合疗效较好。

四、经验总结与讨论

骨折不愈合后，若不接受正规治疗，骨折部位经久不愈合，患者局部骨骼功能将会逐渐丧失，导致患者局部的肌肉萎缩甚至骨坏死，严重者将会截肢、瘫痪，生活质量将会严重受到影响。经过正规治疗后，治疗预后良好，除了极少部分并发感染、畸形以及骨缺损患者需要多次手术达到愈合之外，大部分患者经治疗后都能够恢复患肢功能，有效提高生活质量。

参考文献

[1] 胥少汀,葛宝丰,徐印坎. 实用骨科学（第5版）[M]. 北京：人民军医出版社，2019.

[2] 蔡金池，张通，袁志发. 股骨干骨折不愈合现状及研究进展 [J]. 甘肃医药，2021，40（09）：769-772，776.

病例 49

股骨近端转移瘤并病理骨折

一、病历介绍

患者：黄某，63 岁，男性，因"左大腿肿痛、活动不利 1 天"入院。

现病史：患者于 1 个半月前无明显诱因出现左侧大腿疼痛、活动不利，行走时加重，在我院住院，具体的影像检查见辅助检查。左肺穿刺活检病理示：符合小细胞癌。患者 1 天前翻身时突感左大腿肿痛、活动不利，为进一步治疗，转回我院。刻下患者左大腿肿痛，活动不利，纳少，眠差，二便调。

专科检查：左大腿肿胀明显，畸形，压痛，可及骨擦感，足背动脉搏动可，趾端血运及活动可。

辅助检查：X 线片示（2020-12-03，病例 49 图 1）：左股骨近端骨折，断端周围骨质呈溶骨性改变，边缘模糊欠清晰，远断端略向内侧移位，骨折线清晰。CT（2020-11-17 本院）示：①左肺上叶肿瘤，建议 CT 增强扫描；②双肺符合慢性支气管炎、肺气肿、肺大泡 CT 表现；③双肺慢性炎性改变（含间质性改变）；④右肺结节灶，转移不除外，建议随访；⑤右侧胸膜增厚；⑥左侧股骨上段骨质破坏，考虑转移；⑦左肺上叶磨玻璃灶，建议随访；⑧左侧肾上腺结节样改变，建议随访；⑨左侧股骨颈疝窝。PET-CT（2020-11-23 山东省肿瘤医院）：左肺上叶肿块伴 PDG 高代谢，考虑左肺上叶癌累及临近胸膜，伴多发骨转移，胰头高代谢结节，不排除胰腺癌，右肺下叶炎症，肺气肿，肺大泡，双肺门、纵隔炎性淋巴结略高代谢，肝内钙化灶，左肾囊肿。

诊疗经过：根据病史及入院查体、辅助检查，该患者诊断为"左股骨近端病理骨折，肺癌并多发骨转移，胰腺癌，双肺慢性支气管炎，肺气肿并肺大泡形成，双肺慢性炎症，腰椎管狭窄症，腰椎骨关节病。"入院后完善必要检查，排除手术禁忌，予在全身麻醉下行左股骨近端病理骨折瘤段切除人工股骨头置换并髂腰肌、臀中肌重建术。术后恢复良好，术后 3 周下床（病例 49 图 2～病例 49 图 5）。

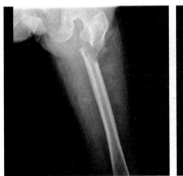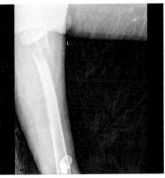

病例 49 图 1 X 线片

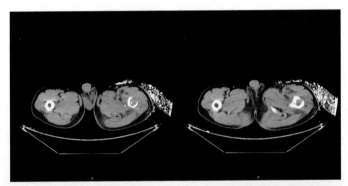

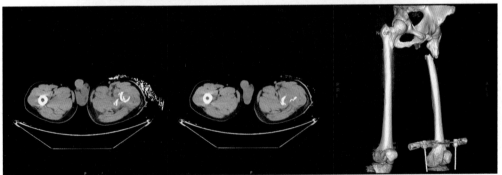

病例 49 图 2 术前 CT（2020-12-10）

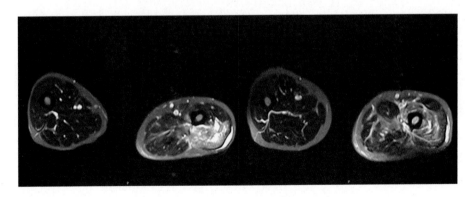

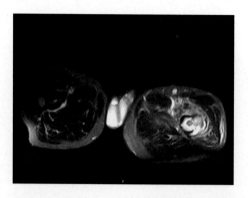

病例 49 图 3　术前 MRI（2020-12-14）

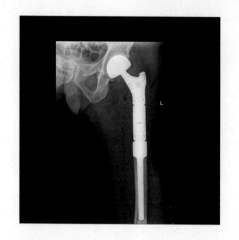

病例 49 图 4　术后拍片（2020-12-16）

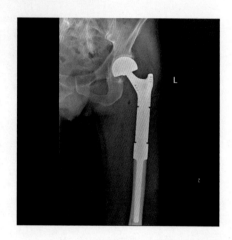

病例 49 图 5　术后复查（2021-01-02）

二、疾病概述

肺癌是目前世界范围内最常见的肿瘤类型，约占肿瘤死亡率的 20.7%。全国肿瘤登记中心最新发布的数据显示，在我国恶性肿瘤中，肺癌是发病率最高，也是死亡率最高的肿瘤类型。

临床将肺癌大致分为非小细胞肺癌（none small cell lung cancer，NSCLC）和小细胞肺癌（small cell lung cancer，SCLC）两种类型。小细胞肺癌约占新发肺癌病例的 15%～17%，是一种起源于支气管内神经内分泌前体细胞的恶性肿瘤，其发病与吸烟密切相关，是肺癌中分化程度最低、恶性程度最高的类型。小细胞肺癌侵袭性极强，生长迅速，易出现早期广泛转移[1]。

在整个病程中，约 90% 的小细胞肺癌患者出现其他器官的转移。颅脑是最常见的转移部位；其次是对侧肺部、肝脏、肾上腺及骨转移也很常见。相较于其他类型的肺癌，骨转移在小细胞肺癌患者中更为常见。根据之前的报道，27%～41% 的小细胞肺癌患者以骨转移为首发症状，而无原癌表现。在发生骨转移的患者中，绝大部分患者骨转移的发生时间早于其他脏器的转移（约80%）。由于骨转移所致的剧烈骨痛及严重并发症,骨转移对患者的生存、预后及生活质量均有负面影响。在小细胞肺癌患者中,大多数骨转移灶为溶骨型病变,发生骨相关事件（skeletal related events, SREs）的危险性较高。此外,骨相关事件也使小细胞肺癌的治疗过程更加复杂,增加了临床诊疗难度和患者医疗花费。骨相关事件定义为与肿瘤患者骨转移相关的事件,包括病理性骨折、需要放疗或手术。根据之前的报道,骨相关事件的发生对患者的生存有负面影响,发生骨相关事件的患者与未发生骨相关事件的患者相比预后较差。伴随着疾病进展及治疗选择的减少,骨转移患者发生骨相关事件的次数也会增加。骨相关事件发生次数的增多不仅对患者的生活质量、体能状态及整体功能产生不利影响,也会潜在的缩短患者的生存时间[2]。

小细胞肺癌骨转移的治疗方面,目前针对骨转移灶的靶向治疗及精准治疗尚未普及,临床主要是以改善症状的姑息治疗为主。

在骨转移治疗中,镇痛治疗是很重要的一方面。非甾体类抗炎药可单独用于骨转移引起的轻度疼痛,并可与麻醉性镇痛药联合应用于更严重的疼痛。糖皮质激素、三环类抗抑郁药、抗惊厥药和精神安定剂,都可与阿片类药物联合应用增强镇痛效果。

放射治疗是缓解骨转移疼痛的姑息治疗中最常用的治疗方法,可稳定即将发生的病理性骨折。当前已发表的关于肺癌骨转移灶放射治疗的研究中,放疗的剂量分割方式并不统一。肺癌骨转移诊疗专家共识（2014版）中推荐体外放射治疗作为肺癌骨转移姑息放射治疗的首选。对于双膦酸盐治疗及化疗缓解无效的严重疼痛、椎体不稳、即将发生的病理性骨折、脊髓压迫（已出现脊髓压迫症状的患者应首先请外科医师明确有无手术指征）,局部放疗可迅速有效地缓解骨破坏及软组织病变所致的疼痛,且联合应用双膦酸盐可使骨转移灶对放射治疗的敏感性增强。

对于多发性骨转移患者,放射性核素治疗效果较好,但在临床应用较少,因为部分患者在治疗后出现严重的骨髓抑制,影响后续治疗,遂不作为骨转移的首选治疗方案。

手术治疗可解除脊髓压迫、恢复运动功能、改善生活质量,一般情况较好、可耐受手术、原发病灶控制稳定、预计生存时间长的患者,应推荐积极手术治疗。小细胞肺癌骨转移进行手术治疗的目的在于缓解局部疼痛及压迫、功能重塑及预防病理性骨折。根据骨转移灶的部位（一般承重骨进行手术干预较多,约10%）、预计生存时间及患者意愿决定手术与否及手术方法。对于病理性骨折,在发生骨折之前进行骨折内固定术预防骨折发生,或在骨折发生后通过骨折内固定术进行功能重塑。对症支持治疗一般用于骨转移灶治疗的辅助治疗,或非承重骨转移灶（不引起肢体活动功能受限、脊髓压迫等症状）的姑息治疗。一般根据患者疼痛程度给予心理疏导、镇静药物及镇痛药物应用。

参考文献

[1]Riaz SP, Luchtenborg M, Coupland VH, et al.Trends in incidence of small cell lung cancer and all lung cancer[J].Lung Cancer, 2012, 75 (3): 280-284.

[2]Siegel RL, Miller KD, Jemal A.Cancer Statistics[J].CA Cancer J Clin, 2017, 67 (1): 7-30.

病例 50

右侧人工股骨头置换术后假体松动

一、疾病概述

患者：赵某某，男性，84 岁。因"右髋部疼痛、活动不利 2 个月"于 2020 年 10 月 11 日入院。

现病史：患者于 2 个月前无明显诱因出现右髋部疼痛、活动不利，遂到我院就诊，经查体、拍片诊断为"右侧人工股骨头置换术后假体松动"，给予口服药物疼痛不缓解，现为求系统治疗，经门诊医师查体、回片后以"右侧人工股骨头置换术后假体松动"收入院，现患者神志清、精神可，右髋部疼痛，右髋关节活动受限，纳眠可，二便调。

既往史：既往体健，否认冠心病等慢性病病史，否认肝炎、肺结核等传染病病史，无化学性物质、放射性物质、有毒物质接触史，无传染病病史，无输血史，无食物及药物过敏史。20 年前在外院行前列腺手术治疗，17 年前因右股骨颈骨折在我院行人工股骨头置换术，无其他重大外伤及手术史，预防接种史不详。

个人史、婚育史、家族史：生于原籍，无长期外地居住史。无重大精神创伤史。婚姻家庭关系和睦。无冶游史。适龄生育、子女体健。否认家族中有传染病和遗传倾向的疾病。

中医望、闻、切诊：神色正常，言语清晰，声音有力，舌红苔白脉弦。

体格检查：T 36.5℃，P 72 次 / 分，R 18 次 / 分。患者神志清，精神可，胸腹查体未见明显异常。

专科检查：脊柱无畸形，无压叩痛。右下肢较左侧短缩约 1.5cm，体重 72kg，身高 168cm，BMI 25.5。双髋部无肿胀，右侧腹股沟中点轻压痛，"4"字试验阳性，右髋关节主动屈曲 90°，伸直 0°，外展 30°，内收 20°，内旋 5°，外旋 10°；左髋关节活动可，下肢端感觉活动及血运良好。

辅助检查：X 线片示：右股骨头置换术后，股骨假体与股骨皮质间隙增宽，左侧股骨头形态可（病例 50 图 1）。

初步诊断：右侧人工股骨头置换术后假体松动。

治疗：行右侧全髋关节翻修术。手术后复查 X 片见病例 50 图 2。

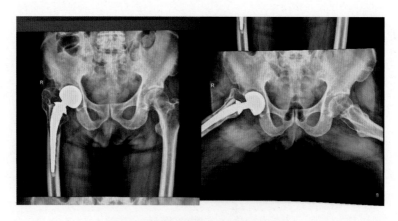

病例 50 图 1　术前

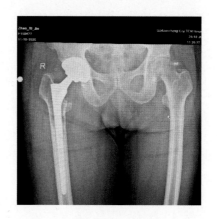

病例 50 图 2　术后

二、疾病概述

循证医学证据表明，导致股骨假体无菌性松动的原因很多，主要归纳为以下几点：①股骨颈表面骨松质清理不干净，出现骨水泥不能放置在牢固的骨松质或骨皮质上，得不到很好的支撑。骨水泥会承受很大的张力，很容易就发生断裂。②插入假体的部分骨水泥覆盖不是很妥当，故容易出现小裂缝。假体尖端应放置水泥塞，因为此处承受的轴向负荷较大；③髓腔内骨松质清除干净后，没有预留骨水泥填充空间，或者假体周围皮质不光滑。④注入骨水泥量不够，不能保障骨水泥完全覆盖；⑤对骨水泥的加压不够，使骨水泥不能充分流入骨间隙中。⑥骨水泥在硬化的过程中，没能保持好假体的位置。⑦股骨假体在髓腔内放置位置欠佳。⑧由于注射及混合骨水泥技术有待进一步提高，使得一些碎片或血液混入骨水泥从而出现空隙。Barrack、Mulroy、

Harris 等对骨水泥覆盖进行了分级。髓腔完全覆盖且没有透亮线出现定义为 A 级。骨与骨水泥表面少量的透亮线出现且小于 50% 定义为 B 级。骨与骨水泥周围出现透亮线范围为 50%～99% 或有骨水泥覆盖缺损定义为 C 级。任何角度的 X 线片上都可看到完整的透亮线或假体间断无骨水泥覆盖定义为 D 级。Malik 等及 Chambers 等均发现 C 级或 D 级会增加松动出现的风险[1]。

三、诊断与治疗

对于股骨假体无菌性松动比较公认的标准是影像学检查上一个或多个假体周围出现 2mm 甚至更宽的透亮线，且患者在负重或活动后疼痛，休息后疼痛缓解。对于那些无症状患者，只能从理论上推断存在松动，除非发现大量骨质破坏。如果出现进行性骨质破坏。即使患者无症状，也是有指征进行翻修的，因为拖延会导致更多的骨量丢失，而且会增加翻修困难，并且愈后更差。仅从 X 线片上透光程度很难判断是否松动，除非能够标记出假体活动，才可以诊断松动。放射性核素扫描也有助于判断是否松动，如果术后 6 个月或更长时间假体周围仍可摄取大量放射性核素，周围反应强烈可提示松动，当然也应考虑感染的可能，此时还需要结合实验室检查加以诊断比较合适。通常对于松动的诊断主要基于症状、查体及一系列 X 线片检查来综合确定。向髋关节内注射一些局麻药，如果能缓解疼痛一般提示患者症状来源于髋部，但不能确定是由松动引起的。PET 检查三维成像骨扫描对于股骨无菌性松动的敏感性及特异性更高。但对于这项技术目前还没有足够的经验。

治疗以髋关节翻修为主。

四、讨论

近年来，随着人们对高生活质量的追求，行髋关节置换术的患者越来越多。髋关节置换术的患者在一定周期后，会出现并发症，翻修及再置换就显现在骨科医生面前。需要进行再置换术的指征有：①假体松动引起的髋关节疼痛；②假体柄部折断；③假体脱位，手法复位失败者；④假体造成髋臼磨损而致中心性脱位，并有疼痛者。造成髋臼磨损、假体突入骨盆的原因有：①软骨的磨损和假体颈的长短大小不适，假体大小的不适引起关节囊内压力的改变，关节结构的不稳定，主要表现在假体颈部的长短不配套，导致关节上下部的不协调，引起关节囊的松动，甚至可引起髋臼的磨损，直至髋臼磨穿。国内报道人工股骨头向髋臼内移位的发生率为 10%，并认为人工股骨头过大或过小，均会造成髋臼磨损，过大磨损髋臼边缘，过小磨损髋臼底。②年龄、职业等综合因素，行人工股骨头置换的患者年轻、或术后从事重体力劳动，也可造成人工股骨头对髋臼的过度磨损。

参考文献

[1] 马军峰, 李雪芳, 胥朵. 髋关节置换术后股骨假体无菌性松动的原因探析 [J]. 中西医结合心血管病电子杂志, 2018, 6（22）: 109, 112.

前交叉韧带损伤

一、病历介绍

患者：刘某，42 岁，男性，因"摔伤致左膝部疼痛 12 小时"入院。

现病史：患者于 12 小时前骑车摔伤致左膝部疼痛肿胀、活动受限，门诊行左膝磁共振检查示左膝前交叉韧带撕裂、完全断裂可能性大，为求进一步治疗来我院就诊。患者纳可、眠可、二便调。

体格检查：T 36.4℃，P 68 次 / 分，R 18 次 / 分，BP 120/84mmHg。双肺呼吸音清，无干湿性啰音。心律齐，无心脏杂音。腹软平坦，肝肾区叩击痛阴性。

专科检查：左膝外形正常，左膝活动受限，左膝浮髌试验阳性，髌骨碾磨试验阳性，前抽屉试验阳性，Lachman 试验阳性，内外翻应力试验阴性。

辅助检查：左膝 MRI（病例 51 图 1）示：左膝前交叉韧带撕裂、完全断裂可能性大，左膝内外侧副韧带损伤、髂胫束损伤。左胫骨平台骨挫伤，不除外外后缘骨折，左膝软组织水肿，左膝关节腔及髌上囊积液。膝关节 CT 三维示：左胫骨平台后缘骨折。

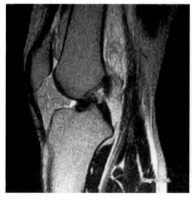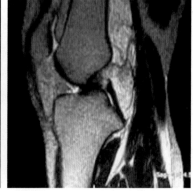

病例 51 图 1　术前 MRI 提示前交叉韧带损伤

　　诊疗经过：根据病史及入院查体、辅助检查，该患者诊断为"前交叉韧带损伤"。患者完善术前检查，排除手术禁忌证后，在硬腰联合麻醉下行左膝前交叉韧带损伤关节镜下探查清理、自体肌腱重建术。术后给予患者铰链式支具固定，坚持踝泵、股四头肌等长收缩、直腿抬高、CPM 等锻炼。术后 3 个月复诊时（病例 51 图 2），患者左膝活动基本恢复正常。

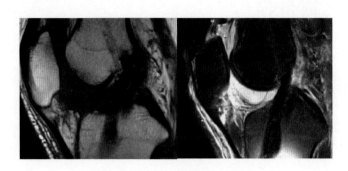

病例 51 图 2　重建后磁共振

二、疾病概述

　　前交叉韧带位于膝关节内，连接股骨与胫骨，主要作用是限制胫骨向前过度移位，它与膝关节内其他结构共同作用，来维持膝关节的稳定性，使人体能完成各种复杂和高难度的下肢动作（病例 51 图 3）。解剖和生物力学特点决定了前交叉韧带在人群分布、损伤机制及合并损伤等方面，显现出与其他膝关节损伤不同的疾病特征。文献报道，美国普通人群的前交叉韧带断裂发病率约为 1/3000，而足球运动员每年前交叉韧带断裂的发生率为 60/10 万。对我国现役运动员的普查发现，前交叉韧带断裂的发病率是 0.43%。

　　1. 前交叉韧带的结构　前交叉韧带（anterior crucaite ligament，ACL）起于股骨外髁的内侧面的后部（更具体的说是内上区），向前下方向止在胫骨上端髁间前窝的内侧。大部分止点是位于内侧髁间隆突之前，少部分是在髁间隆突上。前交叉韧带靠近外侧半月板前角的前部，和内侧半月板前角的后部，韧带的纤维与外侧半月板前角纤维相交织（就是生长在一起）。前交叉韧带的长度大约是 4cm（3.7～4.1cm）左右，韧带的纤维可分为前内侧和后外侧两部分，又叫前内束和后外束。前交叉韧带的结构既不是柱状的也不是片状的，而是呈麻花状的，纤维斜行排列，在上方起点处集中于一起，向下止点处散开。前内束位于前内侧相对长一些，后外束位于后外侧相对短一些。所以在手术重建膝关节的前交叉韧带的时候，会把移植物旋转 90° 来模拟这样的正常生理结构。同时手术中韧带上下止点的选择是非常重要的，手术后的功能很大程度上取决于新建韧带止点的位置是否符合原来韧带生长的生理结构。其实膝关节无论是弯屈还是伸展，无论是什么角度，前交叉韧带始终有一部分纤维是紧张的。当屈膝 90°的时候，韧带的前内束紧张而后外束松弛，伸直的时候则是后外束紧张而前内束松弛。前交叉韧带里面并没有血管，它的营养物质来源主要是由关节囊内的滑液和附着在韧带表面的毛细血管网来供应的。所以前交叉韧带断裂之后自己是不能愈合的。

2. 前交叉韧带的功能 前交叉韧带的主要功能是限制胫骨在股骨上的向前滑动。膝关节伸直时和关节囊、内外侧副韧带及后交叉韧带一起限制侧方滑动和旋转运动。屈膝时则和胫（内侧）侧副韧带、关节囊及后交叉韧带一同限制侧方滑动和旋转运动。前交叉韧带和后交叉韧带一起有限制过度屈曲的作用。就是膝关节在外力的作用之下过大角度的弯曲。同时和后交叉韧带、内外侧副韧带、关节囊及腘斜韧带共同限制过度伸直，就是膝关节在外力的作用之下超过正常角度的伸直。前交叉韧带在膝关节伸直的最后阶段（大约是 0°～30°的角度范围）时，还可以限制胫骨的旋转。前交叉韧带的前内束还有防止小腿过度外旋的作用。后外束则有防止小腿过度内旋的作用。

3. 前交叉韧带的损伤机制 由于前交叉韧带独特的形态与功能，在胫骨过度前后移位、膝关节过度内外旋和膝关节过度屈伸运动时，都可能在韧带起止点或是韧带的本身发生撕裂和断裂。尤其是屈膝 40°～50°位的时候，前交叉韧带相对较松弛，如果这个姿势下有外力的损伤，就可能会引起前交叉韧带的断裂或部分断裂。伸直位受外力损伤经常是后外束受伤；屈膝位受外力损伤则经常是前内束受伤。单纯的前交叉韧带断裂都是有急性膝外伤史的，也就是一定会有一次受伤才能造成韧带的断裂。受伤的当时经常能感觉到关节内有撕断感，随即就会产生疼痛和关节不稳、摔倒等。伤后亦不能完成正在进行的动作，同时走路也会受到影响。受伤之后，多数会随即出现关节积血，表现为膝关节肿胀。同时因为剧烈疼痛，膝关节周围的肌肉会逐渐出现保护性痉挛，导致膝关节处于微微屈曲的状态，也会因为断裂的韧带嵌入关节间隙及肿胀出现关节交锁。前交叉韧带断裂之后 6 周就属于陈旧性损伤，陈旧的前交叉韧带断裂可能因为膝关节的肿胀和疼痛已经消退，而没有什么明显的症状。更多的时候是会产生关节不稳，轻微持续的膝关节疼痛和肿胀，还有下楼或是跑动和突然停止及转身时关节的错动。

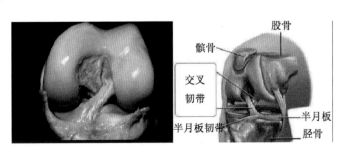

病例 51 图 3 前交叉韧带

三、诊断与治疗

（一）诊断

前交叉韧带断裂的主要原因是运动损伤，约占70%以上。患病人数最多的项目是篮球和足球，此外在从事柔道、摔跤和田径的专业运动员中，和在爱好滑雪、羽毛球、排球运动的普通人中，前交叉韧带断裂也较多见。非运动损伤，包括交通伤、生产生活意外伤，约占27%。

1．病史　有身体冲撞或者高速度的运动，容易发生前"十"字韧带断裂。常见的受伤机制包括屈膝外翻伤、外旋伤、过伸伤等。常见的受伤动作，例如足球运动中与对方球员对脚发生外翻伤、篮球运动中带球过人时支撑腿膝关节发生急速扭转发生外旋伤、投篮后单腿落地扭伤、滑雪运动中高速下滑时滑板插入积雪、运动员被绊倒发生过伸伤都容易导致前交叉韧带损伤。一些群众性运动，例如拔河、跳马、跳箱等也容易出现前交叉韧带损伤。高能量的交通事故中的行人，骑电动自行车跌倒或是一些体质弱的人不慎跌倒，也可能导致前交叉韧带损伤。

2．临床表现及检查

（1）新鲜前交叉韧带断裂

①韧带撕裂时伴有撕裂声和关节错动感，关节内出血，导致关节肿胀，疼痛，多数不能继续从事原来的运动，甚至伸直和过屈活动受限。

②查体时浮髌试验阳性，Lachman检查松弛、无抵抗。

③膝关节MRI示：关节内积血，前交叉韧带肿胀或连续性中断，可以看到残端，股骨髁间窝外侧壁或股骨外髁后方和相对应的胫骨平台骨挫伤表现。

（2）陈旧性前交叉韧带断裂

①关节松弛不稳，患者在运动中有膝关节错动感或打软腿，不能急停急转，不能用患腿单腿支撑。

②运动中膝关节容易反复扭伤、疼痛，造成半月板损伤后甚至出现反复交锁。

③查体：Lachman检查松弛无抵抗，前抽屉试验阳性。

④膝关节MRI示：前交叉韧带连续性中断，可以看到残端，股骨外髁和胫骨平台骨挫伤表现。时间过久的，韧带的形态消失，出现骨质增生表现。

⑤KT1000、KT2000可以定量检查膝关节前向移位的程度，与对侧相比移动大于3mm以上。

⑥反复扭伤的患者往往继发关节软骨和半月板损伤。

（二）治疗

在临床上，对于前交叉韧带的断裂，通常是通过保守疗法或是韧带重建手术来进行治疗。所谓保守疗法，除了选择适当的物理治疗来消炎镇痛，更主要的是通过腿部肌肉力量的强化训练来增强肌肉对膝关节的保护和固定作用，达到恢复代偿受伤韧带的功能，稳固和保护膝关节的目的。

1. 非手术治疗（主要针对不完全断裂，老年膝关节炎患者） 主要是药物治疗。

（1）镇痛药物：常用药物包括阿司匹林、布洛芬、吲哚美辛、洛索洛芬等，可以缓解疼痛。

（2）活血化瘀药物：可以通过内服或者外敷辅助消除瘀血，常用口服药物包括活血复元汤，常用外敷药物、磁疗、艾灸等治疗，配合夹板或者石膏制动，促进韧带部分撕裂愈合。

2. 手术治疗

（1）自体腘绳肌腱重建前交叉韧带术[1]：此术式是目前最流行的一种方法，特别是已采用自体骨－髌腱－骨（BTB）重建 ACL 失败者、有髌股关节疾病而欲避免加重症状者、对术后的美观要求较高者、因经常跪地工作（如地毯工、木匠等）而要避免膝前痛和跪地痛者，以及髌腱短、有损伤或有病变者。

（2）骨－髌腱－骨重建前交叉韧带术[2]：此术式是经典的韧带重建方法。特别是全身性韧带松弛的患者相对禁忌采用 HT 重建 ACL，而 BTB 钢度较大，如果必须采用自体移植物重建 ACL 的话，BTB 是最佳选择；对于合并有膝关节后内侧韧带结构损伤的患者，也不宜采用 HT 进行重建 ACL，因为腘绳肌是膝关节后内侧的动力性稳定结构，采用 HT 重建 ACL 会进一步损伤膝关节后内侧的稳定性，此时可以采用 BTB 进行重建。

（3）同种异体肌腱重建前交叉韧带术[3]：同种异体肌腱重建同自体重建相比，优点是不需要取自体的肌腱。缺点是可能排异，价格较贵。在没有自体韧带可供取材的情况下，可考虑使用。

（三）康复

1. 第一阶段康复训练（0～2 周） 术后 2 周内以减轻术后疼痛、控制术后肿胀与渗出为主。佩戴膝关节支具进行保护，支具限制膝关节活动范围 0°～30°。如果韧带固定牢靠，允许术后部分负重（患肢不多于 50% 部分负重），使用拐杖辅助行走，但应注意，避免长时间站立、行走。每次训练结束后，应进行冰敷 20～30 分钟，以减少膝关节渗出、肿胀及疼痛。本阶段的康复训练包括以下项目。

（1）踝泵练习：此练习尽可能多做，有利于促进循环、消肿消胀、防止深静脉血栓。具体步骤：平卧在床上，大腿放松，然后缓慢的尽最大角度地做踝关节跖屈动作，也就是向上勾起脚尖，让脚尖朝向自己，维持 5 秒左右，之后再向下做踝关节背伸动作，让脚尖向下，保持 5 秒左右，循环反复地屈伸踝关节。每组进行 5 分钟，每天进行 3 组。

（2）股四头肌等长练习：平卧在床上，下肢伸直平放床上，尽可能用最大的力量紧绷大腿肌肉 5 秒再放松。每组进行 5 分钟，每天进行 3 组。

（3）直腿抬高练习：平卧在床上下肢伸直平放床上，踝关节背伸状态下，直腿抬高至下肢与床面呈 30°，保持至力竭再放松。每组进行 10 次，每天进行 3 组。

（4）侧抬腿练习：侧卧在床上，下肢伸直平放床上，直腿抬高至下肢与床面呈 30°，保持至力竭再放松。每组进行 10 次，每天进行 3 组。

（5）后抬腿练习：俯卧在床上，下肢伸直平放床上，直腿抬高至下肢与床面呈 30°，保持至力竭再放松。每组进行 10 次，每天进行 3 组。

2. 第二阶段康复训练（2～6 周）　维持佩戴膝关节支具进行保护，膝关节活动范围逐步递增（每周依次增加 20°，10°，20°，10°），直到术后 6 周支具限制膝关节活动范围 0°～90°。在可耐受的范围内逐步增加负重，术后 6 周基本可恢复正常行走。当步行无痛时，可以去掉拐杖。此阶段康复训练项目同第一阶段，继续进行踝泵练习、股四头肌等长练习、直腿抬高练习、侧抬腿练习以及后抬腿练习。

3. 第三阶段康复训练（6～12 周）　恢复正常行走及膝关节正常活动范围，去除拐杖及膝关节支具。继续增加下肢肌力，提高下肢灵活性。本阶段的康复训练包括以下项目。

（1）靠墙静蹲：背靠墙，双足分开，与肩同宽，下蹲时注意膝盖不能超过脚尖，大腿和小腿之间的夹角不要小于 90°。每次蹲到无法坚持为一次结束，每天进行 3 组。

（2）前跨步练习：站立位，患腿向前跨出，再向前转移重心，后收回起始位。每组进行 30 次，每天进行 3 组。

（3）侧跨步练习：站立位，患腿向侧方跨出，再向侧方转移重心，最后收回起始位。每组进行 30 次，每天进行 3 组。

（4）上下台阶练习：上台阶时，先健侧后患侧，先用健侧下肢上台阶，然后患侧下肢上台阶；下台阶时，先患侧后健侧，先用患侧下肢下台阶，然后健侧下肢下台阶。每组进行 30 次，每天进行 3 组。

（5）单腿站立平衡练习：站立位，先抬起患侧下肢，重心转移至健侧下肢，维持身体平衡，坚持 1 分钟；再抬起健侧下肢，重心转移至患侧下肢，维持身体平衡，坚持 1 分钟。每组进行 1 次，每天进行 3 组。

四、经验总结

随着我国经济发展运动损伤逐年增多，前交叉韧带损伤越来越常见，目前临床上采用不同的方法均可获得良好的效果。尤其是关节镜下治疗前交叉韧带损伤已成为主流，因其创伤小、固定可靠、出血少、恢复快、强度高，术后可早期功能锻炼，已成为前交叉韧带重建的重要手术方式。

参考文献

[1]D'Alonzo RT.Fractures of the odontoid process of the axis[J].J Bone Joint Surg Am，1974，56（8）：1663-1674.

[2]Ozanne EM，Barlom DR，Higgins BT，et al.Cost effectiveness of operative versus Non-Operative treatment of geriatric type-Ⅱ odontoid fracture[J].Spine，2016，41（7）：610-617.

[3]Chapman J，Smith JS，Kopjar B，et al.The AOSpine north america geriatric odontoid fracture mortality study：a retrospective review of mortality outcomes for operative versus nonoperative treatment of 322 patients with long-term follow-up[J].Spine，2013，38（13）：1098-1104.

病例 52

左膝后交叉韧带止点撕脱骨折

一、病历介绍

患者：刘某，女性，49岁，因"摔伤致左膝部疼痛肿胀约半个月"入院。

现病史：患者于2019年12月5日约18：00在小区内骑自行车摔伤致左膝部疼痛肿胀、活动受限，自行膏药治疗后效果不佳，为求系统诊治，特来我院就诊，门诊医师查体阅片后以"左膝后交叉韧带止点撕脱骨折"收入院。现患者左膝部疼痛肿胀、活动受限。无发热寒战，无头痛头晕。

体格检查：T 36.5℃，P 67次／分，R 19次／分，BP 130/84mmHg。发育良好，形体中等，神志清醒，强迫体位，查体合作，全身皮肤黏膜无黄染，周身浅表淋巴结无肿大，头颅无畸形，双侧瞳孔等大正圆，对光反射灵敏。双侧扁桃体正常，悬雍垂居中，颈部抵抗感无，颈动脉搏动正常。气管居中。胸廓对称，心前区膨隆无，肺部听诊呼吸音清，未闻及干湿性啰音，心前区无隆起，心尖搏动正常，心率80次／分，心律齐，各瓣膜听诊未闻及杂音。腹部外形正常，无胃型、肠型及无蠕动波。腹软，无压痛、无反跳痛，肝脏触诊未触及，肝区无叩击痛，脾未触及肿大，听诊肠鸣音正常，肛门及外生殖器未查。脊柱及四肢检查详见专科情况。生理反射存在病理反射未引。

专科检查：脊柱生理曲度存在，各棘突及棘突旁无压痛叩击痛，左膝部疼痛肿胀，浮髌试验阳性，膝关节后侧压痛叩击痛阳性，后抽屉试验阳性，肢端血运感觉及活动可，双足背动脉及胫后动脉搏动可扪及。

辅助检查：X线片示（病例52图1）：左侧胫骨平台后方可见一斜行骨折线影，断端略有间隙，对位尚可。CT检查示（病例52图2）：左膝骨平台后部后交叉韧带附着处骨质不连续，累及髁间峰后缘，断端轻度分离上，见点状碎骨片形成。前、后交叉韧带较对侧增粗，边缘毛糙。半月板未见明显异常，关节腔内可见积液，周围软组织未见明显异常；MRI示：左胫骨平台后交叉韧带附着处撕脱骨折并后交叉韧带损伤。

诊疗经过：根据病史及入院查体、辅助检查，该患者诊断为"左膝后交叉韧带止点撕脱骨折"，入院后患者完善术前检查，排除手术禁忌证后，在硬腰联合麻醉、C形臂X线透视机监控下行左膝后交叉韧带止点撕脱骨折切开复位内固定术。患者术后恢复良好（病例52图3），术后1周出院。

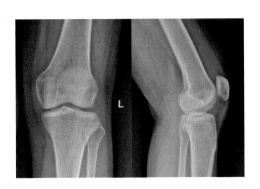

病例52图1　X线片示左侧胫骨平台后方可见一斜行骨折线影，断端略有间隙，对位尚可

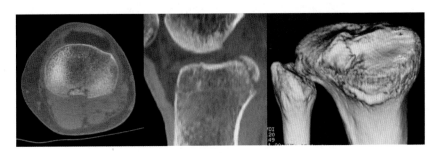

病例52图2　CT检查示左膝骨平台后部后交叉韧带附着处骨质不连续，累及髁间峰后缘，断端轻度分离上，见点状碎骨片形成

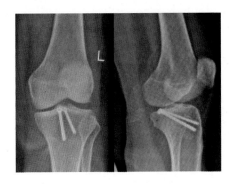

病例52图3　左膝交叉韧带断裂并髁间嵴骨折术后，髁间峰可见两枚空心钉内固定，断端对位良好

二、疾病概述

后交叉韧带（PCL）是维持膝关节稳定的重要结构。临床上后交叉韧带胫骨止点撕脱骨折虽然较少见，但一旦损伤将直接导致膝关节的后向及旋转不稳，引起膝关节的退行性变。目前，针对有移位的后交叉韧带胫骨止点撕脱骨折主张手术治疗，使其

达到解剖结构，恢复后交叉韧带的张力及膝关节的稳定性[1]。解剖特点及损失机制如下：

1. 后交叉韧带起自股骨内髁的外侧壁，向后内侧止于胫骨髁间棘后方的斜坡面上，其胫骨止点处的附着面较宽大，附着力也较强，故暴力作用时常导致此处的撕脱骨折。后交叉韧带的主要功能是限制胫骨相对于股骨的后移，其限制力约占95%，一旦发生胫骨止点的撕脱骨折，则胫骨相对于股骨的后移将增加，尤其是屈膝30°以上时更明显[2]。

2. 后交叉韧带在屈膝位时张力最大，此时若受到作用于胫骨上端由前向后方的暴力，如交通事故中物体撞击或跪地伤等，易导致该类损伤发生。同时，膝关节的内外翻、过伸及旋转均会引起后交叉韧带损伤，但通常合并有其他韧带的损伤。

三、诊断与治疗

1. **病史** 膝关节外伤史，尤其跪地伤、交通伤、坠落伤或直接作用于胫骨的后向暴力。

2. **体格检查** 后抽屉试验最为可靠。查体时患者取平卧位，屈髋45°屈膝90°，检查者双手握住患肢的胫骨近端并想后外施力，评估胫骨平台与股骨髁的移位程度。胫骨后移0～5mm为（+），5～10mm为（++），10～15mm为（+++），移位越大，说明损伤越严重。胫骨后沉试验也较常用，检查时患者取平卧位，屈髋屈膝90°，侧方观察患侧胫骨结节较健侧下移的距离，下移大约5mm即为胫骨后沉试验阳性。此外查体还可见膝关节肿胀，腘窝区局部皮下瘀血、瘀斑，浮髌试验（+）等，均有助于诊断。

3. **辅助检查** X线平片能显示PCL胫骨止点处皮质连续性中断、骨小梁中断、骨折碎块等；CT检查能更清楚地显示骨折线及骨折移位程度；MRI检查为非侵入性影像学检查，对骨骼肌肉系统疾病诊断效果最佳。关节镜检查，直视下观察损伤情况，判断PCL的张力，胫骨止点撕脱骨折的大小及程度。但该检查为一有创检查，通常经综合病史、查体及X线或MRI即可明确诊断，仅在上诉检查后诊断仍不明确时应用。

4. **治疗**

（1）麻醉及手术体位：单纯PCL胫骨止点骨折，硬膜外麻醉。开放性手术取俯卧位，屈膝30°～40°；关节镜手术取平卧位，患肢屈膝90°。合并前交叉韧带损伤或关节镜处理困难时，平卧位关节镜下处理完前交叉韧带损伤及其他合并损伤后，改仰卧位行开放性手术治疗胫骨止点骨折。

（2）开放性手术切口的选择：该类损伤手术切口的选择较多，主要包括"S"形切口、"L"形切口及腓肠肌内侧缘斜切口等。"S"形切口位于膝关节后正中，对膝关节腔后侧区较容易显露，但通常该切口较长，术中需要对膝关节周围血管网进行处理，有损伤腘窝处血管神经及增加术中术后出血的危险性。当术中显露困难处，仍需切断部分腓肠肌内侧头肌腱，不利于术后早期康复。"L"形切口为后内侧倒"L"形，切口在腘窝横纹上 3cm 处横行向内侧，至腓肠肌内侧头内缘，沿腓肠肌内侧头内缘向下至关节线下 8cm。该切口能较好地显露后交叉韧带止点附着处，术中不需分离腘窝处血管神经，故对腘窝血管神经损伤的危险性降低，但术中显露不彻底时，仍需切断腓肠肌内侧头部分肌腱。腓肠肌内侧缘斜切口为腘窝内侧半膜肌与腓肠肌之间长 5～7cm 斜形切口，较"S"形、"L"形切口而言，所取切口较小，不需分离腘窝血管神经，创伤小，术后恢复较快，但显露视野较小，显露不彻底时仍需切断腓肠肌内侧头部分肌腱，安装内固定时操作较困难。

（3）关节镜手术：建立高位前外侧、内侧及高位后内侧入路，置入关节镜器械。予刨刀、刮匙清理撕脱骨块底部的纤维组织及瘢痕组织，磨钻打磨骨折断面至点状出血。后内侧入路监控下，将固定缝线绕 PCL 一周，于骨块上方、韧带后侧打结，结扎PCL 末端，必要时可予多跟固定缝线加强固定；于胫骨结节前内侧做一 2cm 切口，胫骨定位器定位下于胫骨前内侧建立两胫骨隧道，并将两缝线分别自两隧道内引出，前抽屉试验下复位骨折块，拉紧缝线并于胫骨前内侧打结固定。关节镜手术创伤小，术后可早期功能锻炼，但关节镜下操作较困难，对医生操作技术要求较高，通常复位及固定的效果不甚理想。随着近年来关节镜在临床的广泛运用，医生的操作技术越发熟练，不难预测，不久的一段时间后，关节镜将成为后交叉韧带胫骨止点撕脱骨折治疗的首选[3]。

（4）内固定器材的选择：后交叉韧带胫骨止点撕脱骨折可选择钢丝、克氏针、缝线、可吸收镙钉、松质骨螺钉、骑缝钉及锚钉等进行固定。采用钢丝对骨折块进行捆扎固定，术后通过患肢制动获得牢固固定；但更多的医生采用可吸收螺钉或松质骨螺钉对骨折块进行坚强固定，对于骨折碎裂严重者，采取加垫片加压加强固定，必要时予高强度缝线缝合无法用螺钉固定的骨折块或韧带远端[4]。近年来，锚钉因其操作简易、固定牢靠，越来越受到临床医生的重用。操作时将螺钉深入骨内，予不可吸收拉力缝线将撕脱骨折块及后交叉韧带固定，该拉力缝线可抗 300～400N 张力，术后可早期活动，有利于功能恢复，而且锚钉不需二次手术取出，可避免激惹征象，通常单枚锚钉固定可靠性较差，宜以多枚锚钉固定为妥，上述内固定物的选择均可获得良好的效果，所以应结合骨块大小、多少，综合考虑决定采用何种内固定[5]。

5.康复　术前指导患者进行股四头肌及踝泵运动训练。术后予肢具固定患肢 3～4 周，因 PCL 在膝关节屈曲 30°时张力最低，故术后应予石膏肢具固定患肢于膝关节屈曲 30°。麻醉苏醒后即开始进行股四头肌肌力训练、直腿抬高及踝泵训练，促进肌力恢复以及防止关节僵硬，术后第 3 周进行本体感受器训练，去除肢具后行膝关节

CPM 功能锻炼，6 周后即完全伸直位部分负重扶拐辅助行走，逐步开始各种灵活性训练；6～8 周膝关节屈曲应达 120°，8 周左右即完全负重[6]。

四、经验总结

随着交通运输业的不断发展，后交叉韧带胫骨撕脱骨折的发生越来越常见，目前临床上采用不同的方法均可获得良好的效果。尤其关节镜下治疗后交叉韧带胫骨撕脱骨折，因其创伤小、固定可靠、术后可早期功能锻炼，将成为后交叉韧带胫骨止点撕脱骨折治疗的重要手术方式，但其操作较复杂，技术难度较大，故普及关节镜治疗尚需一段时间。锚钉结合空心螺钉及缝合盘作为内固定物，具有操作简易，固定效果可靠，术后无需二次手术取出等优点，值得临床推广[7]。

参考文献

[1] 齐勇，王韵廷，黎飞猛，等. 改良膝关节后侧入路治疗后交叉韧带胫骨止点撕脱性骨折 [J]. 实用骨科学杂志，2017，23（3）：273-275.

[2]Bali K, Parbhakar S, Saini U, et al.Open reduction and internal fix-ation of isolated PCL fossa avulsion fractures[J].Knee Surg Sports Traumatol Arthrosc, 2012, 20（2）：315-321.

[3] 梁广权，徐鹏雍，陈俊. 膝后内侧小切口带线锚钉固定治疗后交叉韧带胫骨止点分数线骨折 26 例临床分析 [J]. 广西医科大学学报，2017，34（4）：559-562.

[4]Jazayeri SM, Jahesmaili AA, Karami M.A safe postero-medial approach to posterior cruciate ligament avulsion fracture[J].Knee Surg Sports Traumatol Arthrosc, 2009, 17（3）：244-247.

[5] 罗学辉，曾文磊，谢学文，等. 关节镜下后交叉韧带止点撕脱性骨折手术效果分析 [J]. 创伤外科杂志，2017，19（3）：216-219.

[6] 郭大伟，赵政军，王广欣，等. 关节镜辅助膝关节后内小切口入路空心钉固定治疗后交叉韧带胫骨止点撕脱性骨折 [J]. 中国实用医学，2010，5（12）：87-88.

[7] 陈立军. 膝后交叉韧带胫骨止点撕脱性骨折的治疗 [J]. 浙江创伤外科，2005，10（6）：437-438.

病例 53

膝关节半月板损伤

一、病历介绍

患者：吴某，男性，15岁，因"扭伤致左膝疼痛，活动不利约5小时"入院。

现病史：患者自述2019年3月11日约13：00在打篮球时扭伤致左膝疼痛，活动不利，为系统治疗，特来院就诊，门诊医师查体、阅片后以"左膝内侧半月板损伤"收入院。现患者左膝部疼痛，活动不利，神志清，精神状态可，无头晕头痛，无胸闷胸痛，无恶心呕吐，无腹胀腹痛，平素饮食可，纳眠可，二便未见明显异常。

体格检查：T 36.5℃，P 67次/分，R 19次/分，BP 130/84mmHg。发育良好，形体中等，神志清醒，强迫体位，查体合作，全身皮肤黏膜无黄染，周身浅表淋巴结无肿大，头颅无畸形，双侧瞳孔等大正圆，对光反射灵敏。双侧扁桃体正常，悬雍垂居中，颈部抵抗感无，颈动脉搏动正常。气管居中。胸廓对称，心前区膨隆无，肺部听诊呼吸音清，未闻及干湿性啰音，心前区无隆起，心尖搏动正常，心率67次/分，心律齐，各瓣膜听诊未闻及杂音。腹部外形正常，无胃型、肠型及无蠕动波。腹软，无压痛、无反跳痛，肝脏触诊未触及，肝区无叩击痛，脾未触及肿大，听诊肠鸣音正常，肛门及外生殖器未查。脊柱及四肢检查详见专科情况。生理反射存在病理反射未引。

专科检查：脊柱生理曲度存在，各棘突及棘突旁无压痛及叩击痛，左膝关节轻度肿胀，左膝浮髌试验（+），皮温不高，无明显肌肉萎缩，过伸痛（+），过屈痛（+），抽屉试验（-），麦氏征（+），双侧髋关节无压痛，活动自如。双下肢足趾感觉、血运、活动正常。双下肢足背动脉及胫后动脉搏动良好。

辅助检查：MRI示（2019-03-11，病例53图1）：左胫骨上端骨质内见斑片状高信号，内侧半月板移入髁间窝，呈双后交叉韧带征，后角PDWI见异常高信号且达关节面。外侧半月板形态及信号尚可，前后交叉韧带及内外侧副韧带走行及信号未见明显异常。

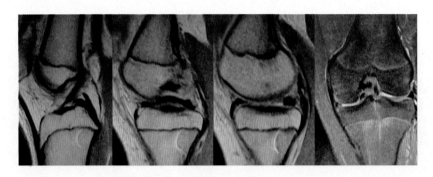

病例 53 图 1　术前 MRI（2019-03-11）

诊疗经过：根据病史及入院查体、辅助检查，该患者诊断左膝内侧半月板损伤，入院后患者完善术前检查，排除手术禁忌证后，于 2020-3-15 在硬腰联合麻醉行左膝内侧半月板损伤关节镜下探查清理＋内侧半月板缝合术。麻醉成功后，取左膝关节前内、前外侧常规入路，进入关节镜，顺序检查髌上囊、内侧沟、内侧间隙、髁间窝、外侧间隙、外侧沟，术中见前后交叉韧带走形、张力正常，外侧半月板未见损伤。内侧半月板呈桶柄状撕裂，裂口位于后角至体部的红 - 白区，翻转移位嵌顿于股骨内髁与胫骨内侧平台之间。复位内侧半月板，创刀及等离子刀有限清理关节内滑膜组织。与膝关节后内侧角切开一长约 3cm 纵向切口，逐层钝性分离至后内侧关节囊浅层，放入朋窝拉钩保护后方组织，采用林弗泰克双针半月板缝合线 3 根，导向器引导下自内向外水平褥式缝合半月板撕裂区域，于关节囊外打结。术中检查缝合后的内侧半月板见缝合严密，半月板稳定性良好。止血后大量生理盐水冲洗关节腔，退出镜头，逐层缝合刀口，关节腔内注入玻璃酸钠注射液 5ml，无菌数料覆盖，弹力绷带包扎。患肢支具外固定。患者术后恢复良好，术后一周出院。术后复查见病例 53 图 2 ～病例 53 图 4。

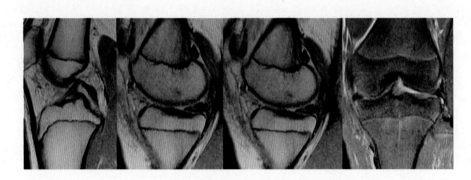

病例 53 图 2　术后 2 天（2019-03-17）

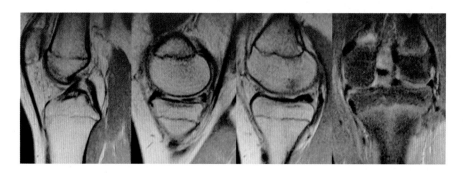

病例 53 图 3　术后 3 个月（2019-06-13）

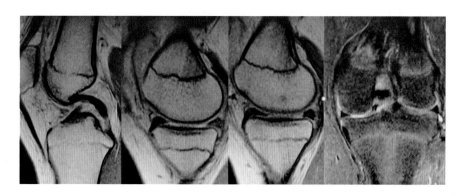

病例 53 图 4　术后半年（2019-09-10）

二、疾病概述

膝关节半月板损伤是指半月板组织的连续性、完整性的破坏和中断。半月板是纤维软骨结构，是维持膝关节生理功能的重要结构。半月板连接于胫骨平台，可弥补股骨髁、胫骨髁关节面对合不良；可使关节滑液均匀分布，以营养关节软骨，减少关节摩擦。在动力负重时可将压力均匀分布于股骨下段及胫骨，并吸收震动减少关节软骨的压力，避免关节软骨细胞及细胞外基质的机械性损伤；膝关节由伸到屈时，股骨髁在胫骨髁上轴向活动及滑动、滚动特别是在旋转时，半月板对关节的稳定至关重要，其损伤将导致关节疼痛、不稳和载荷传递紊乱，以致骨关节炎的过早发生[1]。

三、诊断与治疗

（一）诊断

1. 病史

（1）急性损伤：有膝关节遭受间接暴力，致使半月板产生矛盾运动，或过屈、过伸运动的病史。

（2）慢性损伤：有长期半蹲位或蹲位劳作的慢性劳损史。

2. 症状和体征 ①膝关节一侧（内或外）疼痛，或后方疼痛。②打软腿，感到肌肉无力控制关节。③关节交锁，常为伸直障碍，屈曲可。④关节弹响或弹跳。⑤急性期可有关节肿胀。⑥关节间隙压痛，压痛点固定而局限。⑦股四头肌萎缩，以股内侧肌明显。

3. 特殊检查 膝关节过屈试验、膝关节过伸试验、旋转挤压试验、半月板前角挤压试验、Apley试验、半月板重力试验、摇摆试验、盘状半月板弹拨试验等。

4. 辅助检查

（1）X线：膝关节正侧位片对鉴别诊断有重要意义，可排除骨软骨损伤、关节内游离体、骨肿瘤等，同时对决定是否手术也有重要意义，如骨性关节炎严重者一般不宜行关节镜手术。

（2）CT检查：在半月板撕裂的诊断中的作用较局限，且准确率较低，已为MRI检查所取代。半月板撕裂在CT上表现为形态和密度的改变。撕裂部位出现一处或多处不规则的线状低密度区。

（3）MRI：当半月板内出现线样高信号到达其游离缘或关节面时，可诊断为半月板撕裂。根据半月板内信号异常改变的程度与病理改变的关系，可将MRI图像的半月板退变和撕裂的不同程度和形态的异常分为三级信号。通常三级信号改变在病理上可见纤维软骨断裂，因此在半月板的一个片断上看到三级信号，并伴有形态的不规则，即可诊断为半月板撕裂。

（4）关节镜：当半月板损伤只有临床高度怀疑而经体检、辅助检查无法肯定或排除时可进行关节镜检查。近年来关节镜从单纯用于诊断发展到诊治兼顾，在行关节镜探查时可以将病变半月板同时处理。

（二）中医辨证治疗[2]

1. 手法复位

（1）适应证：适合于急性半月板损伤伴有关节交锁。

（2）操作方法：可利用内外翻加旋转予以解锁，但切忌暴力，尤其是强迫伸直，容易造成韧带及关节软骨损伤在试行解锁无效的情况下，应行小重量皮肤牵引，在肌肉痉挛缓解，疼痛减轻的情况下，由患者自己活动患膝，以解除交锁。

2. 固定与练功方法 急性损伤期用支具或者石膏托固定膝关节于170°休息位3～4周，并鼓励患者同时进行下肢肌肉主动收缩锻炼（如股四头肌收缩、踝泵），防止肌肉萎缩。去除外固定后，可指导进行膝关节伸屈活动和步行锻炼。

3. 口服中药治疗

（1）气滞血瘀型：膝关节肿痛明显，关节交锁不易解脱，局部压痛明显，动则痛甚。舌暗红，脉弦或细涩。

治则：活血化瘀，消肿止痛。

方剂：桃红四物汤加减。

处方：桃仁 10g，红花 6g，川芎 10g，当归 10g，赤芍 10g，生地 15g，枳壳 9g，香附 10g，延胡索 10g。

（2）痰湿阻滞型：损伤日久或手术后膝关节肿胀明显，酸痛乏力，屈伸受限。舌淡胖，苔腻，脉滑。

治则：温化痰湿，舒筋活络。

方剂：二陈汤加减。

处方：法半夏 10g，陈皮 10g，茯苓 15g，甘草 6g，川芎 10g，伸筋草 10g，千年健 10g，牛膝 15g，当归 10g，白芍 10g。

（3）肝肾亏损型：无明显外伤史或轻微扭伤，肿痛较轻，静时反痛或损伤日久，肌肉萎缩，膝软无力，弹响交锁频作。舌红或淡，少苔，脉细或细数。

治则：补益肝肾，养血舒筋。

方剂：健步虎潜丸加减。

处方：熟地黄 15g，龟板 15g，枸杞子 10g，菟丝子 10g，补骨脂 10g，杜仲炭 10g，党参 15g，黄芪 15g，秦艽 10g，防风 10g，当归 10g，白芍 10g，木瓜 10g。

4．中药外敷 外用药种类很多，包括各门各类的中药外敷熏洗剂、酊剂、膏药等。我院制剂外敷三号，活血复原汤局部外用可取得较好的疗效。

5．针灸治疗

（1）适应证：适合于慢性半月板撕裂无明显关节交锁者，及半月板过度活动、半月板周围炎、单纯盘状半月板而无明显损伤者。

（2）操作方法：可取阿是穴、足三里、曲池、阴陵泉、天井等穴。

（三）手术治疗

随着关节镜手术不断发展完善，关节镜下半月板手术已成为半月板损伤手术治疗的金标准。

1．关节镜下半月板修补术

（1）适应证：一般认为适用于撕裂长度大于 1cm，位于周边 20%～30% 所谓红区的不稳定撕裂，靠近红白区结合处的撕裂主要由手术医师判断。理想的手术指征是年轻患者，损伤位于半月板外缘 3cm，长度在 2cm 范围之内的边缘纵向撕裂。

（2）操作方法：手术取硬膜外阻滞麻醉。修复的方式有开放式、关节镜下全封闭式、关节镜下自内而外式及关节镜下自外而内式四种。在修复前应将撕裂的两缘扩创，以利愈合。

（3）手术要点：常规内外侧入路置入关节镜，探查整个膝关节。对于确定要缝合的半月板损伤，首先需要用探针了解损伤的范围、长度，用半月板锉刀修整创面，使陈旧性的创面变成新鲜的粗糙面，对于嵌顿的桶柄样撕裂，需要将桶柄样撕裂的半月板复位。用半月板深度探针测量半月板滑膜缘边缘至缝合进针点的距离，剪去Fast-Fix套管前方相应的长度，使Fast-Fix缝合针露出与探针测量相同的长度，将裂隙套管前方的连接部分剪开，将Fast-Fix缝合针插入裂隙套管，在关节镜下引导下将裂隙套管插入膝关节腔，将Fast-Fix缝合针置于预先指定的半月板缝合位置，垂直于半月板的纵向撕裂插入缝合针直至深度限制器的底部，将第一个固定器推入，退出缝合针，向前滑动扳机将第二个固定器推入针槽前部，在与第一针间隔5～7mm再次插入Fast-Fix缝合针，直至深度限制器的底部，将裂隙套管连同缝合针一同退出膝关节腔，留下缝合线的游离端，拉紧线端使缝线的滑结贴至半月板表面，并用可减线的线结推进器来进一步压紧线结，再剪断USP线。

Fast-Fix是最新研究的全镜内半月板缝合新技术，其缝合强度与传统的缝合线比较生物力学性能更优。

2. 关节镜下半月板成形术（部分切除）

（1）适应证：适用于半月板内侧2/3不稳定性的撕裂并引起机械性症状者，及部分半月板囊肿、盘状半月板撕裂。

（2）操作方法：手术取硬膜外阻滞麻醉。手术切除所有不稳定撕裂瓣，仔细修整，使之形成一个相对平滑、稳定的边缘，但也不宜过度追求边缘光滑，一定要保护好半月板关节囊结合处。

3. 关节镜下半月板切除术

（1）适应证：适用于毁损性损伤，如体部横断等，或症状明显的半月板过度活动。

（2）操作方法：手术取硬膜外阻滞麻醉。完整切除半月板。

4. 异体或人工半月板移植术

（1）适应证：适用于半月板毁损性损伤需全切者。

（2）操作方法：尚处于探索阶段，疗效尚不确切。

5. 术后药物治疗

（1）中药治疗

①内服药：初期内服活血消肿止痛汤药，如损伤早期方加牛膝、木瓜及中成药三七接骨丸；继服养血通络止痛中药，如损伤中期方；后期内服舒筋活络，滋补肝肾之品，如损伤后期方、六味地黄丸。

②外用药：应用活血化瘀、舒筋止痛中药，中药熏洗药用制川乌10g，制草乌10g，伸筋草20g，透骨草20g，海桐皮20g，木瓜20g，威灵仙20g，络石藤20g，三棱20g，莪术20g，牛膝20g，防风20g，艾叶20g，细辛15g。舒筋洗剂外洗以通经活络，

亦可用海桐皮汤熏洗。

（2）西药治疗：关节镜术前 30 分钟可给予预防性应用抗生素，术后抗生素应用一般不超过 3 天。

6．术后固定与康复治疗

（1）术后棉花腿加压包扎固定 3 天，之后拆除棉腿，必要时采用支具固定于膝关节于 170° 休息位 3～4 周，术后 3 天可下地扶拐适当行走，于床上可被动活动膝关节。

（2）功能锻炼：术后早期的制动导致的股四头肌粘连，加之关节内积血机化后的关节内粘连等，对膝关节的术后功能影响较大，故初始就应注意膝关节的功能锻炼，即筋骨并重原则。术后早期即应加强足踝部的屈伸活动及股四头肌的收缩，预防髌股关节粘连。

（2）物理疗法：①电疗：中频＋静电等；②其他物理疗法：冷疗、超级光疼痛治疗等。

（四）临床疗效判定标准[3]

治愈：膝关节疼痛肿胀消失，无关节弹响和交锁，膝关节旋转挤压和研磨试验（-），膝关节功能基本恢复。

好转：疼痛肿胀减轻，关节活动时有弹响和交锁，膝关节旋转挤压试验和研磨试验（+-）。

未愈：膝关节疼痛无改善，有弹响及交锁，关节功能障碍，或合并膝关节滑膜炎，骨性关节炎。

四、经验总结

半月板损伤是一种很常见的关节疾病，半月板损伤多，见于青年人，如不及时治疗比较严重，就会影响膝关节的功能，因为半月板损伤后，他的疼痛部位与损伤位置有很密切的关系，要是受伤后，他们通常局限于膝关节之内外侧，影响膝关节伸屈运动。患者在通常情况下都可以自己做出膝盖的响声，除这个响声之外，还必须伴有关节疼痛感和交锁症状，这个才是半月板受伤。要合理的运动，提前做好预防措施，及时去正规的医院进行检查和治疗，不要让病情恶化，在饮食上也要注意不要吃辛辣油腻刺激的食物，多吃水果和蔬菜，注意休息，不要盲目用药，也要保持良好的心态[4]。

参考文献

[1] 胥少汀，葛宝丰，徐印坎 . 实用骨科学（第 4 版）[M]. 北京：人民军医出版社，2012.

［2］张华锋. 关节镜手术对半月板损伤患者的治疗效果［J］. 河南医学研究，2020，29（17）：3155-3157.

［3］耿晓林，周迎峰，张超，等. 关节镜下半月板部分切除术治疗膝关节半月板损伤的临床研究［J］. 创伤外科杂志，2020，22（3）：212-216.

［4］岳端利. 临床骨伤科学［M］. 西安：西安交通大学出版社，2018，324.

病例 54

左侧人工全膝关节置换术后假体松动

一、病历介绍

患者：徐某，男性，67 岁。因"左膝部疼痛约 3 个月"入院。

现病史：患者约 5 年前因左膝关节骨性关节炎于聊城市某专科医院行左侧人工全膝关节置换术治疗，好转后出院。3 个月前无明显原因出现左膝部疼痛，行走时疼痛加重。今为进一步治疗。来我院就诊，门诊医师查体阅片后，以左侧人工全膝关节置换术后收入院。现患者神志清，精神可，无寒战高热，左膝部无明显肿胀，轻度压痛皮温正常，肢端感觉及活动情况可。

体格检查：T 36.5℃，P 74 次 / 分，R 20 次 / 分，BP 133/80mHg，神志清，精神可。头颈胸腹查体未见明显异常，心肺听诊未闻及异常。

专科查体：脊柱无叩压痛。左膝部无明显肿胀，浮髌试验（–），膝周轻度压痛，活动度约 10°～ 100°，皮温不高，侧方应力试验（–），抽屉试验（–），麦氏征（–），足趾感觉、血运、活动正常。

辅助检查：左膝关节 X 线片（2019-08-06，聊城市某专科医院）示：左膝关节假体对位不良，骨与水泥界面、假体与水泥界面间隙明显。

诊疗经过：根据病史及入院查体、辅助检查，该患者诊断为"左侧人工全膝关节置换术后假体松动"。患者入院后完善术前检查，排除手术禁忌后，在腰硬联合麻醉下行左侧人工全膝关节翻修术。术后 3 个月随访：左膝关节活动度 0°～ 100°，无疼痛，无肿胀，左下肢肌力Ⅴ级。

翻修前后比对见病例 54 图 1 ～病例 54 图 3。

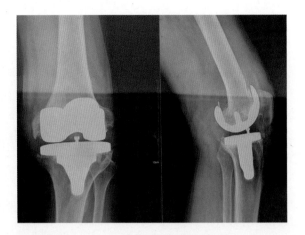

病例 54 图 1　翻修前膝关节正侧位 X 线片

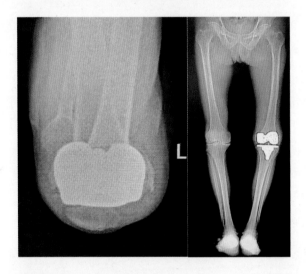

病例 54 图 2　翻修前膝关节轴位片及双下肢全长 CT

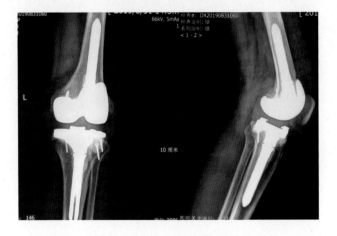

病例 54 图 3　翻修术后膝关节正侧位 X 线片

二、疾病概述

全膝关节置换后假体松动是全膝关节置换术后最常见的并发症之一，也是限制人工关节使用寿命的主要因素。全膝关节置换术后假体松动的发生率为3%～5%，影响全膝关节置换术后假体松动的因素有：①假体设计不符合生物力学要求。②膝关节两侧支持带不平衡及假体安装位置不当，偏心，不能使胫骨两平台均匀受力。③手术部位骨质不佳，有疏松缺损。④骨端截骨过多，未保留坚强的皮质下骨。⑤假体固定不符合要求。⑥术后膝关节剧烈活动，假体承受应力过度。假体松动的临床表现主要是负重时痛，X线片显示在假体周围有大于2mm且进行性增宽的透明带。

三、诊断与治疗

1. 诊断[1]

（1）病史：诊断的第一步是明确患者主诉，包括疼痛、关节失稳、肿胀或僵硬。其中疼痛是最常见，也是最棘手的问题。TKA术后数年假体松动，逐渐出现机械性疼痛，活动后明显加重。

（2）体格检查：肢体力线检查可发现膝关节内翻或外翻畸形等力线不良。膝关节稳定性和关节活动度需要仔细检查，内侧或外侧韧带复合体松弛、膝关节过伸、屈曲挛缩或伸膝迟滞均是TKA术后常见问题。

（3）影像学检查：影像诊断在TKA术后诊断中发挥核心作用，系统评估后序列影像学检查由常规X线片开始，膝关节假体常见问题通过X线检查即可确诊；根据不同需要可进行其他影像学检查，包括CT和放射性核素扫描。

1）X线检查包括膝关节负重正位、侧位和髌骨轴位。髌骨轴位不应被忽略，负重位下肢全长X线检查有助于整体评估下肢力线和冠状位膝关节假体的力线情况。阅片时应评估假体组件大小和位置，假体周围骨折的迹象、松动、透亮影、骨溶解、聚乙烯垫片磨损、假体断裂和感染等情况。

序列X线检查可发现进行性增大的透亮影，假体位置改变包括下沉、骨水泥壳断裂和假体柄尖端周围骨质反应。假体松动常见于胫骨假体，通常表现为进行性内翻畸形。股骨假体松动通常表现为屈曲畸形，侧位X线片即可体现。典型的透亮影在侧位X线片上尤为明显，而假体－骨界面的观察由于股骨假体后髁的重叠可能显示不清。此时X线透视下定位拍摄的标准侧位X线片具有特殊意义。假体周围透亮影在临床上的意义目前仍有争议：无症状的TKA也可以出现透亮影，但有时透亮影是假体无菌性松动的唯一标志。

2）CT扫描：与X线检查相比，CT可辅助确定骨溶解的程度、范围及假体旋转位置。胫骨假体周围溶骨样病变的范围和程度，溶解范围顶端与假体距离和皮质骨骨膜反应均可通过 CT 明确诊断。假体的旋转定位也可通过 CT 准确判断，但其最常见的错误是股骨和胫骨过度内旋。股骨假体旋转由股骨内外上髁轴线决定，股骨假体的最佳位置是平行于股骨内外上髁轴，这与良好的在体膝关节生物力学相符。

2. 治疗 进行系统评价，明确原因，如果诊断正确，翻修是治疗 TKA 术后松动的一个有效方法，其有效性与初次 TKA 失败的原因有直接联系[2]。

四、病例讨论

本病例为全膝关节置换术后假体松动，首先应明确假体松动的原因，才能在翻修手术时对应的纠正问题。假体周围感染（periprosthetic joint infection, PJI）也是早期假体失败的常见原因，首先要排除假体周围感染。依据肌肉与骨骼感染协会（MSIS）对 PJI 诊断标准，本病例中关节无红肿，皮肤无窦道，CRP 和 ESR 正常，关节穿刺液细菌培养阴性，据此我们可排除本例患者 PJI。（患者行初次全膝关节置换术后从事较重体力劳动，过度使用膝关节，我们认为这可能是患者假体无菌性松动的原因）我们通过分析和测量初次置换术后 X 线片，发现初次置换术后股骨假体对线尚可，但胫骨假体明显内翻安装。文献表明，术后下肢残留内翻和胫骨假体内翻安装会导致内侧平台骨吸收增加，导致胫骨平台早期内侧骨塌陷[3]。术中可见大量棕褐色滑膜颗粒，聚乙烯衬垫背面有明显磨损。因此，考虑胫骨假体内翻安装导致聚乙烯背垫早期磨损是该病例早期假体无菌性松动的原因。这个病例进一步说明胫骨假体的内翻在全膝关节置换术中是不能接受的，会导致假体的早期失败。X 线片提示胫骨假体内侧下沉至腓骨头水平，根据 Anderson 骨科研究所骨缺损分型（AORI），本病例属于 AORI 2A 型，患者又为高龄，使用金属垫块来处理骨缺损。

参考文献

[1] 魏慧，田京. 人工关节无菌性松动的早期诊断 [J]. 中国组织工程研究，2011，15（4）：709-713.

[2] 谭维琴，杨士军，崔建和. 人工假体置换后的无菌性松动 [J]. 中国组织工程研究与临床康复，2011，15（43）：8133-8136.

[3] 李晓辉，于建华，贾健. 膝关节翻修术中骨缺损修复的技术现状及发展趋势 [J]. 中华关节外科杂志（电子版），2009，3（2）：246-251.

病例 55

右侧外翻膝

一、病历介绍

患者：李某某，女性，66 岁，因"右膝关节疼痛 5 年，加重伴活动受限 2 年"于 2018 年 7 月 7 日入院。

查体：右膝部轻度肿胀，内外侧压痛阳性，活动度：0°～110°，外翻 20°（病例 55 图 1）。

辅助检查：右膝 X 线片示（病例 55 图 2）：右膝关节退行性变，外翻畸形，股骨外髁发育较小，外侧关节间隙变窄，边缘可见骨赘形成。

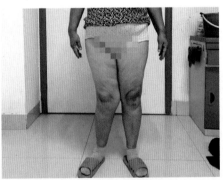

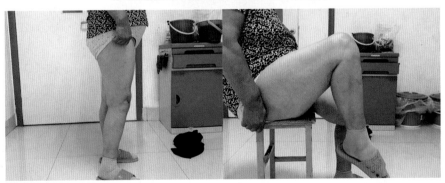

病例 55 图 1　右膝部外观

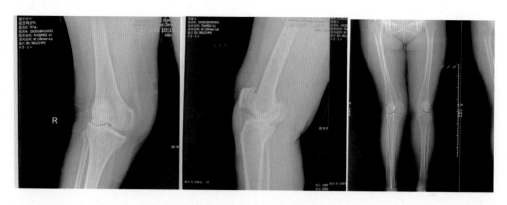

病例 55 图 2　右膝 X 线片

治疗经过：2018 年 7 月 10 日在硬腰联合麻醉下行右侧人工全膝关节置换术，手术顺利。术毕，观察肢端血运足背动脉搏动良好，踝背伸活动正常，返回病房。术后第 1 天晨起查房，患者右足背伸不能，足背皮肤感觉麻木，查体踝背伸、踇背伸肌力 0 级，考虑腓总神经牵拉伤。即给予营养神经药物治疗，膝关节屈曲 30°垫高，限制伸直 30°屈伸功能锻炼，刀口愈合良好，术后跨阈步态。术后 3 个月回院复查踝背伸、踇背伸肌力Ⅱ级，6 个月复查踝背伸、踇背伸肌力Ⅳ级，步态恢复正常，麻木感消失。

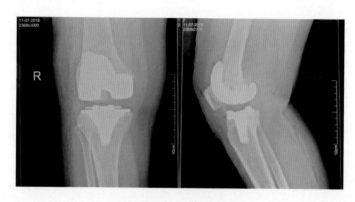

病例 55 图 3　膝关节置换术后

二、疾病概述

在成人的外翻畸形中，主要为原发性骨性关节炎和类风湿关节炎，还包括其他炎性疾病，如结缔组织性疾病、银屑病等。膝关节创伤后关节炎（胫骨平台骨折、软骨损伤、半月板损伤、侧副韧带断裂等），或者是内翻畸形患者，行胫骨近端外翻截骨矫形过度也可以引起外翻膝。外翻膝的骨组织异常，较多的发生在股骨外侧髁，相比较内翻膝的骨组织异常则主要集中在胫骨平台一侧。骨组织异常表现为外侧髁发育不良、外侧髁磨损、股骨外侧髁及后髁的异常重塑。髌骨在外侧结构的牵拉下向外侧脱位或者半脱位，呈"瓦片状"。韧带的异常可表现为外侧软组织的挛缩，内侧软组织的松弛，外侧挛缩的软组织包括了 LCL、ITB、POP、PLC 等，腓肠肌外侧头和股二头肌腱在伴有屈曲畸形时，也会出现严重的挛缩。

三、诊断与治疗

1. 外翻膝的临床表现及分类　按照畸形发生部位可分为膝关节内畸形和膝关节外畸形。对于关节外畸形引起的膝关节外翻，可能的原因包括了髋关节内翻畸形、髋关节高位脱位、踝关节病变、膝关节外的陈旧性骨折、腰椎病变等。按照一侧畸形时，另外一侧膝关节的表现，可以分为三种情况。当只有单侧外翻，对侧肢体力线正常时，双下肢表现为"K"形腿，原发性骨关节炎的患者多见。当双侧肢体都表现为外翻畸形的时候，双下肢就会出现"X"形腿，类风湿关节炎的患者多见。两外还有一种少见的情况，患侧肢体为外翻膝，对侧肢体为内翻膝，双下肢就会表现为向一侧倾倒，称之为顺风腿，通常为一侧严重的内翻引起对侧的外翻。

2. 按照畸形的严重程度，目前常用的有以下三种分类方法。Ranawat 将外翻膝分为三种类型：Ⅰ型，外翻角＜10°，MCL 功能完整，这占有外翻膝的80%。Ⅱ型，10°≤HKA＜20°，MCL 细长，有部分或完整功能，这占有外翻膝的15%。Ⅲ型，髌骨外侧脱位、外翻角≥20°，MCL 功能受损，可能需要限制性的假体才能获得足够的稳定，这占有外翻膝的5%。Krackow 分型：Ⅰ型，外翻膝伴有外侧骨丢失，外侧结构挛缩，内侧完整。Ⅱ型，明显的 MCL 松弛。Ⅲ型，膝关节内翻畸形行胫骨近端矫形，矫形过度后引起的严重外翻畸形。SOO 分类方法，法国西部骨科协会于 2003 年提出的 SOO 分类方法：Ⅰ型，非固定性膝外翻，无明显畸形，无内侧松弛，可采用内侧入路，如果髌骨有脱位，则建议采取外侧入路。Ⅱ型，完全或者部分固定性膝外翻，没有内侧松弛，最常见，需要外侧松解。Ⅲ型，非固定性膝外翻，内侧松弛，需要对 MCL 进行处理。Ⅳ型，固定性膝外翻，在Ⅱ型和Ⅲ型的基础上，MCL 进一步松弛，无功能。

3. 外翻膝的治疗方案

（1）保守治疗：通过物理的方法，使得内外侧的软组织恢复平衡，恢复下肢正常的力线，最终达到矫正的目的。包括了绑腿固定、夹板矫正、矫正鞋垫，以及按摩锻炼等，适合于小儿及青少年畸形不重的患者。优点是：花费小、风险小，可随时进行调整。缺点是：矫正的过程较长，需要花费大量的时间，对于成年患者不适用。

（2）手术治疗[1, 2]：在手术之前，应明确关节畸形的原因、部位、严重程度。如果是股骨及胫骨异常引起的膝外翻畸形，可进行相应部位的截骨矫形术，可以采用钢板螺钉内固定术、外固定支架固定（Ilizarov、Orthofix）。如果是关节内畸形，在没有发生骨性关节炎时，可以进行楔形截骨矫形术，若同时合并骨性关节炎，可直接

259

进行关节置换术，术中进行内外侧的软组织平衡。根据术前的影像学资料及查体，提前准备好相应的假体材料。如果膝关节内侧副韧带极度松弛，丧失了功能，则可能需要准备好限制性假体；如果股骨外侧髁发育不良，有较大的骨缺损，则可能需要翻修假体，备齐股骨远端或者后方的垫块，同时备上股骨的延长杆；如果CT显示胫骨平台外侧严重的骨缺损，平台则需使用延长杆，备上外侧的垫块。由于外翻膝在术中可能发生的情况较多，术前应该多准备几套手术方案，准备几套工具，如PS假体，CCK，严重的病例可能需要备上铰链膝关节假体。

手术入路选择：外翻膝进行全膝关节置换术有较多的手术入路，包括了膝关节内侧髌旁入路、膝关节内侧股肌下入路、膝关节内侧股肌中入路、膝关节外侧髌旁入路（Keblish approach）、膝关节外侧股肌下入路，以及多种以上入路改良的手术切口。以上所有的入路主要区别就是在髌旁内侧还是外侧进入关节腔。髌旁内侧入路是膝关节置换的标准手术入路，病例数多，手术经验丰富，因此大部分的医生习惯选择内侧髌旁入路。但是外翻膝外侧结构挛缩严重，髌旁内侧入路最大的劣势就是，不能对外侧进行有效的暴露，进行外侧松解时，增大了手术操作难度和腓总神经损伤的风险。Keblish入路从髌旁外侧进入关节腔，可以直达病灶中心，但是由于髌骨常伴有向外半脱位畸形，术中需要进行髌骨向内翻脱位，此时髌骨脱位困难，常需要进行胫骨结节截骨（Tibial tubercle osteotomy，TTO），如果对外侧入路不熟悉的情况下，那将增加手术难度。且术后TTO相关的并发症也会增加术后整个并发症。

术中截骨：胫骨截骨，采取常规的截骨方式，即使用胫骨髓外定位系统，截骨面垂直于胫骨的机械轴。在MCL组的患者，我们尝试过，先保持内侧平台部分不进行截骨，以便纵向劈开内侧平台，内侧平台向内侧倾倒时保持更多的平台骨量，但是，后来发现这样在术中不利于对伸直间隙的测试。股骨远端截骨：由于外翻膝内外侧软组织不平衡，此时不能再直接采取间隙平衡法对股骨远端进行截骨，转而可以采取术前的模板测量法进行股骨远端截骨。术中不去考虑股骨的外翻纠正角（Valgus correct angle，VCA），按照术前双下肢全长X片上测量的外侧截骨量进行截骨。由于外翻膝股骨外侧髁发育畸形，股骨的髓腔轴线靠内，因此股骨的进针点偏向股骨内侧髁。由于股骨外侧髁发育不良的原因，在进行股骨远端截骨时，外侧髁的截骨量经常很少，或者还需要金属垫块进行重建的可能。股骨后髁的旋转截骨：股骨后髁截骨的方式有很多种，包括：①后髁截骨面平行与通髁线进行截骨。②截骨线垂直于股骨髁的前后轴线（Anterior-posterior axis，AP轴）。③正常股骨内侧髁后方较外侧髁后方有3°的外倾，可以按照后参考进行3°的外旋截骨。④垂直于胫骨的轴线进行截骨。⑤还可以使用间隙平衡法，先进行胫骨平台截骨，然后平行与胫骨平台截骨面进行截骨。对于外翻畸形的患者，股骨外侧髁发育不良，通髁线、AP轴不能准确确定，外后髁发育不良，后参考的截骨方式也不合适。在完成伸直位截骨之后，Ⅱ型的外翻膝会出现内侧关节间隙大、外侧关节间隙小的情况，最佳的方法为完成伸直位的内外侧平衡之后，再使用间隙平衡法（上方描述的第5种方法）对股骨后髁进行截骨。

四、病例分析

外翻膝的患者，不仅术中的截骨方式与正常膝有一定差异，而且需要进行软组织平衡，处理髌骨半脱位的问题等，手术难度大，造成膝关节置换术后有较多的并发症发生。常见的并发症包括了残留外翻畸形（4%～38%）、髌骨半脱位（2%～10%）、关节不稳（1%～20%）、切口问题（4%～13%）、髌骨骨折和坏死（1%～12%）、腓总神经麻痹（0.3%～9.5%）等，残留外翻是外翻膝 TKA 术后最常见的并发症，但是轻微的外翻并不影响术后的功能[3, 4]。

本例患者人工膝关节置换术神经并发症为腓总神经损伤。腓总神经损伤原因多见于术中拉钩对神经的直接牵拉挤压、术中过度的下肢牵延长或畸形过度矫正、术后局部敷料、石膏、血肿压迫。处理措施：腓总神经与胫骨平台后缘间距约8.7mm，放置拉钩、软组织松解剥离时要紧贴骨面；矫正严重膝外翻或屈曲挛缩畸形时，外侧松解可显露腓总神经，妥善保护；术后防止敷料包扎过紧、防止石膏压迫；术后一旦出现腓总神经损伤症状，立即完全解除所有敷料，膝关节屈曲20°～30°位，减少对神经的牵拉；防止继发性马蹄内翻足：使用踝足支架，保持踝关节中立位，踝关节被动背伸锻炼；积极使用神经营养药物。本病例患者右膝关节外翻20°，属于中重度膝外翻，病史较长，膝关节外侧结构包括腓总神经均有挛缩，术中给予纠正力线过程中，会对腓总神经造成不同程度的牵拉伤，造成术后踝关节功能影响。对于中重度膝外翻，病史较长，且外侧结构较紧的患者，术中需轻柔操作，术后屈曲垫高患膝，缓解腓总神经拉力，避免损伤。

参考文献

[1]Pagoti R, O'Brien S, Doran E, et al.Unconstrained total knee arthroplasty in significant valgus deformity：a modified surgical technique to balance the knee and avoid instability[J].Knee Surg Sports Traumatol Arthrosc, 2017, 25（9）：2825-2834.

[2]Ranawat AS, Ranawat CS, Elkus M, et al.Total knee arthroplasty for severe valgus deformity[J].J Bone Joint Surg Am, 2005, 87（Pt2）：271-84.

[3] 陈鹏，曾敏，谢杰，等．全膝关节置换术治疗膝关节骨性关节炎合并轻中度膝外翻畸形的疗效评价 [J]．中南大学学报：医学版，2016，41（9）：955-961．

[4] 张宪，杨镇，宋伟，等．全膝关节置换术治疗严重膝外翻的疗效观察 [J]．临床骨科杂志，2016，19（1）：34-37．

病例 56

左侧外翻膝

一、病历介绍

患者：王某，女性，50 岁，因"左膝关节疼痛、活动受限 1 年"于 2019 年 5 月 6 日入院。入院前 4 个月在外院行左膝关节镜手术治疗（外侧半月板切除）。

查体：左膝部轻度肿胀，内外侧压痛阳性，活动度 0°～120°，外翻 10°（病例 56 图 1）。

辅助检查：左膝 X 线片示（病例 56 图 2）：左膝关节轻度退行性变，外侧关节间隙变窄，外髁及胫骨平台外侧边缘可见骨质增生。

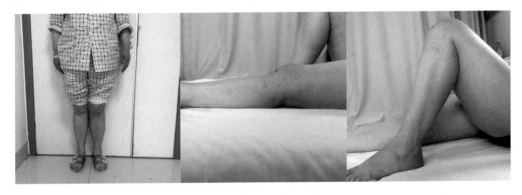

病例 56 图 1　左膝部外观

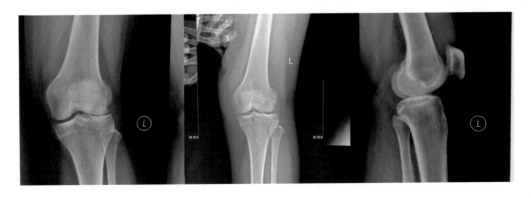

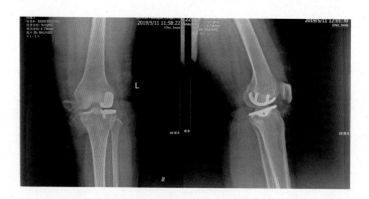

病例56图2　左膝X线片

治疗经过：2019年5月9日在硬腰联合麻醉下行左膝外侧单髁置换术，手术顺利。术后常规功能锻炼，第一天下地活动，刀口愈合良好，术后功能良好（病例56图3）。

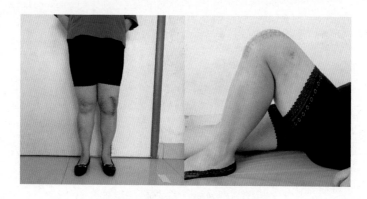

病例56图3　术后恢复情况

二、疾病概述

具体见病例55。

三、诊断与治疗

具体见病例55。

四、病例分析

1．膝关节内外侧解剖与运动的差异性　膝关节内外侧间室的解剖结构和运动学存在较大差异。胫骨外侧关节面的前1/3为凸面，后2/3为凹面，内侧则是完全的凹面，内外侧胫骨平台坡度相差约27°，胫骨平台的前后径相比，内侧比外侧也略大；膝关节运动学也揭示了内外侧的区别，股骨外侧髁随着屈曲角度增加表现出更多平移。

另外，外侧半月板和关节囊结合较松弛，活动度大，而内侧半月板和关节囊结合紧密，活动度小。从这两个角度看，外侧较大的活动性和松弛性也增加了外侧 UKA 衬垫脱位的风险。有研究显示，随着膝关节屈曲增加，胫骨向内旋转，股骨外侧髁则相对向后方运动，关节屈曲到 90°时胫骨内旋约 13°，屈曲到 120°时胫骨内旋约 20°，这种运动方式导致两个间室的软骨磨损不同，胫骨内旋是以内侧为轴，所以内侧 OA 比外侧容易形成，同时也可以解释 TKA 术后聚乙烯衬垫的磨损方式。Weidow 等报道了在内外侧 OA 患者中软骨磨损的位置，在内侧间室 OA 中，胫骨磨损主要在前方区域，股骨为下方关节面；而在外侧间室 OA 中，胫骨磨损在中央及后方更明显，股骨主要累及后方关节　面。Ohdera 等研究表明，在内翻膝中，无论是动态还是静态下肢力线均通过内侧间室；而在外翻膝中，静态时下肢力线通过外侧间室，但在动态时下肢力线则转向内侧间室，这种下肢力线转换也验证了外侧 OA 患者通常比内侧 OA 患者疼痛耐受时间更长，也有利于外侧 UKA 术后假体寿命的延长。

2. 外侧 UKA 的适应证　一般来说，外侧 UKA 手术适应证和禁忌证类似于内侧 UKA，但更加严格。适应证一般包括：膝关节外侧间室的退变；股骨外侧髁骨坏死；外侧间室的创伤性关节炎；膝外翻畸形角度小于 15°，屈曲畸形小于 10°；前后交叉韧带及内外侧副韧带功能完整；膝外翻畸形在被动作用下可以矫正。另外，也可以从影像学角度分析其适应证：如膝关节前后位 X 线提示为外侧间室 OA，无明显的冠状面半脱位；外翻应力位 X 线显示外侧间室软骨磨损达到骨对骨状态，内翻应力位 X 线显示外侧间隙可张开，同时内侧间隙保持正常。Sah 等报道，计划实施外侧 UKA 病例中仅有 48%最终实施了外侧 UKA。Pennington 等报道，通过借助关节镜判断各间室退变情况，最终决定行 UKA 或 TKA。此外，需排除内侧间室退变、重度髌股关节炎及炎性关节病等禁忌证。当然，外侧 UKA 的适应证和禁忌证也在一定程度上取决于医师的水平，仍需进一步的探讨与研究。

3. 外侧 UKA 的假体类型　UKA 最开始应用于膝关节内侧，随后即用于外侧。开始内外侧用的假体相同，但早期报道的外侧 UKA 与内侧 UKA 相比，疗效较差，脱位率高，原因是膝关节在屈曲时外侧副韧带是松弛的，而内侧副韧带在所有的位置都是紧张的，所以之后活动平台 UKA 多局限于内侧间室。近些年，外侧 UKA 的假体及手术技术不断改进，临床结果更加稳定。有研究人员利用胫骨外侧平台的凸形和双凹面聚乙烯嵌体开发了一种新型的外侧活动型单髁假体，这种假体在外侧 UKA 的初步结果显示临床效果较好，与标准的活动平台假体相比，脱位率降低到了 1.7%，而原始的标准活动平台脱位率为 11%，但这种假体只有极少数有经验的医生才能完成[1]。

本病例患者年龄 50 岁，术前 4 个月行左膝关节镜手术，行半月板切除，术后负重活动，造成膝关节外翻。对于年轻患者，处理半月板损伤，慎重选择成形及切除。

参考文献

［1］刘泽，袁涛，芦升升，等．膝关节外侧单髁置换术的研究进展［J］.实用骨科杂志，2021，（10）：932-935.

双侧内翻膝

一、病历介绍

患者：李某某，女性，57 岁，双膝关节疼痛约 10 年加重半年。

专科检查：双膝关节内翻畸形，右膝内翻约 20°畸形。右膝活动度伸 15°～110°；左膝内翻约 15°畸形，左膝活动度 10°～110°（病例 57 图 1）。双膝关节侧方应力试验（-），身高 1.55m，体重 75kg，体重指数 31.22。

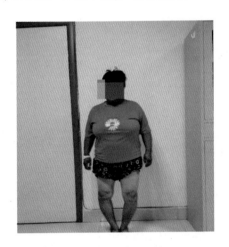

病例 57 图 1　双膝关节外观

辅助检查：双膝关节正侧位片：双侧膝关节内侧间隙明显变窄，股骨下端及胫骨内外侧骨赘形成，骨关节面边缘变锐，胫骨髁间隆突变尖，髌骨关节面边缘粗糙、硬化，上下缘骨质增生。右侧髌股关节间隙变窄（病例 57 图 2）。

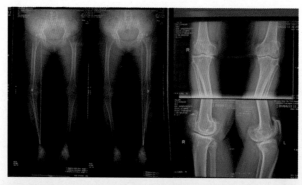

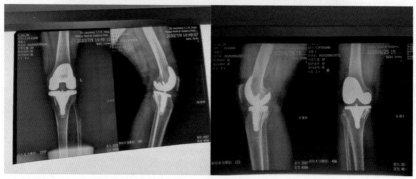

病例 57 图 2　双膝关节正侧位片

入院诊断：

中医诊断：膝痹病（肝肾亏虚证）。

西医诊断：双膝关节骨性关节炎，高血压。

诊断依据：

1．中医辨病辨证依据　患者中年女性，素体肝肾不足，肝主筋，肾主骨，肝肾不足，筋骨失养；加之平素过劳，经络受阻，气血不畅，筋骨失养日久而发本病。舌淡，苔白，脉沉细均属肝肾不足之象，综合脉证，四诊合参，此病当属中医学"膝痹病"范畴，证属肝肾亏虚证。

2．西医诊断依据

（1）双膝关节疼痛约 10 年加重半年。

（2）右膝内翻约 20°畸形，右膝活动度伸 15°～110°，侧方应力试验（-），抽屉试验（-）。左膝内翻约 15°畸形，左膝活动度伸 10°～110°，侧方应力试验（-），抽屉试验（-），足背动脉可扪及，双下肢感觉、肌力正常。

（3）辅助检查：双膝关节正侧位：双侧膝关节内侧间隙明显变窄，股骨下端及胫骨内外侧体骨赘形成，骨关节面边缘变锐，胫骨髁间隆突变尖，髌骨关节面边缘粗糙、硬化，上下缘骨质增生。右侧髌股关节间隙变窄。

治疗经过：入院后完善相关理化检查，在硬联合麻醉下行先行右侧人工全膝关节置换术。约 2 周行左侧人工全膝关节置换术。术后第 1 天拔除引流管后下地，术后切口及膝关节功能恢复良好。

二、疾病概述

膝关节骨性关节炎是一种慢性退行性关节病变，主要病理改变是膝关节软骨下骨硬化、关节软骨的磨损破坏[1]，随着人类平均寿命的增加，人口老龄化进程的加快，膝关节骨性关节炎的发病率呈逐年上升趋势[2]。一般情况下，内侧股胫关节和外侧股胫关节对身体负荷分配比例不同，内股胫关节约承担身体负荷的 2/3，而外侧约 1/3，不同负荷所致的应力不平衡，加重膝关节内侧间室软骨磨损，所以临床上大部分膝关节炎为膝内翻畸形[3]。

三、诊断与治疗

1. 诊断　一般根据患者的症状、体征及影像学表现等进行诊断。症状有疼痛、僵硬、活动障碍、关节不稳定性等，体征有关节活动范围减小、关节积液、骨性肿胀、活动弹响、畸形等，影像学表现有关节间隙狭窄、骨赘形成、软骨下骨板硬化、囊变等。X 线检查至今仍为骨性关节炎的诊断、分类、分期之基础。

2. 治疗

（1）保守治疗：膝关节骨性关节炎发病早期可通过口服、外用药物及关节腔注射玻璃酸钠、中医中药、物理治疗等方法来缓解症状。

（2）手术治疗：膝关节骨性关节炎患者在保守治疗后效果不明显时，应及时选择手术治疗以免造成病情的加重，影响后续治疗。

1）关节镜手术：膝关节骨性关节炎早期会出现膝关节滑膜增生、关节软骨退变和关节内游离体等，采用关节镜手术治疗膝关节骨性关节炎能缓解患者疼痛感，提高膝关节功能，对膝关节骨性关节炎的早期治疗优势明显。

2）截骨矫形术：胫骨高位截骨能有效改善胫股角度，通过楔形截骨，调整不正常的下肢力线，纠正内侧胫骨关节的过度负荷，改变血液循环，让患者内侧关节软骨修复，从而达到缓解膝关节内侧间室的压力，减轻患者疼痛，减缓膝关节退行性改变进程的目的[4]。如果选择胫骨截骨，对侧间室必须正常，这样手术后下肢才能恢复到正常的生物力学性能。截骨的优点在于患者康复快、住院时间短、伤口小，能保留原有的动学方式，保留交叉韧带，保留骨量。

3）单髁置换术：单髁置换术是专门针对膝关节单间室关节炎的一种手术方式，能够有效保留前、后交叉韧带，保留骨量，有效维持膝关节的正常生物力学性能[5]具有并发症少、创伤相对较小、恢复时间短。

4）全膝关节置换术（TKA）对于年龄大,膝关节软骨损伤严重,骨质疏松,骨赘增生,畸形严重病人，应考虑行 TKA。

四、病例分析

严重内翻膝患者有下肢力线畸形严重、软组织不平衡、骨缺损等问题，如何兼顾软、硬组织的同时，恢复膝关节功能。内翻膝治疗原则是恢复下肢力线，内外侧间隙对称，软组织平衡。对于骨缺损处置,包容骨缺损可以骨水泥填充,非包容性骨缺损采用植骨、骨水泥填充、螺钉固定、垫块等。对于本病例，我们选用 PS 假体，常规截骨，对于合并屈曲畸形股骨远端截骨可以加截 2mm，清除股骨、胫骨内侧骨赘；缩窄内侧平台，显露和松解内侧平台后外侧角，从伸直位到屈曲的过程中行内外翻试验，测试内外侧稳定性及屈伸平衡；特别注意的是松解过程中反复评估屈伸间隙以达到理想平衡，边测试边松解，避免松解过度。骨缺损小于 1cm，我们采用骨水泥螺钉技术。

参考文献

[1]Ayala-Mejias JD, Garcia-Gonzalez B, Alcocer-Perez-Espana L, et al.Relationship between widening and position of the tunnels and clinical results of anterior cruciate ligament re-construction to knee osteoarthritis：30 patients at a minimum follow-up of 10 years[J].J Knee Surg, 2017, 30（6）：501-508.

[2]王斌,邢丹,董圣杰,等 . 中国膝骨关节炎流行病学和疾病负担的系统评价 [J]. 中国循证医学杂志，2018，18（2）：134-142.

[3]宋银冬，王玉兰，姜鹤，等 . 胫骨高位截骨术治疗膝关节内侧间室骨关节炎的疗效 [J]. 中国医药科学，2017，7（14）：222-224.

[4]梁慧，王小铁，靳江涛 . 胫骨高位截骨术治疗膝骨关节炎并膝内翻体会 [J]. 实用骨科杂志，2011，17（8）：704-706.

[5]Matsumoto T.Anti-tuberculosis therapy and paradoxical response when tuberculosis develops under the influence of bio-logics for rheumatioid arthritis[J].Kekkaku, 2015, 90（11-12）：707-713.

病例 58

双膝关节骨性关节炎（一）

一、病历介绍

患者：臧某某，女性，39 岁，因"双膝关节疼痛年，加重 14 天"入院。

现病史：患者于 2 年前无明显诱因出现双膝关节疼痛，负重及劳累后加重，休息后可缓解，疼痛性质呈刺痛，痛处固定，2019 年 9 月就诊于外院，诊断为"双膝关节骨性关节炎"，予玻璃酸钠注射液行关节腔内注射，效果不佳。2 周前患者双膝关节疼痛加重，疼痛性质呈牵拉痛、刺痛，痛有定处，起坐及上下楼时疼痛明显。伸膝关节时关节弹响，为求系统治疗，遂来我院诊，门诊以"双膝关节骨性关节炎"收住院。患者自发病以来，神志清，精神可，一般状况可，体重无明显减轻，双膝关节疼痛加重，疼痛性质呈牵拉痛、刺痛，痛有定处，起坐及上下楼时疼痛明显。伸膝时关节弹响，无恶心呕吐，无汗出，纳眠可，二便调。

体格检查：T 36.1℃，P 76 次 / 分，R 18 次 / 分，BP 122/83mmHg，双肺呼吸音清，无干湿性啰音，心率 76 次 / 分，律齐，无心脏杂音，腹软平坦，肾区叩击痛（–）。

专科检查：左膝关节骨间隙、内外膝眼、内外侧副韧前附着点压痛（+），回旋挤压试验（+），研磨试验（+），四肢肌力肌张力正常。四肢腱反射对称正常，病理征未引出，VAS 评分 6 分。

辅助检查：磁共振膝关节平扫示：膝关节退行性变（病例 58 图 1）。

初步诊断：双膝关节骨性关节炎。

治疗经过：完善相关辅助检查，予以普通针刺 15 穴、手指点穴、隔物灸＋中药涂擦、超声波治疗等综合康复治疗以活血化瘀、通络止痛；给予活血复元汤行双膝关节熏洗治疗，对症处理。治疗 1 个月，患者病情明显减轻。

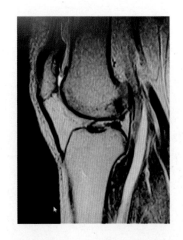

病例 58 图 1　膝关节磁共振平扫

二、疾病概述

1. **概述**　膝关节炎是一种以退行性病理改变为基础的疾患。多患于中老年人群，研究[1]表明本病好发于 40 岁以上的中老年人，其症状多表现为膝盖红肿痛、上下楼梯痛、坐起立行时膝部酸痛不适等。也会有患者表现肿胀、弹响、积液等，如不及时治疗，则会引起关节畸形、残废。在膝关节部位还常患有膝关节滑膜炎、韧带损伤、半月板损伤、膝关节游离体、腘窝囊肿、髌骨软化、鹅足滑囊炎、膝内／外翻等关节疾病。

2. **病因**　膝关节骨性关节炎的发生一般由膝关节退行性病变、外伤、过度劳累等因素引起。膝关节炎多发于中老年人，是引起老年人腿疼的主要原因。另外，体重过重、不正确的走路姿势、长时间下蹲、膝关节的受凉受寒也是导致膝关节炎的原因。

3. **临床表现**　多数膝关节骨性关节炎患者初期症状较轻，若不接受治疗病情会逐渐加重。主要症状有膝部酸痛、膝关节肿胀、膝关节弹响等症状。膝关节僵硬、发冷也是膝关节炎的症状之一，以僵硬为主、劳累、受凉或轻微外伤而加剧，严重者会发生活动受限。

三、诊断与治疗

依据医生体格检查、影像学报告进行综合判断，医生手法检查尤为重要。

治疗膝关节骨性炎的关键就是防止软骨进一步磨损。软骨保护剂如硫酸氨基葡萄糖能促进软骨的合成、抑制关节软骨的分解，同时还具有抗炎作用。硫酸氨基葡萄糖中富含的硫酸根也是合成软骨基质的必需成分之一。此类药物能够缓解疼痛症状，改善关节功能，长期服用还能够迟滞关节结构的破坏。硫酸氨基葡萄糖起效较慢，但药物安全性佳，适合作为基础治疗用药长期服用。陈日兰等的研究[2]表明电针疗法治疗本病有一定的效果。

关节镜治疗膝关节炎是将直径 5mm 的棒状光学内镜,通过关节间隙置入关节腔内,并将病变部位和组织放大 4 ~ 6 倍显示在监控器上,利用细小的工具修复关节软骨,并对关节腔进行清理。吴星火等 [3] 的研究证实关节镜有限清理术在治疗不同分级膝关节骨性关节炎方面疗效确切。

四、病例分析及经验总结

膝关节骨性关节炎是膝关节的局部损伤及炎症和慢性劳损引起关节面软骨变性,软骨下骨板反应性骨损,导致膝关节出现一系列症状和体征。患病率与患者的年龄、性别、民族及地理因素有关,现代医学认为骨性膝关节炎是多种因素综合作用的结果,主要因素有软骨基质合成和分解代谢失调、软骨下骨板损害使软骨失去缓冲作用、关节内局限性炎症等。多见于中老年人。受累关节隐痛,初期活动、受累后加重,休息后减轻,进而持续疼痛,伴关节僵硬,活动后见好转。后期关节肿胀、增大,活动受限、畸形,但无关节强直。体征:髌周多有压痛;症状严重者膝关节伸屈受限;有积液者,浮游髌试验阳性。

本例患者治疗后 VAS 评分改善效果良好,由此可见本治疗方法可有效改善患者症状,对于尚未达到手术指征但已有相关症状的患者,不失为一种行之有效的治疗方法,但患者仍需注意在日常生活中注意保护膝盖,避免进行剧烈活动,以免疾病复发。

参考文献

[1] 张二瑞,黄遂柱.膝关节骨性关节炎诊断及治疗的研究 [J].医学信息,2021,34(12):58-60.

[2] 陈日兰,邓凯烽,韦星成,等.电针对膝关节骨性关节炎患者疼痛改善及关节功能影响的荟萃分析 [J].中国组织工程研究,2020,24(21):3438-3444.

[3] 吴星火,伍振威,孟春庆,等.关节镜有限清理术治疗不同分级膝关节骨性关节炎疗效的 Meta 分析 [J].中国内镜杂志,2015,21(6):592-597.

病例 59

双膝关节骨性关节炎（二）

一、病历介绍

患者：田某，男性，57 岁。因"双膝部疼痛不适 7 年，加重 1 个月"入院。

现病史：患者约 7 年前无明显原因出现双膝关节疼痛，疼痛时轻时重。约 6 年前于我院行双膝关节清理术治疗。后双膝部活动逐渐受限，出现畸形，1 个月前疼痛加重，今为进一步治疗，来我院就诊，门诊查体后以"双膝关节骨性关节炎"收入院。现患者神志清，精神可，无寒战高热，右膝部疼痛，活动受限，肢端感觉及活动情况可。

体格检查：T 36.5℃，P 74 次 / 分，R 19 次 / 分，BP 145/80mmHg，神志清，精神可。头颈胸腹查体未见明显异常，心肺听诊未闻及异常。

专科检查：脊柱无叩压痛。右膝关节外翻屈曲畸形，外翻约 30°，屈曲畸形约 5°，右膝轻度肿胀，内侧压痛（+），皮温不高，浮髌试验（-），髌骨挤压研磨试验（-），主动屈伸活动度 5°～60°，过屈时膝前方疼痛加重，侧方应力试验（+），抽屉试验（-），麦氏征（-）。左膝关节强直，内翻屈曲畸形，外翻约 15°，屈曲畸形约 20°，左膝无明显肿胀，内侧压痛（+），皮温不高，浮髌试验（-），髌骨挤压研磨试验（-），主动屈伸活动度 20°～40°，侧方应力试验（-），抽屉试验（-），麦氏征（-），足趾感觉、血运、活动正常。

辅助检查：双膝关节 X 线片（2019-02-14 聊城市中医医院，病例 59 图 1）示：双侧膝关节内侧间隙变窄，股骨下端及胫骨内外侧髁骨赘形成，骨关节面边缘变锐，胫骨髁间隆突变尖，髌骨关节面边缘粗糙、硬化，上下缘明显骨质增生。右胫腓骨上段骨折，正侧位断端对位对线良好，骨折线略模糊，左膝关节后缘软组织内可见多个椭圆形高密度影，边缘清晰锐利，内侧密度较淡。

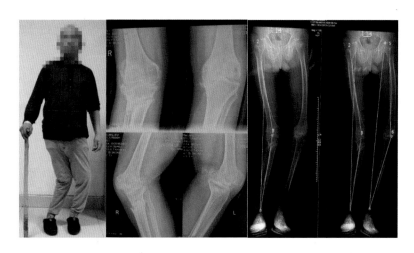

病例 59 图 1　双膝外观及 X 线片

诊疗经过：根据病史及入院查体、辅助检查，该患者诊断为"双膝关节骨性关节炎，左膝关节强直，右胫腓骨近端陈旧性骨折并不愈合。"患者入院后完善术前检查，排除手术禁忌证后，在腰硬联合麻醉下行右侧人工全膝关节置换术（病例 59 图 2）。

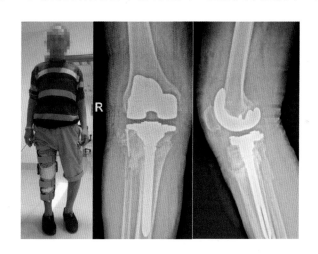

病例 59 图 2　术后双膝外观及 X 线片

二、疾病概述

膝关节骨性关节炎（kneeosteoarthritis，KOA）属于常见的骨科疾病，主要病理改变是膝关节软骨下骨硬化、关节软骨的磨损破坏，临床症状主要表现为膝关节间隙有压痛、膝关节肿胀、下蹲起立时膝部疼痛不适、上下楼梯困难，部分患者可能伴有膝关节弹响等。随着人类平均寿命的增加，人口老龄化进程的加快，膝关节骨性关节炎的发病率呈逐年上升趋势。据统计，在年龄＜ 60 岁的人群中膝骨性关节炎的发病率约为 5%，而在 60 ～ 75 岁人群中其发病率高达 50%，在 75 岁以上人群中发病率则高达 80% 以上。

三、诊断与治疗

1. 诊断

（1）临床表现：主要症状是关节疼痛，初期为轻、中度间歇性隐痛，活动后加重，休息后好转，中晚期可出现持续性疼痛，疼痛常与天气变化、潮湿受凉有关。部分患者可出现关节僵硬，多见于清晨起床时，故又名"晨僵"，当患者主动进行关节活动后晨僵可有所缓解，关节僵硬持续时间一般为几分钟到十几分钟，大多不超过半小时，此症状可与类风湿性关节炎相鉴别。少数患者感觉关节无力，走路时出现打软腿或关节交锁等情况，但下肢肌力大多无明显减退[2]。

（2）实验室检查：膝关节骨性关节炎（KOA）患者的血、尿、粪常规，肝功、肾功、电解质，凝血等实验室检查大多无明显异常。伴有全身或局部急慢性感染时，相应的检验指标可出现异常。局部非细菌性炎症不会出现白细胞升高，但 CRP 和 ESR 可能有不同程度的改变。

（3）影像学检查：X 线平片是诊断 OA 最广泛的检查方法，其优点是可清晰地显示骨质变化情况，具体表现为：①关节间隙非对称性变窄；②关节边缘骨质增生和骨赘形成；③关节软骨下骨硬化囊变；④部分关节腔内可见游离体；⑤部分关节腔内可见游离体。当关节间隙非对称性狭窄达到一定程度后，可出现关节畸形，如膝内翻或膝外翻。

近年来，随着 MRI 技术的不断发展和成熟，使其在 OA 的诊断中发挥着越来越重要的作用。研究发现，MRI 对骨质增生和关节狭窄的显像效果不如 X 线，但其对软组织病变能够清晰地显示软骨改变、半月板损伤、滑膜增厚、骨髓水肿、关节积液等[6]。

2. 治疗[1, 4, 5]

（1）物理疗法：主要目的是增加关节局部血液循环，减轻炎症反应，缓解肌肉紧张，改善关节功能。当局部血液循环增强时，滑膜液分泌趋于正常，有利于代谢废物排出，从而使软骨得以滋养，进而延缓关节软骨的退变速率，同时还可以减轻部分疼痛。

（2）药物疗法：非甾体抗炎药（NSAIDs）是目前临床最常用的药物，能缓解中度以下膝关节疼痛。传统 NSAIDs 主要包括对乙酰氨基酚、布洛芬、双氯芬酸、吡罗昔康等，其作用是通过与体内环氧化酶（COX）结合抑制其活性，阻断该酶催化花生四烯酸转化为前列腺素（PG），减少炎症因子产生，同时还可以减少缓激肽的释放，改善淋巴细胞的免疫反应、进而减轻 OA 患者炎症反应及关节疼痛程度。应用塞来昔布治疗早、中期 OA 的研究表明，此药能够增加关节软骨基质蛋白多糖的含量，对受损伤的软骨有一定的修复作用，有利于软骨代谢，延缓软骨退变。但也有回顾性研究认为，传统 NSAIDs 与高选择性 COX-2 抑制剂在治疗 OA 的效果上并没有显著的区别，长时间大剂量使用时均可增加心血管疾病的风险。

（3）外用药物：局部应用可直接渗透入患处皮肤，有效地避免了胃肠道等不良反应，鱼云霞等人研究发现，外用双氯芬酸二乙胺乳胶剂与口服双氯芬酸钠疗效基本相似，且使用安全、耐受性好、起效更快。中药外治起到舒经通络、消炎止痛、祛风除湿的目的。

（4）关节腔内注射液药物：是治疗 OA 的常用方法之一，当口服药物疗效不理想时，可联合关节腔注射。应注意注射前先抽吸关节液，防止注射后关节肿胀。常用药物有：透明质酸钠（SH）、糖皮质激素、臭氧等。

（5）手术治疗：外科治疗的目的在于减轻或消除疼痛、防止关节破坏进一步加重、矫正畸形、改善关节功能等。

1）关节镜手术治疗：关节镜下清理冲洗术具有诊断和治疗双重作用，同时还有损伤小、操作简便，术后康复快，并发症少，可重复操作等优点。术者可于镜下直观关节腔内部结构的病理变化，并进行相应的处理，如滑膜切除、半月板修复、游离体摘除等。对增生的骨赘、退变严重的半月板和欠光滑的软骨面给予消磨，并以大量生理盐水冲洗关节腔，既清除了软骨、半月板的组织碎屑，又切除了游离体、骨赘，从而降低了关节炎症介质、改善了关节内环境，减轻了滑膜炎症程度，促进了关节滑液的分泌。

2）胫骨高位截骨术：适用于胫骨平台骨质塌陷＜ 0.5cm 合并韧带功能不良、创伤后骨折畸形愈合、膝关节半脱位的单髁年轻 OA 患者。当疼痛症状严重，明显影响关节活动，保守治疗无效时可行截骨术。胫骨高位截骨术常用于膝关节内侧 OA 伴膝内翻畸形的患者，该术式通过截骨远端轻度内旋，使胫骨结节相对抬高，髌韧带松弛，下肢力线重建，从而降低胫骨上段骨内压，进而减慢关节软骨的退变速度。

3）人工关节置换术：当 OA 发展到晚期阶段，关节软骨严重破坏，关节畸形显著，患者疼痛症状严重，关节活动功能明显受限，经非手术治疗无效，严重影响患者日常生活时，可考虑行人工关节置换术，包括单髁关节置换术和全膝关节置换术。单髁关节置换术适用于膝关节内侧或外侧的单髁骨性关节炎，人工全膝关节表面置换术（TKA）能有效地解除疼痛、恢复膝关节功能，现已成为治疗晚期 KOA 的一种重要手段。人工关节置换术对术者技术要求较高，且手术费用相对昂贵，故应严格掌握手术适应证。

四、病例讨论

膝外翻畸形，即膝关节中点位于自股骨头旋转中心至踝关节中点所形成的下肢机械轴线的内侧，使得患者两侧膝关节并拢时，两侧踝关节无法靠近。膝外翻畸形常由引起股骨外髁或胫骨外侧平台缺损的病因所导致。膝外翻畸形相对膝内翻畸形而言，比较少见，约占全膝关节置换术（total knee arthroplasty，TKA）患者的10%。膝外翻畸形往往伴有不同程度的骨或软组织的解剖变异，如股骨髁发育不良、髌骨轨迹变化、外侧软组织紧缩和内侧软组织松弛等。根据其畸形严重程度和软组织功能状态等可分为3型。Ⅰ型：外翻角小于10°，伴有外侧软组织挛缩，而内侧副韧带（medial collateral ligament，MCL）完好，可通过手法矫正，这一类型约占总数的80%；Ⅱ型：外翻角在10°～20°，外侧软组织紧缩，MCL被拉伸但仍有部分功能，约占总数的15%；Ⅲ型：外翻角大于20°，外侧软组织绷紧，同时内侧稳定结构失去功能，约占总数的5%。由于膝外翻畸形所具有的一些骨和软组织的特征性改变，需要术者对于手术入路、术中切骨、软组织处理和假体选择等方面进行综合考虑。

假体选择：膝外翻畸形行全膝关节置换术可选用表面置换假体或旋转铰链式假体。重度外翻畸形伴有大量骨缺损或稳定结构严重破坏，可选择旋转铰链式假体或表面置换假体结合金属垫块。该患者重度外翻畸形，通常选用后方稳定型表面置换假体+平台金属垫块+胫骨髓内延长杆。膝外翻畸形常导致髌骨轨迹不良，后方稳定型假体可以提供良好的稳定性，并且允许假体最大程度的外移，从而改善髌骨轨迹。对于假体衬垫的选择，应该选择超高分子聚乙烯材料，提高其耐磨性。

手术过程：根据手术习惯，本例患者选用膝前正中切口，髌旁内侧入路。外翻髌骨，切除髌下脂肪垫，目的是减少术后瘢痕形成，注意保护髌腱。切断前后交叉韧带，脱位膝关节。股骨远端截骨外翻角度为5°，因为较小的外翻角度，可以纠正膝关节的外翻畸形，减少已松弛的内侧结构所承受的张力。测量假体大小前清除骨赘，防止测量产生误差。股骨假体外旋常规放至3°，膝外翻患者可适当增加外旋角度以改善髌骨轨迹。选择相应股骨截骨板，顺利四面截骨。胫骨截骨采用髓内定位，膝外翻患者常出现胫骨向外弯曲，因此术前应行下肢全长片，评估胫骨解剖轴及下肢力线。膝外翻患者内侧胫骨平台软骨磨损严重，故选择外侧胫骨平台为最低点进行参考，截骨量保证为较正常软骨下8～10mm，后倾3°。修整内侧平台骨缺损处。该患者重度外翻畸形，故松解外侧髂胫束Gerdy结节止点处即可，常规不进行内侧松解。测试屈曲间隙及伸直间隙满意。髌骨截骨，髌骨周围行去神经化。髌骨假体应偏内侧放置以获得良好的髌骨轨迹。安装试模满意后，冲洗，调制水泥，安装假体。送止血带后，注意仔细止血，防止术后出血过多。

本例患者根据典型病史及影像学表现，诊断膝关节骨性关节炎继发外翻畸形明确，存在全膝关节置换术指征。TKA旨在解除膝关节疼痛，改善患膝功能。手术成功的标志是恢复膝关节正常解剖关系和下肢力线。截骨和软组织松解平衡是外翻膝行膝关节置换术的难点。术前应行膝关节正侧位片及立位全下肢正位片检查，测量下肢力线及股骨外翻角度，了解胫骨弯曲程度，准确制定截骨方案，并结合术中具体情况予以修正。对于程度不同的外翻畸形，软组织的松解程度也不尽相同。术中应随时对屈伸间隙进行判断，根据软组织张力情况进行逐步松解，保证内外侧软组织张力平衡。膝外翻畸形常会引起髌骨内外侧支持带张力不平衡，从而继发髌骨轨迹不良，因此术中应注意改善髌骨轨迹。术后患者关节活动度明显改善，畸形得以纠正。复查 X 线片见正侧位片显示力线恢复良好，这为患者将来获得良好的膝关节功能提供了保证。

参考文献

[1] 杨山辉,陶树青. 膝关节骨性关节炎的非手术治疗进展 [J]. 东南大学学报（医学版），2017，36（4）：677-680.

[2] 王新军，沈明球，刘俊昌，等. 膝关节骨性关节炎的病因研究现状 [J]. 新疆中医药，2011，29（3）：77-80.

[3] 张积慧，李凌，刘洁珍. 退行性膝关节炎发病相关因素的调查与分析 [J]. 现代临床护理，2010，9（2）：10-11.

[4] 邱贵兴. 骨关节炎诊治指南 [C]/2011 全国骨关节创伤学术研讨会，2011.

[5] 袁毅，马川，黄家骏. 膝关节骨性关节炎的治疗进展 [J]. 西部医学，2011，23（8）：1600-1602.

[6] 何治元，刘勇，罗丽. 膝关节骨性关节炎平片与 MRI 诊断价值 [J]. 现代医用影像学，2009，18（6）：340-343.

病例 60

右膝关节骨性关节炎

一、病历介绍

患者：李某某，男性，62 岁。因"右膝部疼痛、活动不利 1 年"于 2020 年 6 月 9 日入院。

现病史：患者于 1 年前无明显诱因出现右膝关节疼痛，劳累时加重，休息后减轻。在外行保守治疗，给予口服药物及膏药外用（具体治疗不详），病情时轻时重。近来右膝疼痛进一步加重，休息后疼痛缓解不明显，现为求系统治疗来我院就诊，门诊查体、拍片以"右膝关节骨性关节炎"收入院。现患者神志清，精神可，无寒战高热，右膝部轻度肿胀，肢端感觉及活动情况可。

既往史：否认高血压、心脏病、糖尿病等慢性病史。否认肝炎、肺结核等传染病病史，无化学性物质、放射性物质、有毒物质接触史，无传染病史，无输血史，无食物、药物过敏史，无重大外伤及手术史，预防接种史不详。

个人史、婚育史及家族史：生于本地，无外地久居史，无疫区居住史，无工业毒物、粉尘、放射性物质接触史，无冶游史。否认不良嗜好，适龄婚育，子女及配偶均体健，否认家族遗传病史。

中医望、闻、切诊：患者神志清，精神可，言语清晰，舌质暗红，苔白脉细数。

体格检查：T 36.0℃，P 75 次 / 分，R 19 次 / 分，BP 120/80mmHg。患者神志清，精神可，头颈胸腹查体未见明显异常。

专科检查：脊柱呈正常生理弯曲，无叩压痛。右膝关节轻度肿胀，皮温不高，浮髌试验（－），髌骨挤压研磨试验（＋），挺髌试验（－），屈伸活动范围 15°～ 90°，右膝内翻屈畸形约 5°，侧方应力试验（－），抽屉试验（－），麦氏征（＋），足趾感觉、血运、活动正常。体重 65kg，身高 170cm，体重指数 22.5。

辅助检查：

右膝 X 线片示（2020-06-09，聊城市中医医院）：右侧膝关节间隙明显变窄，胫骨平台内侧密度减低，边缘模糊。股骨下端及胫骨内外侧髁骨赘形成，骨关节面边缘变锐，胫骨髁间隆突变尖，髌骨关节面上下缘骨质增生。

右膝 MRI 示（2020-06-09，聊城市中医医院）：右膝关节吻合尚可，关节面毛糙，关节软骨变薄，边缘骨质增生，内侧胫骨平台部分骨质缺损，关节面塌陷，边缘毛糙，呈火山口样变。股骨下段及胫骨上段骨质内见斑片状、片状长 T_1、长 T_2 异常信号。髌下脂肪垫内见长 T_1、长 T_2 液性信号，边缘见条索状各序列低信号：外侧半月板前角及体部 T_2WI 压脂像见高信号且达关节面。内侧半月板体部及后角毛躁，压脂像呈混杂高信号。前交叉韧带信号显示欠清。后交叉韧带走形欠自然，信号混杂。内外侧副韧带走形及信号未见明显异常。关节腔皮展上囊见长 T_1、长 T_2 液性信号。关节周围软组织压脂像见高信号（病例 60 图 1）。

初步诊断：

中医诊断：膝痹病（肝肾亏虚证）。

西医诊断：右膝关节骨性关节炎，右膝半月板损伤，右膝前后交叉韧带损伤。

治疗经过：手术行右侧人工全膝关节置换术。患者在硬腰联合麻醉生效后，平卧于手术台上。右大腿上气囊止血带，常规术区消毒、铺无菌单，取右膝关节前侧正中纵向切口长约 15cm 逐层切开皮肤、皮下组织，浅深筋膜沿髌骨内侧缘向上沿股直肌肌腱内侧缘、向下沿髌腱内侧缘切开，进入膝关节，见右膝关节内滑膜增生、关节软骨退变，半月板磨损。沿胫骨平台前内侧缘骨膜下剥离。切除关节内滑膜组织，部分切除半月板，切断前交叉韧带。股骨髓腔定位，远端截骨9mm测量股骨髁，安装6号股骨髁假体4合1截骨板截骨，髁间截骨。胫骨开髓扩至12号髓腔锉安装胫骨髓内定位装置，胫骨平台截骨9mm测胫骨平台大小为5号，处理胫骨近端，胫骨内侧平台近端可见大小约 4cm×3cm×2cm 骨缺损，切除残余半月板及滑膜组织。安装假体试模测试，伸直位、屈曲30°、60°、90°关节稳定性良好，伸直位下肢力线好。彻底冲洗后，股骨及胫骨骨缺损给予打压植骨，安装爱康 A3-ACCK-C 号胫骨平台 +12-10 延长杆假体，2 号 A3 股骨解假体，12mm 高分子聚乙烯垫。冲洗伤口，松止血带，彻底止血，放置引流管 1 板，逐层缝合至皮，无菌包扎。气囊止血带 85 分钟放气。术毕。手术顺利，术中出血约 400ml，给予输同型悬浮红细胞 2U，输血过程顺利，患者无明显不应，术毕，患者安返病房。

术中及术后复查 X 线片见病例 60 图 2。

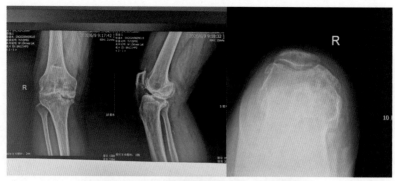

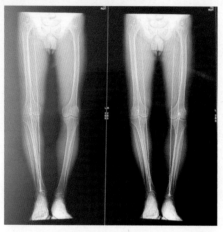

病例 60 图 1　术前检查

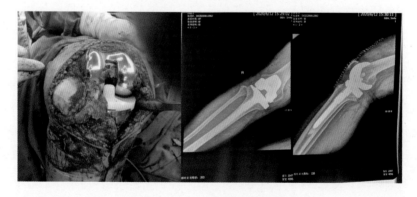

病例 60 图 2　术中及术后 X 线片

二、疾病概述

膝关节骨性关节炎伴膝内翻畸形是临床上较常见的膝关节畸形，由于患者对疾病的重视程度不够、惧怕手术治疗、经济条件较差等原因，就诊时间普遍较晚，导致严重膝内翻畸形的形成。常见的膝内翻畸形形成的原因包括：胫骨的畸形，胫骨内侧平台骨缺损，股骨及胫骨骨赘形成导致内侧软组织紧张，膝关节内侧软组织挛缩。膝内翻畸形晚期还会导致外侧结构的松弛。随着人工关节技术的不断发展，严重膝内翻畸形可以被成功矫正，膝关节假体的生存期、临床疗效及患者的功能没有任何不良影响，但膝内翻畸形行全膝关节置换术术中如何恢复下肢力线，达到最佳的软组织平衡状态，恢复关节功能值得思考[1]。

三、诊断与治疗

对膝关节骨性关节炎伴膝内翻畸形的治疗需要恢复下肢正常的解剖力线，保持软组织平衡，使术后的膝关节功能具有稳定性。胫骨高位截骨术的技术相对简单易行，对胫骨进行一次切口就能调节畸形角度，也不需要截断腓骨，防止出现下肢短缩，但在手术中对局部的血运会造成一定程度的影响，使愈合时间延长。而全膝关节置换术在术中注意内侧胫骨平台周围软组织的松解，根据患者的内翻畸形情况进行截骨、清除骨赘及交叉韧带，使膝关节在伸直状态下可利用撑开器判断内外侧间隙张力和内外侧软组织的挛缩程度，再进行剥离内侧副韧带充分暴露术野，彻底清除内侧骨赘，达到软组织平衡[2, 3]。膝内翻畸形使患者股骨远端轴线与股骨机械轴形成一定的内翻角度，TKA术中对股骨进行开髓及定位操作，使股骨远端截骨时与股骨截骨模块外翻相应角度，有助于股骨髓腔杆与股骨机械轴保持平行，防止出现下肢力线偏移[4]。

四、病例分析及经验总结

膝关节骨性关节炎通常是由于骨质增生、关节周围组织病变及软骨病变等相关因素产生的一种常见疾病，症状为关节剧痛以及僵直，病情严重者会产生膝关节内翻及外翻，晚期可对膝关节功能产生严重影响，并且对其生活质量同样产生影响，因此治疗原则是恢复膝关节功能，常规药物虽然可改善患者的疼痛，但对于晚期患者而言无法恢复膝关节功能，人工全膝关节置换术能够置换人工关节假体，以此恢复其膝关节。

患者手术后HSS评分及VAS评分改善效果良好，对比术前术后分数，差异显著，由此能够看出此治疗方法可改善患者膝关节功能，缓解其疼痛，术后6个月对患者进行回访，并未产生相关并发症，说明人工全膝关节置换术稳定性良好。与此同时人工全膝关节置换术由于具有较大的创伤，因此手术后早期患者会出现疼痛感，而早期康复锻炼同样会因为疼痛感降低其依从性，为此医务人员需要及时对患者换药，预防切口感染，并且对其实施健康宣教，有助于提升患者治疗依从性，有助于改善其关节功能。对于晚期膝关节骨性关节炎患者选择人工全膝关节置换术进行治疗可获取显著的疗效，可改善患者的疼痛感，提升其膝关节功能。

参考文献

[1] 苏伟平，雷鹏飞，谢杰，等 . 全膝关节置换治疗中重度膝内翻畸形 [J]. 中国矫形外科杂志，2015，23（21）：1928-1932.

[2] 张勇，陈建民，王黎明，等 . 微创全膝关节置换术治疗膝骨性关节炎的早期临床疗效研究 [J]. 中国骨与关节损伤杂志，2013，28（10）：963-965.

[3] 李建锋，李强，杨宗华，等 . 全膝关节置换术治疗严重膝骨性关节炎的疗效及对患者生活质量的影响 [J]. 中国医学工程，2014，22（11）：62-63.

[4] 姜星明，王红建，李卫国 . 人工膝关节置换术治疗重度膝骨性关节炎的临床分析 [J]. 河南外科学杂志，2014，20（5）：104-105.

病例 61

膝关节单髁表面置换术

一、病历介绍

患者：刘某，男性，72 岁，因"左膝部疼痛 2 年，加重 1 个月"入院。

现病史：患者于 2 年前无明显诱因出现左膝部疼痛，内侧为重，行口服药物、贴膏药、关节腔灌注治疗后，症状无明显改善，今为求系统治疗，特来我院就诊，门诊医师查体阅片后以"左膝骨性关节炎"收入院，自发病以来患者神志清、精神可，纳可，二便调。

体格检查：T 36.5℃，P 74 次 / 分，R 20 次 / 分，BP 125/85mmHg。双肺呼吸音清，无干湿性啰音。心率 74 次 / 分，律齐，无心脏杂音。腹软平坦，肝肾区叩击痛（-）。

专科查体：脊椎生理弯曲正常，各棘突无明显压痛，左膝关节内翻畸形，左膝关节前内侧压痛明显，左膝关节屈伸活动可，屈伸活动度 0°～ 130°，左膝关节内外翻应力试验（-），左膝浮髌试验（-），左膝前后抽屉试验（-），左膝拉赫曼征（-），左膝内侧麦氏征（+），左膝髌骨研磨试验（+），左下肢肌力、肌张力正常，左下肢足背动脉及胫后动脉搏动正常。

辅助检查：左膝关节 MRI：左膝关节在位，髌骨、股骨下段，胫骨上段骨质内压脂像见斑点状高信号，关节面毛躁，边缘骨质增生。内侧半月板前角形态消失，后角 PDWI 见异常增高信号且达关节面，内侧副韧带走形区压脂像可见伴行高信号，前交叉韧带及后交叉韧带走形及信号未见明显异常，关节腔及髌上囊见长 T_1、长 T_2 液性信号。左膝关节负重正侧位：左膝关节退变明显，关节内可见大量增生骨赘，左膝关节内侧间隙明显变窄，关节面毛糙、硬化，符合左膝关节退行性变（病例 61 图 1、病例 61 图 2）。

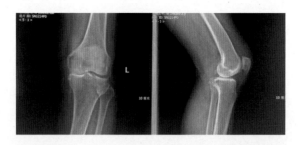

病例61图1　左膝关节术前负重正侧位片

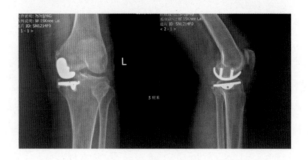

病例61图2　左膝关节术后负重正侧位片

二、疾病概述

膝关节单髁置换术又称膝关节单间室表面置换术（unicompartmental knee arthroplasty，UKA），是指仅对膝关节内侧或外侧间室进行表面置换，其主要目的是代替膝关节胫骨及股骨的软骨表面，恢复下肢正常力线。膝关节单间室置换术，已沿用30余年，被认为是治疗膝关节单间室骨性关节炎或骨坏死的一种有效术式，单间室膝关节置换较全膝关节置换有着手术时间短、创伤小、患者住院时间短、恢复快、费用少等优点。尤其是单间室膝关节置换保留交叉韧带，最大限度地保留了置换后患者关节运动感觉；保留了髌股关节和对侧间室骨量，有利于以后的全膝关节翻修。与胫骨高位截骨（HTO）相比，HTO适用于较年轻且有体力活动要求的患者，要求患者合并有胫骨关节外畸形，且胫骨内翻角大于5°，效果才能满意，存在卧床时间长，骨折不愈合，远期容易出现纠正角度丢失的风险。近年来随着对适应证的严格把握和外科手术技术和手术器械的发展和改进，越来越多的随访结果显示了单髁膝关节置换优良的长期疗效。

三、适应证及禁忌证

（一）适应证

外侧间室单髁关节置换适应局限于外侧单间室的骨关节炎。内侧单髁关节置换的具体适应证则是前内侧骨关节炎和膝关节特发性骨坏死。前内侧骨关节炎是单髁关节置换最常见的适应证，此病具有独特的特点。前内侧骨关节炎，主要是胫骨侧关节软骨磨损。胫骨平台的前内侧磨损硬化、骨裸露，向后延伸范围不等的距离，但是不会波及胫骨平台后缘。股骨内侧髁远端存在类似的磨损形式，但股骨后髁保留全层软骨。外侧间室的关节软骨可出现纤维化，但保留全层厚度。前交叉韧带可有表面损坏，但功能完整。内侧副韧带长度正常，后关节囊可有挛缩。

上述病理特征的基础是具有完整的交叉韧带和内侧副韧带。生理上，膝关节存在后滚，完整交叉韧带保证了股骨在胫骨冠状面上正常的后滚模式。膝伸直时，胫骨平台前部和股骨内侧髁远端相接触；屈曲时，胫骨平台后部和股骨髁后表面相接触。伸膝时，内翻畸形是由于伸膝时接触区域的软骨和骨质丢失造成的。内翻角度的大小取决于内侧间室骨量丢失的多少。通常每 1mm 的软骨磨损增加 1°内翻畸形。若对应的两个关节面都有骨裸露，软骨丢失的厚度约为 5mm，导致大约 5°的内翻。而屈膝时由于接触面的关节软骨完整，内翻畸形在屈膝 90°时便能自行矫正。屈膝时，内侧副韧带被牵张到正常长度，不会出现结构性短缩情况。完整的前交叉韧带确保了内侧副韧带保持正常长度，在屈膝 20°时候关节囊松弛，手法可以矫正内翻。后关节囊的挛缩导致了屈曲畸形，但屈曲畸形不超过 10°。基于上述病理特征，前内侧骨关节炎的临床表现具有特点，影像学可以进一步支持诊断。

1. 症状　患者经常感到膝关节疼痛，疼痛位于膝内侧，具体定位于内侧关节线附近。疼痛在站立和行走时明显，在坐位和卧位时疼痛减轻或消失。多数的情况下，患者能够用单指准确定位疼痛来源于内侧间室，此即"单指试验"[1]。

2. 体征　膝关节稳定，没有任何交叉韧带或侧副韧带的功能不全。膝关节活动度＞90°，屈曲挛缩＜10°，内翻畸形＜15°并可在被动应力下矫正至中立位。压痛在内侧关节线。膝关节可存在少量积液，但不应大量积液，否则应仔细检查，排除炎性疾病等涉及三间室疾病。

3. 影像学　影像学摄片包括膝关节正侧位 X 线、下肢全长 X 线、负重位或屈曲负重位 X 线、应力位 X 线及髌骨切线位 X 线片。负重前后位 X 线片上内侧间室关节间隙变窄或消失，最理想的是内侧间室"骨对骨"。外侧间室没有全层关节软骨的缺失，无胫股关节半脱位或脱位。侧位片若胫骨磨损达到胫骨平台内后方，提示前交叉韧带功能不全，是单髁关节置换的禁忌。

髌骨切线位 X 线显示髌股关节没有半脱位，无严重磨损骨缺损或沟槽。在下肢全长 X 线片上要测量下肢机械力线，内翻畸形＞15°是手术禁忌。在一些患者，MRI 可以帮助明确诊断。膝关节内侧明显疼痛突然发作有时与缺血坏死相关，MRI 对于明确诊断很有意义。如果疼痛是近期发生，常常伴有骨髓水肿，此期进行单髁关节置换术会导致病变涉及区域的大量骨丢失。但缺血性坏死成熟后，残余的骨坏死将是相当明显的，它通常被硬化骨包围，此时更适合单髁关节置换。笔者不赞成在单髁关节置换时例行关节镜检查，也不赞成常规 MRI 检查。

膝关节特发性骨坏死是单髁关节置换的第二大指征。膝关节特发性骨坏死病因不明，多局限在股骨内髁，病变通常局限于内侧间室，由于其病理解剖特征与前内侧骨关节炎有相似的之处，即内侧间室局限性骨及软骨破坏，而周围韧带完整，因而是单髁关节置换的手术指征之一。临床特点是受累侧膝关节内侧间隙突发严重疼痛，疼痛可发生在夜间，也可发生在负重后。单髁关节置换治疗膝关节特发性骨坏死主要是指晚期骨坏死病例。这些病例在缺血性坏死修复后骨坏死界限变得明显，被硬化骨包围，病变局限在内侧间室，无弥漫性疼痛或明显的其他膝关节间室累及，无广泛干骺端及骨干累及。对坏死范围大、累及外侧间室或髌股关节者，不宜选用单髁关节置换，而应选择全膝关节置换术。

（二）禁忌证

1. 绝对禁忌证

（1）膝关节急性感染或反复感染。

（2）炎性关节病，如类风湿关节炎、色素绒毛结节滑膜炎、牛皮癣性关节炎、假痛风性关节炎等。

（3）膝关节骨性融合、僵直膝及严重畸形骨关节炎。

2. 具有争议的相对禁忌证

（1）髌股关节骨裸露。髌股关节的疼痛被认为是相对禁忌证，髌骨软骨下骨板的暴露和对侧负重范围的磨损则是绝对禁忌证。Hassaballa[2] 等研究发现膝前痛和髌股关节退变与单髁关节置换手术结果无相关性，认为膝前痛和髌股关节退变不应是单髁关节置换的禁忌。2007 年 Beard 等发表了关于 824 例针对术前髌股关节退变情况的牛津膝单髁关节置换经验，在这一病例系列有 13％患者存在滑车表面有全层软骨磨损，其中髌骨内侧面 9％，髌骨外侧面 4％，和没有髌股关节骨关节炎的患者相比，两组疗效并没有显著差别。作者认为，只要髌股关节面没有骨缺损、沟槽或半脱位，就可以进行单髁关节置换。

（2）肥胖。根据 Kozinn[3] 等的标准，患者体重应 < 82kg。有研究认为体重指数 > 30kg/m^2 者返修率高于体重指数 < 30kg/m^2 者。但该标准主要是针对固定平台型假体而言，因为该型假体容易出现磨损和假体松动。但活动型假体，高度适配，磨损和胫骨假体松动风险小。Murray[4] 等对牛津单髁关节置换后平均 5 年随访，根据 BMI 分为 6 组：1 组 < 25，2 组 25 ～ 30，3 组 30 ～ 35，4 组 35 ～ 40，5 组 40 ～ 45，6 组 ≥ 45。这六组患者的假体长期生存率并没有显著差别，因而作者认为肥胖不应列为牛津单髁关节置换的禁忌证。

（3）软骨钙质沉着病[5]。软骨钙质沉着病的临床、放射学与骨关节炎很难鉴别，通常是术中才能明确诊断。有研究认为软骨钙质沉着病与不伴有软骨钙质沉着病的两组患者，单髁关节置换结果在假体生存率方面没有差别，临床和放射学结果也没有显著差异。

（4）活动水平。什么样的活动水平适合单髁关节置换一直存在争议。这取决于患者活动的类型、频率，同时取决于植入假体的类型。在牛津膝研究设计者的报告中[6]，将近10%的患者活动水平达到重体力劳动（建筑、伐木、竞技骑车、滑雪）。但相对于那些活动量低的患者，两组功能或失败率并无显著差别。

（5）年龄。对于年龄界限，目前尚无定论。单髁关节置换在年轻和年老患者中，都有优势。在年轻者，它可以作为过渡手术进行，不干扰膝关节其他正常结构，保留骨量，即使失败容易返修。因此，在年轻患者存在优势。在年老患者，由于老年患者身体功能减退，耐受各种打击的承受力减弱，创伤大的全膝关节置换相对风险高，单髁关节置换因其微创更显优势地位。与全膝关节置换相比，单髁关节置换的并发症少，特别是死亡率较低、感染率较低，并能减少输血，术后恢复快。因此，单髁关节置换成为老年患者理想的置换方式选择。

（三）总结

1. 适应证

（1）膝关节单侧骨性关节炎。

（2）前交叉韧带完整。

（3）后交叉韧带功能正常。

（4）关节另一侧为全层软骨。

（5）可矫正的畸形（膝关节活动度＞90°，屈曲挛缩＜10°，内翻畸形＜15°并可在被动应力下矫正至中立位）。

（6）膝关节特发性骨坏死。

2. 禁忌证

（1）髌骨脱位、半脱位或骨缺损。

（2）体重过大。

（3）关节畸形严重（膝关节活动度＜90°，屈曲挛缩＞10°，内翻畸形＞15°或被动应力下无法矫正至中立位）。

（4）有两个或者三个间室骨性关节炎。

（5）严重的骨质疏松，感染性关节炎。

（6）风湿、类风湿关节炎，痛风性关节炎。

（7）特发性骨坏死，呈多发病变。

（8）膝关节韧带功能不全。

四、单髁手术进展

UKA 为治疗膝关节骨性关节炎的支路，是治疗膝关节骨性关节炎可选择的连续性的手术方式，也是行全膝关节置换前的有效治疗方式之一。UKA 保留了交叉韧带、对侧股骨胫骨间室及髌骨股骨关节，更接近于膝关节的正常运动，也为后期行三间室膝关节的置换翻修提供了有力保障。其优点为手术时间短、创伤小、患者住院时间短、恢复快、费用少，可达比正常膝关节运动，并且保留了正常软组织及骨量。但其手术指征相对苛刻。总之，随着医学技术的不断发展，UKA 作为治疗膝关节骨性关节炎的一项重要手段，临床上将会有更好的手术效果和应用前景。

参考文献

[1]Deshmukh RV, Scott RD.Unicompartmental knee arthroplasty for younger patients[J].Clin Orthop, 2002, 404：108-112.

[2]Stenstrom A, Lindstrand A, Lewold S.Unicompartmental or total knee arthroplasty with special reference to the swedish knee arthroplasty register[M].In：Cartier P, eds.Unicompartmental knee arthroplasty.Paris, 1997, 159-162.

[3]Berger RA, Nedff DD, Barden Rm, et al.Unicompartmental knee arthroplasty.Clinical experience at 6 to 10 year follow-up[J].Clin Orthop, 1999, 367：50-60.

[4]Argenson JN, Chevrol-Benkeddache Y, Aubaniac JM.Modern unicompartmental knee arthroplasty with cenmet：a three to ten year follow-up study[J].J Bone Joint Surg Am, 2002, 84（12）：2235-2239.

[5]Weale AE, Newman JH.Unicompartmental arthroplasty and high tibial ostotomy for ostoarthrosis of the knee：acomparative study with a 12 to 17 year follow-up period[J].Clin Orthop Relat Res, 1994, 302：134-137.

[6]Stukenborg-Colsman C, Wirth CJ, Lazovic D, et al.High tibial osteotomy versus unicompartmental joint replacement in unicompartmental knee joint osteoarthritis：7 ～ 10 year follow-up prospective randomized study[J].Knee, 2001, 8（3）：187-194.

病例 62

膝关节截骨矫形术

一、病历介绍

患者：张某某，70岁，女性，因"左膝部疼痛、活动受限2个月，加重1天"入院。

现病史：患者于2个月前无明显诱因出现左膝关节疼痛，活动不利，1天前感疼痛明显加重，休息后不缓解，为求治疗来我院，门诊拍片检查后以"左膝骨性关节炎"收入院系统治疗，近日纳眠可，二便调。

体格检查：T 36.5℃，P 80次／分，R 20次／分，BP 130/80mmHg。双肺呼吸音清，无干湿性啰音。心率80次／分，律齐，无心脏杂音。腹软平坦，肝肾区叩击痛（－）。

专科检查：左膝关节轻度肿胀，压痛，皮温不高，髌骨活动度差，髌骨挤压研磨试验（－），浮髌试验（－），侧方应力试验（＋），抽屉试验（－），左下肢疼痛，左膝关节屈曲受限，左足趾感觉、血运、活动正常。

辅助检查：MRI示（本院）：左膝关节在位，组成骨边缘轻度骨质增生，髌骨后缘毛糙，关节面下骨质压脂像可见斑点状增高信号，内侧半月板后角PDWI见异常增高信号且达关节面，外侧半月板横径增宽，后角向关节内移位，前后交叉韧带及内外侧副韧带走形及信号未见明显异常，关节腔及髌上囊见长T_1、长T_2液性信号。

诊疗经过：根据病史及入院查体、辅助检查，该患者诊断为"左膝骨性关节炎，盘状半月板，髌骨骨髓水肿"，入院后予以中药外敷、磁热疗法等对症治疗，效果不明显，完善相关检查，排查手术禁忌证后，在椎管内麻醉、C形臂X线透视机监控下行左膝骨性关节炎胫骨截骨矫形接骨板内固定术，术后恢复良好（病例62图1、病例62图2）。

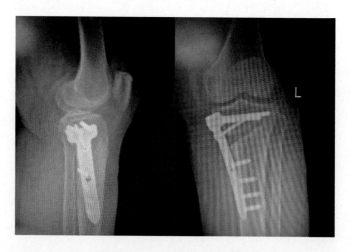

病例 62 图 1　术后 3 个月复查

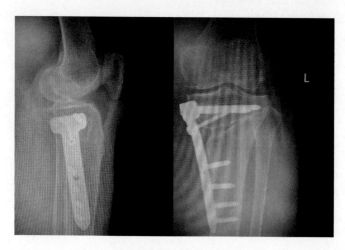

病例 62 图 2　术后 1 年复查

二、疾病概述

　　广义的膝关节炎泛指发生在人体关节及其周围组织的炎性疾病，病变呈慢性进程，多发于中年以后人群。临床表现为关节的红、肿、热、痛、功能障碍及关节畸形，病理变化最初发生于关节软骨，以后侵犯软骨下骨板及滑膜等关节周围组织，以关节面及其边缘的软骨变性以及新骨形成为主要特征。发病机制较为复杂，一般认为与衰老、创伤、炎症、肥胖、自身免疫反应、代谢和遗传、退行性病变等因素有关。严重者导致关节残疾、影响患者生活质量[1]。

　　1. 疾病分类　根据病因可分为原发性膝关节炎和继发性膝关节炎。

　　（1）原发性膝关节炎：一般是原因不明的同时累及多关节退行性关节炎，通常在几个关节同时存在不同程度病变，极少在 35 岁之前发病。多与年龄、性别、种族和遗传因素相关。

（2）继发性膝关节炎：通常是单关节骨关节炎，由于关节对某些疾病产生反应而引起关节面匹配不良所致。先天性畸形、感染、非特异性炎症、代谢性疾病、出血性疾患、外伤、后天性关节面适应不良、关节不稳定、医源性因素及肥胖是其常见原因。

2. 膝骨关节炎的分级　根据 Kellgren 和 Lawrecne 的放射学诊断标准，膝骨关节炎分为5级：0级正常；Ⅰ级关节间隙可疑变窄，可能有骨赘；Ⅱ级有明显的骨赘，关节间隙轻度变窄；Ⅲ级中等量骨赘，关节间隙变窄较明确，软骨下骨质轻度硬化改变，范围较小；Ⅳ级有大量骨赘形成，可波及软骨面，关节间隙明显变窄，硬化改变极为明显，关节肥大及明显畸形。

3. 疾病分期标准　根据临床与 X 线，可分为以下四期。

（1）初期：偶发膝关节疼痛，可正常进行日常活动。

（2）早期：症状与体征表现为膝关节疼痛，多见于内侧疼痛，上下楼或站起时尤甚，无明显畸形，关节间隙及周围压痛，髌骨研磨试验阳性，关节活动尚可，X 线表现为0～Ⅰ级。

（3）中期：疼痛较重，可合并肿胀，内翻畸形，有屈膝畸形及活动受限，压痛，髌骨研磨试验阳性，关节不稳，X 线表现为Ⅱ～Ⅲ级。

（4）晚期：疼痛严重，行走需支具或不能行走，内翻及屈膝畸形明显，压痛，髌骨研磨试验阳性，关节活动度明显缩小，严重不稳，X 线表现为Ⅳ级。

三、诊断与治疗

（一）症状

主要病变是膝关节软骨的退行性变和继发性骨质增生，是一种非对称性、非炎症性、无全身性征象的疾病，典型症状为关节疼痛、晨僵、关节肿胀，严重者关节活动受限，甚至并发关节畸形。

1. 典型症状

（1）疼痛：关节疼痛是最显著的症状。通常症状限于局部，例如髌骨下疼痛，可有压痛。主动伸屈膝关节时引起髌骨下摩擦感及疼痛为早期症状。最初感到关节轻度不灵便，运动过量出现疼痛，休息后可缓解，从一个姿势变为另一个姿势时，开始活动感到不便和疼痛，例如从坐位到站起来走路时。但走一段时间后疼痛反而减轻，关节感到舒适，但过度活动、行走较长距离，则又会感到关节疼痛和活动受限。上台阶、上下楼梯或上公共汽车时均感到吃力和疼痛，因而需用手抓住扶手协助，然而休息后疼痛又有缓解。但在晚期粘连，滑膜充血，关节囊变厚，因关节囊纤维化而短缩，关节活动时刺激了囊内神经而引起疼痛。

（2）关节肿胀：肿胀是常见症状和表现，可有关节积液，多数发生在不严重的外伤或轻度扭伤后引起。休息1～2个月后，关节肿胀可自行消退。可以很长时间没有肿胀，但因轻微外伤而反复肿胀。

（3）晨僵：僵硬感是膝关节骨性关节炎的另一个主诉。其特点是膝关节僵硬感常出现在清晨起床后或是白天在一段时间关节不活动之后，而活动后关节疼痛减轻、活动度增加，故称之谓"晨僵"。

2. 其他症状　膝关节周围有压痛，病情进展时膝关节活动受限，可引起失用性股四头肌萎缩。若股四头肌萎缩严重，则膝关节骨性突起明显，显得膝关节粗大。有时被动活动关节还可感觉到摩擦音。

3. 实验室检查　本病实验室检查无特殊异常，血常规、尿常规、抗"0"、黏蛋白、类风湿因子等均在正常范围。除全身性原发性骨性关节炎及伴有创伤性滑膜炎者外，红细胞沉降率在大多数病例中正常。滑膜液检查色泽、透明度及黏蛋白凝块试验正常，白细胞计数在（0.2～2）×10^9/L，镜检无细菌或结晶，但可见软骨碎片和纤维，从碎片的数目可粗略估计软骨退化程度。

4. 影像学检查

（1）X线检查：早期X线可以正常，随着关节软骨的逐渐磨损和破坏，常表现为关节间隙狭窄，可以间接判断关节软骨的变薄。伴有较多滑膜积液时，偶有关节间隙变宽。当关节积液、韧带松弛及关节面不对称时，采用负重位摄片、摄内（外）翻张力片、一定投照角度的屈曲片，才能使膝关节间隙较准确地反映关节软骨的厚度。常有骨质增生，又称骨赘或骨刺。可见数个密度减低的囊性变透亮区。

（2）CT检查：能显示骨质异常，描述软骨异常的金标准。

（3）MRI检查：对透明软骨的改变，MRI可直接从厚度、轮廓、信号三方面观察关节软骨。软骨局部变薄、形态不规则、局限缺损及异常的信号（质子加权像缺损以低信号常见，T_2加权像以高信号多见）。

（4）核素骨扫描：核素骨扫描延迟像可敏感显示骨性关节炎患者的骨局部异常活动灶的增强信号，其异常活动的发生、进展及消退早于X线平片所出现的改变，并与临床有良好的相关。

5. 关节镜检查　关节镜检查能直观地看到膝关节内部的关节囊、滑膜、半月板、软骨表面的变化，因此被很多人认为是诊断膝骨关节炎软骨损伤的"金标准"。但关节镜由于具有创伤性、视野小、技术要求高等多个弊端，不能作为诊断早期膝骨关节炎的最佳检查方法。

（二）诊断标准

1. 近2个月内反复关节痛。

2．活动时有摩擦音。

3．膝关节晨僵小于 30 分钟。

4．患者年龄大于 40 岁。

5．膝关节骨端肥大。

（三）治疗

本病多属退行性变，已经损伤的关节软骨在现有的医疗手段下无法逆转，主要的治疗手段包括充分休息，减重及对症的药物治疗，保守治疗无效的患者可选择手术治疗，如膝关节置换。

1．一般治疗

（1）物理治疗：热敷、理疗，关节及肌肉的运动练习。

（2）局部制动治疗：包括关节局部保护和关节的保暖，依靠辅助器械进行日常的生活功能的恢复练习。

（3）药物治疗

1）局部外用药物治疗：局部药物治疗可使用各种非甾体类抗炎药的乳胶剂、膏剂、贴剂和非甾体类抗炎药擦剂（辣椒碱等）。局部外用药可以有效缓解关节轻、中度疼痛，且不良反应轻微。对于中重度疼痛可联合使用局部药物与口服非甾体类抗炎药。

2）关节腔注射：透明质酸（玻璃酸）。非药物疗法和单纯镇痛剂疗效不佳的膝关节炎可采用关节腔内注射透明质酸（玻璃酸）类制剂治疗。对减轻关节疼痛、增加关节活动度、保护软骨均有效，治疗效果可持续数月。对轻、中度的关节炎具有良好的疗效。

3）糖皮质激素：对非甾体类抗炎药治疗 4～6 周无效的严重关节炎或不能耐受非甾体类抗炎药治疗、持续疼痛、炎症明显者，可行关节腔内注射糖皮质激素，可缓解疼痛、减少渗出。疗效持续数周至数月，但在同一关节不应反复注射，注射间隔时间不应短于 4～6 个月。

2．手术治疗　对于经内科治疗无明显疗效，病变严重及关节功能明显障碍的患者可以考虑外科治疗，以校正畸形和改善关节功能。外科治疗的主要途径是通过关节镜手术和开放手术。

（1）关节镜手术：经内科规范治疗仍无效者，可予关节内灌洗来清除纤维素、软骨残渣及其他杂质，此为关节清创术。或通过关节镜去除软骨碎片，以减轻症状，此为游离体摘除术。此外，还有关节腔冲洗术、软骨移植、软骨下骨钻孔术等。

（2）截骨术：适用于由于肢体力线不对称而引起骨关节炎的年纪较轻且单纯累计单个间室的患者，可改善关节力线平衡，有效缓解患者的髋关节或膝关节疼痛。

（3）人工关节置换术：对 60 岁以上、正规药物治疗反应不佳的进展性膝关节炎患者可予以关节置换，由此可显著减轻疼痛症状，改善关节功能。随着材料及技术进步，现已对年龄限制不是很严格。

（4）关节成形术：适用于膝部骨关节炎晚期患不宜行人工关节置换术者、全膝关节置换术失败或者因感染不能行翻修术者。该术式将病变关节固定于功能位，从而使病变的膝关节成为一个相对稳定、无痛、能负重的关节。

四、病例讨论及经验总结

膝关节截骨矫形的目的就是调整力线，其切口位于胫骨近端内侧，显露比较容易，对膝关节周围组织的损伤较小，保留腓骨，并发症少，术前应取得负重位下肢全长片及负重位膝关节局部 X 线片，术前分析下肢力线，得到调整的角度，截骨合页的位置在胫骨近端外侧皮质，约在上胫腓关节的上缘，外侧平台下 10～15mm，术后允许患者早期下地活动，对于每一位需要手术的患者，要全面评估个人情况，提出个体化的治疗方案。

参考文献

[1] 胥少汀，葛宝丰，徐印坎．实用骨科学（第 5 版）[M]．北京：人民军医出版社，2019.

病例 63

左膝多发外伤

一、病历介绍

患者：王某，30 岁，男性，因"砸伤致左膝部疼痛，活动不利 26 天"入院。

现病史：患者约 26 天前在工地被重物砸伤左膝部，致肿痛，活动不利，于河南省某医院检查诊断为"左膝关节脱位、左膝前交叉韧带断裂、左膝后交叉韧带损伤、左腓总神经损伤、左膝外侧副韧带损伤、左髌骨外侧支持带损伤、左侧股骨内侧髁骨折、左小腿肌间静脉血栓"。经住院输液、理疗、针灸治疗，病情好转，为进一步治疗来我院就诊。门诊查体、阅片后以"左膝部外伤"收入院。现患者左下肢支具外固定可，左膝部轻度肿胀，局部压痛阳性，膝关节主动屈曲约 100°，踝关节无主动背伸活动，肢端感觉及血运正常。

体格检查：T 36.5℃，P 72 次 / 分，R 18 次 / 分，BP 120/75mmHg，心肺功能未见明显异常。

专科查体：脊柱正常生理弯曲存在，各棘突处无明显压痛。左下肢可见支具外固定，左膝部轻度肿胀，局部压痛（+），浮髌试验（-），左膝关节主动活动度 5°～100°，外翻应力试验（+），麦氏征（+），Lachman 试验（+），前抽屉试验（+），后抽屉试验（+-），左小腿无明显肿胀，踝关节跖屈位，无主动背伸活动，左小腿外侧及足背部皮肤感觉减退，足趾肢端血运及活动可。

辅助检查：左膝关节 MRI（2019-12-08 聊城市中医医院，病例 63 图 1）示：左膝关节在位，股骨下段、胫骨平台骨质内见斑片状长 T_1、长 T_2 异常信号，压脂像呈高信号。内侧半月板后角 PDWI 见异常增高信号且达关节面。前、后交叉韧带近端增粗，信号混杂，连续性欠佳。压脂像示内侧副韧带周围见伴行增高信号。外侧副韧带走形及信号未见明显异常。关节腔及髌上囊见长 T_1、长 T_2 液性信号。关节临近软组织、股外侧肌压脂像见混杂高信号。左下肢 B 超（2019-12-08）示：左下肢动静脉未见明显异常。

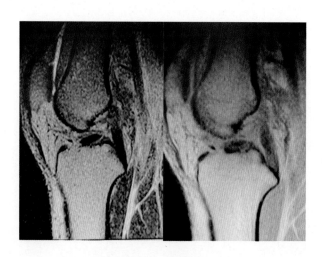

病例 63 图 1　左膝关节 MRI

诊疗经过：根据病史及入院查体、辅助检查，该患者诊断为"左膝前交叉韧带断裂、左膝后交叉韧带损伤、左腓总神经损伤、左膝后外侧角损伤、左髌骨外侧支持带损伤、左侧股骨内外侧髁骨折、左膝内侧副韧带损伤、左膝内侧半月板损伤"。患者入院后完善术前检查，排除手术禁忌后，在腰硬联合麻醉下行左膝关节镜下检查清理前交叉韧带自体肌腱重建＋后交叉韧带自体肌腱重建＋腓总神经探查松解后外侧角探查重建术。术后患者外翻应力试验阳性，麦氏征（－），Lachman 试验（－），前抽屉试验（－），后抽屉试验（－）。患者术后 3 个月左小腿无明显肿胀，踝关节主动背伸活动较前好转，左小腿外侧及足背部皮肤感觉未见明显异常，足趾肢端血运及活动可。

二、疾病概述

膝关节多发韧带损伤伴脱位是临床上较为少见的严重损伤，经常会引起下肢功能障碍，降低患者的生存质量。这种损伤发生的原因有很多，主要是由于膝关节在较短时间内受到较大冲击引起的，同时引起导致膝关节附近的交叉韧带、内外侧副韧带等稳定结构受到破坏。

三、诊断与治疗

膝关节多发韧带损伤的诊断以往一般依靠体征、X 线片、关节镜等综合检查。普通 X 线检查只有当韧带损伤合并有撕脱骨折时才表现为阳性，而各种体格检查方法和应力位 X 线检查常因损伤时关节肿胀、疼痛、股四头肌保护性痉挛而影响检查结果，即使在麻醉效果下，阳性率也仅为 68％～ 89％。CT 对膝关节韧带损伤的诊断价值也不高。多数学者的研究结果认为，膝关节损伤的 MRI 检查是必要和有效的，MRI 对半月板和韧带损伤诊断的敏感性和特异性可达80%～100%。准确率为80%～96%，根据MRI的诊断结果，对制订治疗计划和手术方案具有重要指导意义[4]。

急性膝关节脱位伴多发韧带损伤治疗的根本目的是恢复膝关节的稳定性和正常功能，治疗的关键在于伤后多发韧带损伤的及时修复重建[1]。在传统的治疗当中，采取的是复位石膏固定的非手术治疗方法，其治疗效果并不理想，膝关节的稳定性、活动度都会出现一定程度退化，韧带损伤未能得到有效解决，有许多患者需要在后期进行手术修补。

关节镜下行韧带重建修补手术治疗是当前普遍认同的急性膝关节伴多发韧带损伤最有效的治疗方法，可以起到良好的膝关节稳定性重建的效果。在相关文献报道中，急性膝关节脱位伴多发韧带损伤重建手术的优良率在29.4%～73.3%，存在着较大的差异，这主要是由于手术时间选择不同而导致的[3]。

在关节镜下韧带重建修补手术治疗当中，众多学者对手术时机选择存在较大争议，有部分学者认为，延期手术可以避免膝关节术后僵硬问题的发生；但也有部分学者以为，早期诊断和治疗可以起到更好的治疗效果。

无论手术时机选择在早期还是延期，急性膝关节伴多发韧带损伤的手术治疗都需要进行韧带的重建，需要做好手术过程的处理，手术的要点主要包括以下几方面：①骨隧道的建立：要严格按照先PCL后ACL的顺序建立胫骨隧道，并以相反的顺序建立股骨隧道。②韧带重建材料：在韧带重建时，使用的材料可以是异体肌腱，也可以是同侧或对侧的移植组织，但由于自体移植组织可能会造成受损膝关节功能的进一步损伤，而异体肌腱则不会有此弊端，且可以降低手术时间、术后疼痛和膝关节僵硬概率，是韧带重建优先选用的材料。③韧带的固定：在固定韧带时，要保持移植物固定张力度的适当，以免ACL固定过紧引起PCL发生应力过度或胫骨后移等问题[2, 5]。

四、病例讨论

膝关节的稳定性依靠韧带、半月板、软骨结构及肌肉肌腱共同作用，一旦受到暴力脱位将导致膝关节功能障碍。膝关节脱位多由交通伤、坠落伤等高能量和竞技体育运动创伤所致。膝关节脱位时伴有严重的软组织和血管、神经损伤，骨筋膜室综合征的发生率较高。因此，及时、正确地评估和有效地处理是保护患者生命和肢体的关键。

膝关节前后交叉韧带同时断裂多见于膝关节脱位，该种损伤的治疗较为复杂，以往多采用保守治疗或切开关节修复和重建韧带。前者虽然简单，但常遗留明显的关节不稳和疼痛，仅适用于年龄大，对关节功能要求不高者。后者虽能减少关节不稳的发生，但多遗留关节活动受限和疼痛等后遗症。导致此后遗症的主要原因有以下几种：损伤广泛且严重。该患者除前后交叉韧带损伤外，还伴有股骨内外侧髁骨折、腓总神经损伤、内侧副韧带、半月板和关节囊的损伤。开放手术创伤大，给本已损伤严重的关节造成新的损伤。术后瘢痕广泛形成，关节腔内粘连严重。韧带修复或重建后强度不够，术后需长时间外固定。关节镜下重建前后交叉韧带术能最大限度地减少损伤，术中基本不切开关节囊，对关节内结构干扰小，重建的交叉韧带具足够强度，能满足早期功能锻炼的要求，术中能同时处理半月板损伤等合并伤，因而术后关节功能恢复更快，效果更好。

膝关节韧带损伤包括韧带本身的断裂和起止点骨块的撕脱，韧带断裂后断端往往损毁严重，难以有效缝合，即使勉强缝合，韧带愈合后也会松弛，缺乏应有的张力，而且术后需长时间外固定。因此对交叉韧带本身的断裂，术者选择一期镜下重建。重建的移植物以自体组织最佳，故选取双侧股薄肌、半腱肌肌腱行韧带重建。该患者术后随访，关节无明显松动，关节屈曲约120°，显示近期疗效满意，远期疗效有待进一步观察。

关节镜下一次性重建前后交叉韧带需要熟练的操作技术，术中要求定位准确，特别是固定移植物时要注意防止胫骨过分向前或向后，术前一定要详细了解健侧胫股关系。为了操作方便，作者采取先重建后交叉韧带再重建前交叉韧带的方法，尽量缩短手术时间。术中灌注压不能太高，因前后交叉韧带断裂往往合并关节囊损伤，可能出现液体渗漏导致骨筋膜室综合征发生，术中需严密注意小腿肿胀情况。本患者未出现该种危象。

镜下重建后的交叉韧带虽然强度满意，固定牢靠，但因合并有内侧副韧带损伤，故同期行内侧副韧带重建术，故术后仍需支具外固定，进行小范围的关节主被动活动，活动范围由小到大，在不影响关节稳定性的同时尽量恢复关节的活动功能。

膝关节脱位后造成腓总神经损伤，给予同期手术探查，可见腓总神经周围瘢痕粘连，给予彻底松解，术后随访半年，左小腿外侧皮肤感觉未见明显异常，踝关节功能可。

参考文献

[1] 邹庆，赵新华，钱金黔 . 创伤性膝关节脱位伴多发韧带损伤的早期手术修复重建 [J]. 临床军医杂志，2014，42（12）：1263-1265.

[2] 新苏雅拉图，高峰，高晓宇，等 . 早期和延期关节镜修复急性膝关节脱位韧带损伤的疗效分析 [J]. 重庆医学，2013，42（35）：4309-4311.

[3] 江武，姚建华 . 急性膝关节脱位合并多发韧带损伤早期评估进展 [J]. 医学综述，2014，20（21）：3929-3932.

[4] 王少杰，夏春，石磊，等 . 膝关节脱位的治疗策略及疗效分析 [J]. 中华骨科杂志，2012，32（6）：545-550.

[5] 洪学谦，钟志刚，陈孟青，等 . 急性膝关节脱位的评估及治疗的临床研究 [J]. 中国医学创新，2011，8（23）：144-146.

病例 64

骨巨细胞瘤

一、病历介绍

患者：段某，女性，36岁，因"左膝部疼痛1年"入院。

现病史：患者于1997年曾在我院行左股骨远端骨巨细胞瘤病灶清除并植骨术（病例64图1），2013年在我院行左股骨近端骨巨细胞瘤病灶清除并骨水泥填充术（病例64图2、病例64图3）。1年前无明显诱因感左膝部疼痛，行走后加重，休息后减轻，1周前，疼痛明显加重，今来我院就诊。

体格检查：T 36.7℃，P 68次/分，R 18次/分，BP 127/84mmHg。双肺呼吸音清，无干湿性啰音。心律齐，无心脏杂音。腹软平坦，肝肾区叩击痛（-）。

专科检查：左大腿近端及远端可见手术刀口瘢痕，愈合良好，无红肿疼痛。左膝外侧肿胀，皮肤不红，皮温略高，腓骨近端压痛明显，左小腿皮肤无明显感觉减退，足背动脉波动良好，肢端血运可。

辅助检查：X线片（2019-08-20聊城市中医医院，病例64图4）示：左股骨头颈部可见骨水泥填充，边缘硬化，右髂嵴部分骨质缺损。左股骨外侧髁部骨质不均匀，外形欠规整。左腓骨头骨质密度降低，不均匀，呈皂泡样改变，骨皮质膨胀，局部断裂。CT（2019-08-21聊城市中医医院，病例64图5）示：左侧股骨头、颈、大转子区可见骨质缺损，内见骨水泥填塞影，左侧腓骨头见膨胀性骨质破坏，皮质断裂，周围软组织肿胀，最大截面约2.8cm×3.4cm，内见低密度区，与周围软组织分界清晰，胫腓骨近侧关节间隙消失，临近胫骨未见明显骨质破坏。左股骨下端形态不规则，结构紊乱。

诊疗经过：根据病史及入院查体、辅助检查，该患者诊断为"左腓骨近端骨巨细胞瘤并病理性骨折，左股骨近端及远端骨巨细胞瘤术后"，入院后予完善术前检查，排除手术禁忌证后，在硬腰联合麻醉下行左腓骨近端骨巨细胞瘤并病理性骨折瘤段切除并外侧韧带重建术（病例64图6、病例64图7）。术后病理见：（左腓骨近端）查见大量多核巨细胞及单核细胞，单核细胞增生活跃，核分裂易见，侵及周围软组织，符合骨巨细胞瘤（直径 4cm）。

术后 45 日挂拐下床，练习行走。嘱患者定期复查。

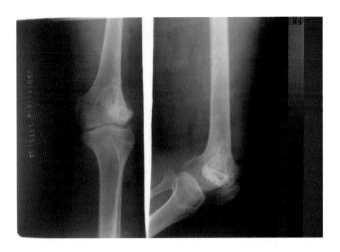

病例 64 图 1　左股骨远端骨巨细胞瘤病灶清除并植骨术后（2001 年）

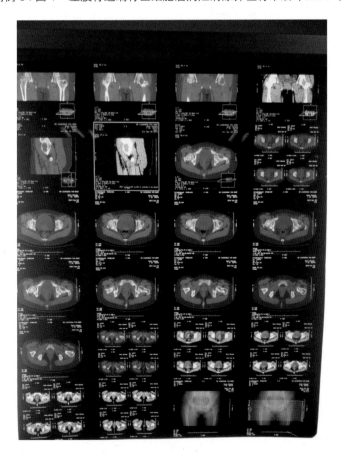

病例 64 图 2　左股骨近端骨巨细胞瘤病灶清除并骨水泥填充术前（2013 年）

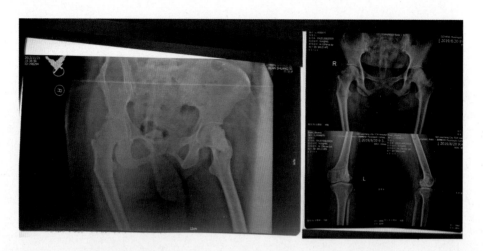

病例64图3　术后X线片（2013-11-21）　　　　病例64图4　第三次手术前X线片（2019-08-20）

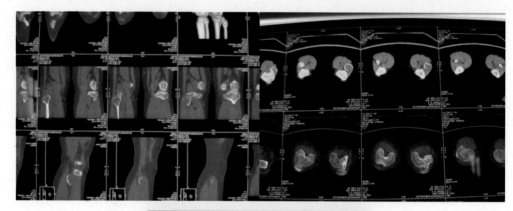

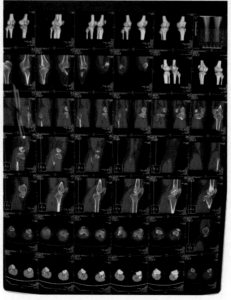

病例64图5　第三次手术前CT（2019-08-21）

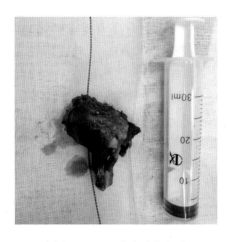

病例 64 图 6　术中瘤段切除

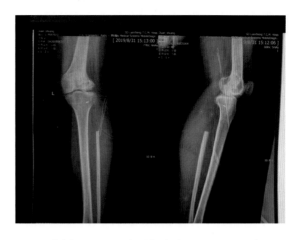

病例 64 图 7　术后复查（2019-08-31）

二、疾病概述

骨巨细胞瘤（giant cell tumor of bone, GCT）是起源于骨骼结缔组织的一种多潜能间充质细胞性肿瘤。由于肿瘤的主要组成细胞类似于破骨细胞又称破骨细胞瘤。1918 年由 Travers 报道，1919 年由 Bloodgood 命名，1940 年由 Taffe 和 Lichtenstein 首次明确提出并从其他骨肿瘤中分离出来。虽然把它归纳为良性骨肿瘤，但是临床病理变化较大，有复发、转移、恶变倾向，所以也将它分为良性和恶性[1]。

三、诊断与治疗

1. 临床症状　骨巨细胞瘤最常见的症状为肿瘤部位的疼痛及肿胀，病变早期不甚明显，随着病变的发展而加重，疼痛有活动后加重，休息后减轻的特点。当骨质破坏明显时疼痛变为持续性。肿瘤有潜袭性生长的特点，往往长到很大以前未察觉症状，肿瘤长大后可引起骨关节活动功能障碍，屈伸运动皆不能达到正常范围。

本病约占骨肿瘤的 4%（Dahlin 1970 年），多发于 20～30 岁年龄段，约占全部病例的 4% 左右，女性患者多于男性患者。Dahlin 1970 年统计 59% 为女性，在未满 20 岁年龄组中女性患者占 75%。本病好发于四肢长骨，以股骨下端、胫骨上端、桡骨下端为常见，发生在脊椎、骨盆者较为少见。本病局部侵袭性强，刮除后复发率达 35%～62%，复发后常转变为恶性，称继发性恶性骨巨细胞瘤。原发性恶性骨巨细胞瘤的发生率很少，约占恶性骨巨细胞瘤的 8%，此外约 20% 的骨巨细胞瘤病例，可发生肺转移。有极少数病例骨巨细胞瘤可越过关节累及邻近骨骼，例如股骨上端病变越过髋关节累及同侧髂骨，有如脊柱巨细胞瘤可越过椎间隙累及邻近椎体，胫骨上端巨细胞侵入腓骨等，如椎体骨巨细胞瘤、骶椎骨巨细胞瘤、髂骨骨巨细胞瘤、骶骨骨巨细胞瘤、股骨骨巨细胞瘤。

2. 分级　组织学一般将巨细胞瘤分为三级[2]。

（1）Ⅰ级：即良性巨细胞瘤。所含的巨细胞体积大，数目多，分布均匀，胞核数目一般在 50 个以上，形状染色均与基质胞核相同，偶见分裂。基质细胞以梭形为主，圆形次之，胞浆丰富，染色浅，分布较稀松，不成束条状或漩涡状。

（2）Ⅱ级：即恶性倾向的巨细胞瘤。基质细胞分布紧密，成束条状或者旋涡状，胞核大，形状不一，染色浅可见核分裂。巨细胞数目和体积减少，分布不均，胞核少，体积大，染色深。

（3）Ⅲ级：即十足恶性的巨细胞瘤。基质细胞排列紧密混乱，胞质少，形状不一，胞核增大增多，染色深，核分裂多。巨细胞体积小，数目多，分布不均，胞核增大，染色深。

3. 鉴别诊断

（1）骨母细胞瘤：典型 CT 表现周围骨质增生硬化，中心密度减低的瘤巢，多为单发，偶见两个或多个。

（2）骨囊肿：并非真正的骨肿瘤，因其所引起的骨质缺损及 X 线表现与骨肿瘤相似，其病灶多为单发，膨胀生长不明显，病灶内 CT 值接近液体密度，有时可见条状骨分隔。

（3）中心型软骨瘤：良性成软骨细胞瘤。发病年龄较轻，多发于骨骺端融合前，X 线上可见肿瘤有钙化，X 线不能区别需组织学检查。

4. 治疗[3]　骨巨细胞瘤的治疗以手术切除为主，由于多数属于良性骨肿瘤，多选择局部扩大刮除加囊壁的辅助处理，尽量保留关节功能；对于侵袭性强的骨巨细胞瘤，肿瘤已广泛扩散到骨外，则应根据情况考虑瘤段切除及假体重建，另外，肿瘤反复发作且无法手术者，可进行放射治疗局部控制；骨巨细胞瘤近来又有一个新的治疗方法，就是口服药物治疗，地诺单抗可以使骨巨细胞瘤病灶缩小，局部肿瘤纤维化，可以使病灶的范围缩小，有可能使无法切除的肿瘤变为可切除的肿瘤，但是现在处于临床试验阶段。

四、病例讨论及经验总结

本病约占骨肿瘤的 4%（Dahlin 1970 年），多发于 20 ～ 30 年龄段，约占全部病例的 4% 左右，女性患者多于男性患者。Dahlin 1970 年统计 59% 为女性，在未满 20 岁年龄组中女性患者占 75%。本病好发于四肢长骨，以股骨下端、胫骨上端、桡骨下端为常见，发生在脊椎、骨盆者较为少见。本病局部侵袭性强，刮除后复发率达 35% ～ 62%，复发后常转变为恶性，称继发性恶性骨巨细胞瘤。原发性恶性骨巨细胞瘤的发生率很少，约占恶性骨巨细胞瘤的 8%，此外约 20% 的骨巨细胞瘤病例，可发生肺转移。有极少数病例骨巨细胞瘤可越过关节累及邻近骨骼，例如股骨上端病变越过髋关节累及同侧髂骨，有如脊柱巨细胞瘤可越过椎间隙累及邻近椎体，胫骨上端巨细胞侵入腓骨等，如椎体骨巨细胞瘤、骶椎骨巨细胞瘤、髂骨骨巨细胞瘤、骶骨骨巨细胞瘤、股骨骨巨细胞瘤。骨巨细胞瘤有三个要点：①骨膨胀性破坏，呈皂泡状改变。②骨的破坏边缘多有筛孔。③肿瘤可突破骨关节或骨壳，又在肿瘤外围形成单层或多层骨壳。

参考文献

[1] 中华人民共和国国家卫生和计划生育委员会.2016年国家卫生统计年鉴，2017年.

[2]Riaz SP, Luchtenborg M, Coupland VH, et al.Trends in incidence of small cell lung cancer and all lung cancer[J].Lung Cancer, 2012, 75（3）：280-284.

[3]Siegel RL, Miller KD, Jemal A.Cancer Statistics[J].CA Cancer J Clin, 2017, 67（1）：7-30.

病例 65

胭窝囊肿

一、病历介绍

患者：孟某，女性，52 岁，因"左胭窝肿物半年余"入院。

现病史：患者于约半年前无明显诱因出现胭窝肿物、活动受限，无疼痛感，未行治疗，近期肿物逐渐增大，左膝关节活动受限，为系统诊治，特来我院就诊，门诊医师查体阅片后以"左膝胭窝囊肿"收入院。现患者左膝部后侧肿胀、活动受限。无发热寒战，无头痛头晕。

体格检查：T 36.6℃，P 68 次 / 分，R 18 次 / 分，BP 120/84mmHg。发育良好，形体中等，神志清醒，强迫体位，查体合作，全身皮肤黏膜无黄染，周身浅表淋巴结无肿大，头颅无畸形，双侧瞳孔等大正圆，对光反射灵敏。双侧扁桃体正常，悬雍垂居中，颈部抵抗感无，颈动脉搏动正常。气管居中。胸廓对称，心前区膨隆无，肺部听诊呼吸音清，未闻及干湿性啰音，心前区无隆起，心尖搏动正常，心率 68 次 / 分，心律齐，各瓣膜听诊未闻及杂音。腹部外形正常，无胃型、肠型及无蠕动波。腹软，无压痛、无反跳痛，肝脏触诊未触及，肝区无叩击痛，脾未触及肿大，听诊肠鸣音正常，肛门及外生殖器未查。脊柱及四肢检查详见专科情况。生理反射存在病理反射未引。

专科检查：脊柱生理曲度存在，各棘突及棘突旁无压痛、叩击痛，左膝部疼痛肿胀，浮髌试验阳性，膝关节后侧压痛、叩击痛阳性，左膝后侧触及囊性包块，质软，膝关节最大限度伸直时肿胀最明显，张力增高而变硬，屈曲时缩小或不见，张力降低而变软，行走或久站后胭窝酸胀或不适感更明显，膝屈曲，用手加压揉按，或持续压迫，囊肿可缩小，肢端血运感觉及活动可，双足背动脉及胫后动脉搏动可扪及。

辅助检查：B 超示（病例 65 图 1）：左胭窝囊性占位。MRI 示：膝关节后方见大小约 6.2cm×2.7cm×3cm 囊肿并有左膝内侧半月板及前交叉韧带的损伤。

诊疗经过：根据病史及入院查体、辅助检查，该患者诊断为"左膝关节胭窝囊肿"，入院后患者完善术前检查，排除手术禁忌证后，在硬腰联合麻醉下行左膝关节胭窝囊肿关节镜下切除术（病例 65 图 2～病例 65 图 4）。患者术后恢复良好，术后 1 周出院。

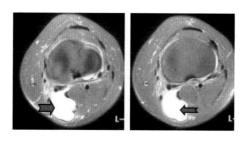

病例 65 图 1　箭头所指为囊肿

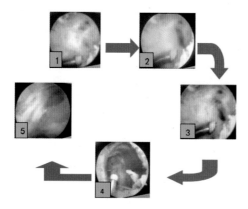

1. 显露囊壁（提前于囊肿中注入一支亚甲蓝）；2. 烫开部分内侧囊壁，亚甲蓝流出；3. 开始清除内侧囊壁；4. 清除囊肿外侧囊壁；5. 囊肿清除完毕。

病例 65 图 2　手术简图

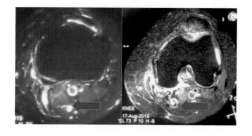

病例 65 图 3　术后 MRI 示囊肿切除完整（箭头所指为原囊肿位置）

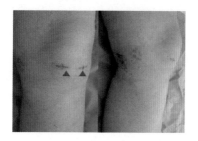

病例 65 图 4　红色标记为术后切口

二、疾病概述

腘窝囊肿又称 Baker's 囊肿，指腘窝深部滑囊肿大或膝关节滑膜囊向后膨出的统称，属于滑膜囊肿，为腓肠肌内侧头与半膜肌之间的滑囊积液形成，多与膝关节相通[1]。

1. 名称由来　早在 1829 年 Dupuytren 就提出腘窝囊肿这一病名，1840 年 Adams 首先论述了腘窝囊肿与半膜肌滑囊和膝关节腔相通的关系，1877 年 Bker 发表了对腘窝囊肿的经典性论述，后来一直延续至今，由此以其名称而称之为贝克（Baker）囊肿。最常见的腘窝囊肿系膨胀的腓肠肌、半膜肌滑囊，该滑囊经常与后关节囊相通，临床上以中年以上发病率最高，男性多于女性，导致机械性伸膝和屈膝受限，疼痛较轻，紧张膨胀感明显。患者主诉往往以腘窝区逐渐发生肿胀为特点，伴膝后疼痛。偶尔囊肿可以压迫阻碍静脉回流，引起小腿水肿。囊肿长大到一定程度则膝关节屈伸活动受限[2]。

2. 分类　根据病因，腘窝囊肿可分为原发性和继发性，原发性腘窝囊肿见于儿童及青少年，一般没有关节内病变，发病原因不明；继发性腘窝囊肿见于成人，多有并发的关节内病变，可继发于骨性关节炎、类风湿性关节炎、半月板损伤等[3]。

根据超声图像表现，可将其分为 3 型：①1 型：单纯囊肿型。囊肿孤立存在于腘窝软组织间，与深部关节腔不相通；其形态呈圆形或椭圆形，囊壁较薄，边界光滑清楚，包膜完整，透声好。②2 型：分叶囊肿型。此型基底部与关节腔相通，有宽窄不一的蒂部管状结构，囊肿形态欠规则呈多样性，囊壁厚薄不均，内可见粗细不一的光带及散在点状回声，探头加压囊肿形态改变。③3 型：囊液浑浊型。囊肿呈单房或分叶状，囊壁毛糙增厚，内见密集光点回声或粗斑点状回声，呈悬浮状，可飘动，下垂部位可见回声分层，此型可见于囊内出血或感染[4]。

3. 发病机制　原发性腘窝囊肿的病因仍然不清楚，与成人继发性腘窝囊肿的不同之处是受累膝关节内并无病变。继发性腘窝囊肿的发病机制目前仍未有定论，较流行的观点是：在膝周滑囊中，腘窝囊肿最常见为腓肠肌 - 半膜肌腱滑囊扩张所致，这个滑囊通过"瓣膜"与膝关节腔相通，由于某些膝关节内的疾病引起关节渗液，"瓣膜"的存在使关节积液形成由关节腔向囊肿的单方向流动，导致腘窝囊肿产生和持续存在，关节内疾病（半月板损伤、关节软骨退变、交叉韧带损伤、滑膜炎等）在腘窝囊肿的发病过程中起重要作用已成为共识[5]。

4. 临床表现　腘窝囊肿患者可自觉腘窝部不适或行走后酸胀感，触及肿物，有时可无自觉症状，检查时在腘窝可触及一囊性肿物，一般无压痛，大小不等。

5. 体格检查　患肢伸到检查床末端之外，膝关节最大限度伸直时肿胀最明显，张力增高而变硬，屈曲时缩小或不见，张力降低而变软，行走或久站后腘窝酸胀或不适感更明显，膝屈曲，用手加压揉按，或持续压迫，囊肿可缩小，可证明囊肿与关节腔相通。触诊时发现早期无压痛，有波动感，与皮肤不粘连，表面光滑。腘窝局部穿刺可抽出黏稠的液体，X线片可以看到在腋窝有一个球形的软组织阴影，膝关节造影可显示腘窝囊肿与关节腔相遇。

三、诊断与治疗

1. 诊断　根据患者的症状、体征诊断并无太大困难，CT、超声、MRI有利于明确诊断和鉴别诊断及制订治疗方案，近年来国外多采用MRI作为腘窝囊肿的流行病学研究手段和诊断标准，但价格昂贵，国内难以广泛应用。超声对于腘窝囊肿的检查有独特的优势，无创无痛，简便易行，可重复性强，结果可靠，为首选检查方法。二维超声表现为腘窝软组织内，关节囊后方一圆形或椭圆形无回声液性暗区，边界清楚，光滑，横切面时可见腘窝囊肿大多数在深部有蒂与关节腔相通，囊肿可位于腘动、静脉内外侧及正后方，内部回声多均匀，部分可见散在强回声光点或光斑，少数可见强回声分隔。彩色多普勒超声检查不仅可清楚显示腘窝囊肿的位置、大小、边界及有无分隔、和腘窝动静脉的比邻关系，以及是否压迫静脉引起深静脉血栓等重要信息，还可判断囊肿与膝关节腔的关系，为后期的治疗提供依据。

2. 治疗　腘窝囊肿症状明显的，需要进行治疗。传统的治疗方式大致有两种，穿刺抽吸和手术治疗。既往多采取后路切口，分离囊肿直至膝关节开口处，结扎囊肿开口后切除囊肿。但腘窝囊肿的穿刺抽吸和开放手术的复发率都很高。穿刺抽吸不能解除腘窝囊肿产生的病因，复发不难理解。开放手术失败的原因可能是由于术中解剖变异、手术技巧等原因常常难以正确判断囊肿的开口；有时甚至不能完整切除囊壁[6]。

四、病例讨论、经验总结

因此，正确理解腘窝囊肿产生的病因对于选择治疗手段显得尤为重要。研究表明腘窝囊肿患者很多合并有膝关节的骨性关节炎、半月板损伤、软骨损伤、游离体等。病变导致了腓肠肌内侧头滑膜囊的开口成为单向活瓣，关节液只能向滑膜囊单向流动，难以逆流，从而使滑膜囊积液增多，体积增大形成囊肿。因此，只要设法清除膝关节腔的病变，去除单向活瓣，打开囊肿开口，使得囊肿内的液体可以与关节腔相通，则液体不会再积聚于滑膜囊内，囊肿自然消除。

显然关节镜是满足上述治疗目的的良好手段，采用关节镜清除关节内病变，刨削扩大囊肿开口，造成双向流动，可以使囊肿消除。关节镜手术具有三大优势，一是微创；二是美观；三是清除引起腘窝囊肿的病因而减少复发。

参考文献

[1] 阎信敏. 关节镜手术与开放手术治疗成人腘窝囊肿的疗效分析 [D]. 南昌：南昌大学，2017.

[2] 倪建龙，时志斌，樊立宏，等. 全关节镜下内引流技术治疗腘窝囊肿 [J]. 中国骨伤，2019，32（5）：454-458.

[3] 袁伶俐，徐文弟，韩冠生，等. 全关节镜下与传统手术方法治疗腘窝囊肿疗效比较 [J]. 中国骨伤，2019，32（2）：151-155.

[4]Papadakis M，Manios A，Trompoukis C.Popliteal cyst before Wil-liam Baker:first report in the galenic corpus[J].Acta Chir Belg，2017，117（2）：131-134.

[5] 刘昊，甘洪全，孙晓新，等. 囊壁硬化联合关节镜治疗大面积复发性腘窝囊肿疗效观察 [J]. 中国煤炭工业医学杂志，2019，22（2）：118-123.

[6] 吴东荣，郭涛. 误诊为腘窝囊肿六例原因分析 [J]. 临床误诊误治，2019，32（1）：18-20.

胫骨高位截骨术治疗膝关节内侧间室骨关节炎

一、病历介绍

患者：孟某，63 岁，女性，因"双膝沉重感、蹲起无力约 1 年"入院。

现病史：患者于 1 年前无明显诱因出现双膝沉重感，蹲起无力，左侧重，未特殊治疗，症状持续存在。为进一步检查与治疗来诊。病程中，患者纳可，体重无明显变化，二便调。

体格检查：T 36.0℃，P 63 次 / 分，R 17 次 / 分，BP 110/70mmHg。双肺呼吸音粗，无干湿性啰音。心率 63 次 / 分，律齐，无心脏杂音。腹软平坦，肝肾区叩击痛（-）。

专科检查：左膝关节内翻畸形，屈伸活动弹响，无明显活动受限，压痛局限在内侧间室，内侧麦氏征（+），浮髌试验、侧方应力试验、抽屉试验均（-）。右膝关节内翻畸形，屈伸活动弹响，无明显活动受限，内外侧间室均有压痛，双侧麦氏征（+），浮髌试验、侧方应力试验、抽屉试验均（-）。双下肢无水肿，肢端感觉、活动、血运良好。

辅助检查：X 线片示双膝关节轻度骨质增生，内侧间隙变窄（病例 66 图 1）；CT 双下肢定位测力线像示双膝内翻畸形，左侧重（病例 66 图 2）；左膝 MRI 示内侧半月板损伤，股骨上段、胫骨下段骨髓水肿（病例 66 图 3）。

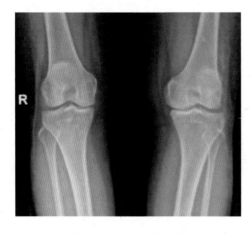

病例 66 图 1　术前 X 线片

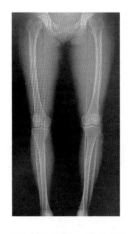

病例 66 图 2　术前 CT

313

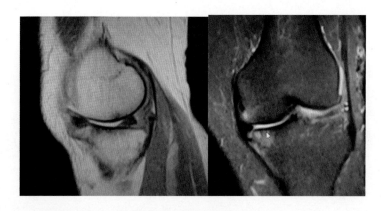

病例 66 图 3　左膝术前 MRI

诊疗经过：根据病史及入院查体、辅助检查，该患者诊断为"双侧膝关节骨性关节炎"，左侧重，排除手术禁忌后行左侧胫骨高位截骨术（病例 66 图 4、病例 66 图 5）。

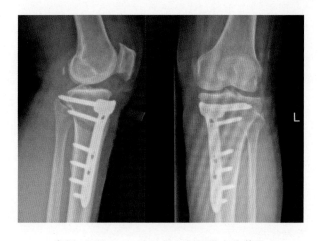

病例 66 图 4　X 线示行左侧胫骨高位截骨术

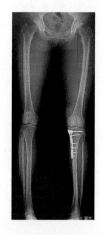

病例 66 图 5　术后 CT 下肢定位测力线示左膝力线恢复正常

二、疾病概述

目前，虽然人工全膝关节置换术被广泛应用于治疗膝关节骨性关节炎，技术成熟，临床疗效好。但膝关节骨性关节炎早期，病变多局限于内侧间室，可伴有一定程度的内翻畸形，此时患者年龄不大、膝关节病变范围局限，此类患者暂时还没有到需要做全膝关节置换手术的程度。再者，许多患者因受传统思想，同样也不愿意接受自己"原装"的关节被置换成人工的假体。那么此时，针对这一类患者，调整关节力线并保留膝关节的"HTO"手术或许是一个理想的选择。

HTO 是胫骨高位截骨术（high tibial osteotomy）的英文缩写。简单来说，这是一种保留原有的关节，通过矫正膝关节负重力线[1]、阻止软骨的进一步磨损、增加关节稳定性、缓解疼痛、改善膝关节功能，从而避免或尽可能的推迟关节置换的一种"保膝"手术。

1961 年，Jackson 和 Waugh 首先报道了胫骨高位截骨术。直到 1965 年，Conventry 首先采用 HTO 治疗膝关节内侧间室骨关节炎合并膝内翻畸形。随后，HTO 逐渐被广泛应用于骨科临床。通过 HTO 治疗膝关节内侧间室骨关节炎，可达到以下效果：①矫正膝关节内翻畸形，转移负重区域，减轻膝关节疼痛；②减慢或阻止膝关节内侧间室病变，延缓膝关节置换，保留膝关节。

合适的患者选择、精确的术前计划及精湛的手术技术是 HTO 获得良好临床疗效的关键因素。原发性或继发性膝关节内侧间室骨关节炎是 HTO 最常见的指征。其他适应证主要包括：60～65 岁老年人，膝关节退行性变只局限于内侧，并伴有膝关节内翻畸形，膝关节活动度良好，无伴膝关节不稳。其禁忌证主要包括：大于 65 岁人群；伴有严重髌股关节炎；膝关节活动范围小于 90°；大于 15°屈曲挛缩畸形；类风湿性关节炎患者。

三、诊断与治疗

（一）诊断

根据病史、症状、体征，结合辅助检查，一般可做出膝关节内侧间室骨关节炎的诊断。

1. 病史 多为中老年患者，病史较长，无明确外伤诱因。

2. 临床表现 多数患者初期症状较轻，主要有膝部酸痛、关节肿胀、弹响、发冷等，若不及时治疗，病情会逐渐加重，出现膝关节内翻畸形，呈"O"形腿，上下楼梯、行走或蹲起时疼痛加重。

3. 辅助检查

（1）X 线检查：拍摄膝关节标准负重位、正侧位片，以确定疾病性质。

（2）下肢定位测力线：方便术前设计矫正角度，缩短手术时间。

（3）MRI 检查：用于明确半月板、韧带有无损伤，评估膝关节病变程度及稳定性。

（二）治疗

膝关节内侧间室骨关节炎在中老年人群中非常常见，轻度的可选择休息、应用药物治疗，如果伴有半月板碎裂、关节内游离体、绞锁弹响等症状的患者可通过关节镜手术治疗。微骨折、软骨移植等技术对于中老年患者的软骨再生修复效果欠佳，目前更多的选择 HTO 和 UKA[2]。虽然在 HTO 和 UKA 两种术式间的选择仍存在争议，但它们的安全性及有效性均得到了证实。对于功能要求较高、活动量大、小于 65 岁的内侧间室骨关节炎的患者，学者建议选择 HTO，而活动量少、年龄大于 65 岁的患者建议选择 UKA，但对于交叉韧带功能差、存在关节不稳定的患者，还是建议选择 TKA[3]。每个患者都要综合考虑他们的病情、身体状况、是否伴随其他疾病、对未来功能的期望值等，选择最适宜的治疗方式。

1. 非药物治疗　主要包括健康教育及指导；减轻体重；改变运动方式；加强肌肉力量的训练；针灸、按摩理疗；行动支具与辅助器具的使用。以提高患者对危险因素的认识，减轻生活的压力，保持乐观情绪，指导患者有正确的保护膝关节的习惯和方法，避免采用各种不良姿势，防止受凉等。

2. 药物治疗

（1）局部外用药：适用于轻中度疼痛的早期患者，可减少不良反应。传统中药外用具有独到的优势，包括中药熏洗法、敷贴法、热熨法等。

（2）止痛药：非甾体类抗炎药（NSAIDs）通过抑制环氧化酶的活性，从而抑制花生四烯酸最终生成前列环素而发挥消炎止痛作用，是治疗中重度骨关节炎的常用药物。

（3）软骨保护剂：氨基葡萄糖是一种天然的单糖衍生物，是软骨营养类药物，能补充软骨基质、减缓软骨降解、刺激软骨细胞蛋白多糖合成，从而减轻关节疼痛症状，延缓和改变骨关节炎的病理过程。

（4）关节腔内注射药物：主要包括玻璃酸钠及糖皮质激素。

（5）中药治疗：补益肝肾、益气行血散寒祛湿类药物。

3. 微创关节镜技术　关节冲洗及清理可以将关节腔内剥脱的软骨碎片、滑膜碎片及酶降解产物清除出关节腔，切除增生的滑膜，减少引起疼痛、肿胀的炎性物质，使关节面光滑，减少磨损。又可及时处理膝关节内可能造成关节退变的因素，如膝关节交叉韧带损伤、半月板损伤、交叉韧带止点撕脱性骨折等，恢复膝关节内部结构，稳定膝关节，从而减少膝关节软骨磨损及退变，减少继发性骨关节炎的产生。但关节镜下清理对于膝关节骨关节炎的治疗效果是有限的，事实上它只是解除了关节内绞锁、阻挡等机械症状，对于关节软骨的修复并没有起到任何作用。但关节镜可以辅助一些治疗方法进行关节软骨的修复再生，目前主要的手段有微骨折技术、骨软骨移植技术、自体软骨细胞植入技术。关节镜下软骨下骨微骨折治疗是在膝关节内软骨软化及软骨缺失区，于关节镜下打孔，造成多处微小骨折，从而在该部位形成小血肿，机化后形成纤维软骨覆盖于缺损区，达到部分缓解症状的目的。同时在该软骨软化区或缺失区可行自体软骨移植，借助关节镜器械将关节边缘的软骨移植到缺失部位或软化部位，以促进负重区的软骨修复。

4. 截骨术　胫骨高位截骨术（HTO）是一种保留原有的关节，通过矫正膝关节负重力线、阻止软骨的进一步磨损、增加关节稳定性、缓解疼痛、改善膝关节功能，从而避免或尽可能地推迟关节置换的一种"保膝"手术，适用于较为年轻的、活动水平要求较高的患者或者中年患者[4]。包括闭合楔和开放楔截骨技术，两种截骨技术都得到了较好的临床结果。研究证明 HTO 可以延长膝关节 8～10 年的使用寿命，延缓换膝治疗。因此，对于较为年轻的膝关节内侧骨关节炎人群，活动水平要求较高的，甚至中年患者，并不一定需要换膝治疗，HTO 保膝治疗完全可以改善膝关节功能，维持膝关节活动水平，延长膝关节寿命。HTO 保存了膝关节的骨量、降低了 TKA 翻修的难度[5]，但是术后骨折愈合需要较长的康复时间、同时需要限制下肢负重，另外手术的技术水平与术后骨不连的发生概率有着直接关系。这种术式的局限性在于术后需要限制患者的活动，直到截骨端愈合，以及截骨端可能出现的延迟愈合或者不愈合。截骨端一旦愈合，可以允许患者参加任何竞技运动。因此合适的患者选择、恰当的截骨方式选择以及精湛的手术技术是保证 HTO 手术成功的三大要素。

5. 单髁置换术　该手术方法仅对膝关节单侧关节间室进行表面置换。自 20 世纪 50 年代 McKeever 第一次提出单髁膝关节置换的概念，逐渐开始被骨科医生广泛使用已经有 60 余年。膝关节单髁置换术具有许多优点：可保留膝关节正常运动、手术创伤小、出血少、恢复快、保留骨量多、住院时间短、术后关节活动度大、并发症少及费用低。早期由于经验少、技术不成熟、患者选择不恰当及聚乙烯衬垫厚度不足等原因，治疗效果欠佳。随着假体设计的优化、适应证的合理选择、手术技术的成熟，UKA 术后患者长期生存率明显提高，疗效与全膝关节置换术相近似。基本的适应证有：①单侧胫股关节间室的病变，无其他间室病变或者仅有轻度退变。②术前膝关节屈伸活动 > 90°，内外翻畸形 < 15°。③前后交叉韧带及副韧带结构完整。④ BMI < 30。⑤对术后膝关节功能要求不高。而单髁置换术的缺点是丢失了骨量、增加了人工全膝关节置换术翻修的难度，如果是活动假体还有聚乙烯衬垫脱位的风险。

6. 人工全膝关节置换术　是国内大部分关节外科医生非常熟悉的术式，人工关节置换术已成为治疗严重关节病变的主要手段，其主要适用于关节炎晚期、疼痛和功能障碍严重的老年患者。如果内侧间室关节炎患者的前交叉韧带功能不良或者合并其他类型的关节不稳定，无疑会增加单髁置换的失败率，故人工全膝关节置换术则是最佳选择。对于严重的内侧间室关节炎的患者，常常合并其他间室的关节炎，即双间室或三间室关节炎，人工全膝关节置换术无疑是唯一的选择。人工全膝关节置换术追求的目标是使患者膝关节术后能够更接近正常功能，内侧间室关节炎只有保留了正常的间室和韧带才能最大程度的恢复关节的运动功能，因此严格的掌握手术适应证最重要。

四、病例讨论、经验总结

膝关节骨关节炎早期以保守治疗为主，包括改变生活方式、运动、理疗等；中期以药物治疗为主，包括营养软骨的药物、消炎止痛药、关节腔注射润滑剂、中医中药等；

晚期可选择手术治疗，常见的手术方式包括截骨、膝关节部分置换、全膝关节表面置换等。由于患者体质差异以及疾病所处阶段不同，治疗方式的选择也不尽相同。将患者各方面因素综合考虑，选择合适的治疗方案，才能取得满意的治疗效果。

参考文献

[1]Ducat A, Sariali E, Lebel B, et al.Posterior tibial slope changes after opening-and closing-wedge high tibial osteotomies[J].Orthop Traumatol Surg Res, 2012, 98（1）：68-74.

[2]Dettoni F, Bonasia DE, Castoldi F, et al.High tibial osteotomy vs unicompartmental knee arthroplasty for medial compartmental arthritis of the knee：a review of the literature[J].Iowa Orthop J, 2010, 30：131-140.

[3]Pearse AJ, Hooper GJ, Rothwell AG, et al.Osteotomy and unicompartmental knee arthroplasty converted to total knee arthroplasty：data from the new Zealand joint registry[J].J Arthroplasty, 2012, 27（10）：1827-1831.

[4]Esenkaya I, Unay K, Akan K.Proximal tibial osteotomis for the medial compartment arthrosis of the knee：a historical journey[J].Strategies Trauma Limb Reconstr, 2012, 7（1）：13-21.

[5]Erak S, Naudie D, MacDonald SJ, et al.Total knee arthroplasty following medial opening wedge tibial osteotomy：technical issues early clinical radiologic results[J].Knee, 2011, 18（6）：499-504.

病例 67

右胫骨平台陈旧性骨折、右膝关节不稳

一、病历介绍

患者：周某某，女性，54岁，因"右下肢跛行、右膝关节不稳约9个月"入院。

现病史：患者约13个月前因外伤致"右胫骨平台骨折"，予以保守治疗，患肢制动约2个月后离床拄拐行走，逐渐出现右膝关节跛行、松弛感，疼痛不明显。

专科查体：右下肢跛行，右膝无肿胀，前外侧轻压痛（+）；外翻应力试验（-）；前抽屉试验（-），膝关节屈伸活动0°～130°，足趾感觉、血运、活动正常。

辅助检查：右膝关节正侧位（病例67图1）膝关节外伤骨折时表现；骨折13个月后膝关节不稳（病例67图3）：右侧膝关节内侧间隙变窄，骨质疏松，骨质密度欠均匀、胫骨平台处见有条形致密影。双膝关节CT示：右膝关节诸骨骨质密度减低，胫骨平台内侧似稍塌陷，内外侧关节间隙不等宽，骨折线显示不清。右膝MRI示：右膝内侧副韧带近端信号混杂，外侧半月板前角见异常增高信号达关节面，右胫骨上段形态失常。

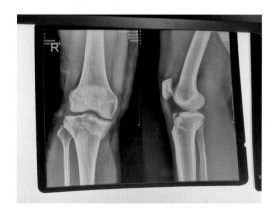

病例67图1 外伤时骨折片

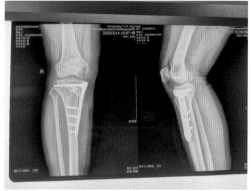

病例67图2 手术截骨固定治疗膝关节不稳术后

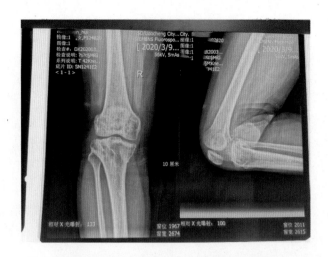

病例 67 图 3　外伤 13 个月膝关节不稳

诊疗经过：入院后完善相关理化检查，中医诊断为右胫骨平台陈旧骨折（肝肾亏虚证）；西医诊断为右胫骨平台陈旧性骨折，右膝关节不稳。在硬腰联合麻醉下行陈旧性右胫骨平台骨折截骨矫形术＋髂骨植骨术，术后 X 线检查（病例 67 图 2）所示。术后切口愈合良好，拆线，右下肢无肿胀，膝关节屈伸活动正常，内外侧方应力试验（-）。

二、疾病概述

胫骨平台骨折约占全身骨折的 4%，是相对复杂的高能量损伤，如处理不当，将导致骨折处的畸形愈合、膝关节不稳及术后创伤性关节炎等并发症的生。由于漏诊、内固定失效、功能练习不当等原因，致使部分胫骨平台骨折患者转变为陈旧性胫骨平台骨折，只有通过手术才能改善胫股关节的应力对应关系。

三、诊断与治疗

对于胫骨平台骨折手术指征，多数学者[1~3]认为当塌陷或移位超过 10mm 时，即具有手术垫高并恢复关节面外型轮廓的指征，有学者[4]将手术指征定为：胫骨平台向内或外倾斜＞5°，压缩＞5mm，胫骨髁＞5mm。也有学者认为平台骨折远期疗效并非完全取决于关节面是否解剖复位，下肢力线及关节稳定性的恢复才是两个更为重要的因素陈旧性胫骨平台骨折复位后关节面是否平整，内固定是否牢固，植骨是否确实及稳定是影响胫骨平台骨折术后疗效的主要因素。陈旧性胫骨平台骨折常无法象新鲜骨折一样，有较好的对应关系和参照了，可以直接撬拨复位并观察复位情况，达到解剖复位，而陈旧性胫骨平台骨折常已畸形愈合或断端间已有骨痂生长，失去了正常的对应关系，复位难度较大，难以达到解剖复位。关节周围截骨术，将患侧下肢异常力线纠正至正常范围。关于膝关节周围截骨方式的选择，一般认为正下肢力线外翻畸形应行内侧闭合或者外侧开放股骨远端截骨（distal femur osteotomy，DFO），而纠正下肢力线内翻畸形则在胫骨侧选择HTO[5]。目前数学者采用：①内侧撑开HTO，其优点在于一方面，可方便、精准地控制撑开距离和下肢力线在关节软骨面上的位置；另一方面，还可双平面截骨并通过调控前后撑开距离，实现对PTSA的调控。②充分的植骨及支撑钢板固定：塌陷的关节面复位后留下空腔，不植骨有再塌陷的可能。采用整块的髂骨进行支撑或以硫酸钙骨水泥进行填充，可以预防关节面的再次塌陷。为了稳定截骨后复位的关节面，支撑钢板的应用可以保证关节的早期活动。

四、病例讨论

患者因右下肢跛行、右膝关节不稳约9个月入院。查体见右膝关节不稳，外侧方应力试验（-），抽屉试验（-），足趾感觉、血运、活动正常。患者右胫骨平台陈旧骨折，内侧塌陷，查体见右膝关节内侧松弛，韧带张力正常。患者行走后膝关节不稳，无疼痛，考虑内侧平台塌陷，导致膝关节不稳，结合查体及MRI检查暂不考虑前交叉韧带损伤。右胫骨平台截骨矫形＋同种常骨植骨术，恢复内侧平台高度，术后查体见膝关节稳定性良好。

参考文献

[1] 卢世璧，主译. 坎贝尔骨科手术学 [M]. 第9版. 济南：山东科学技术出版社，2001：2052.

[2] 陈建军，冯春存，王顺军，等. 陈旧性胫骨平台骨折治疗体会 [J]. 中国民族民间医药杂志，2010，19（21）：168-170.

[3]Waton NP, Harish S, Robertse, et al.Aoor Scharzker？How reliable is classification of tibion platean frature[J].Arch orthop trauna surg，2003，123（8）：396-398.

[4] 牛炜，杭忱，丁永佰，等. 手术治疗胫骨平台骨折的疗效分析 [J]. 中国骨与关节损伤杂志，2007，22（8）：674-675.

[5]Marom N, Nakamura N, Marx RG, et al.Osteotomies in themultiple ligament injured knee：when is it necessary？[J]Clin Sports Med, 2019, 38（2）：297-304.

病例 68

胫骨骨折术后不愈合

一、病历介绍

患者:阮某某,男性,因"左胫腓骨骨折术后 16 个月,活动时疼痛 2 个月"入院。

现病史:患者诉 2018 年 6 月 19 日因"车祸致左胫腓骨开放骨折、寰枢椎多发骨折"入住某三甲医院,入院后于 2018 年 6 月 28 日在全麻下行颈椎后路寰枢椎融合内固定术,术后给予相关处理,2018 年 7 月 3 日在全麻下行左胫腓骨开放骨折切开复位内固定术,术后给予预防感染、补液等对症治疗,患者术后 28 天出现左小腿中段约 2cm 皮肤裂口,行细菌培养未见细菌生长,于 2018 年 8 月 13 日在局麻下行左小腿清创缝合术,术后对症处理并于 8 月 28 日出院,出院时左小腿劈裂伤处仍有渗出,11 月 19 日因左小腿螺钉外露伴有渗出再次住院,行螺钉取出术,并给予石膏外固定,患者自诉 2019 年 5 月左小腿取钉刀口处完全愈合,2019 年 9 月感左小腿骨折处疼痛,于当地医院拍片示:左胫骨内固定物断裂,并给予夹板外固定,于 2019 年 11 月 19 日于某三甲医院复查示:内固定物断裂,骨折处断端硬化,成角畸形。门诊以"左胫骨骨折术后不愈合"收入院。

体格检查:T 36.2℃,P 74 次 / 分,R 18 次 / 分,BP 125/77mmHg。双肺呼吸音清,无干湿性啰音。心率 74 次 / 分,律齐,无心脏杂音。腹软平坦,肝肾区叩击痛(-)。

专科查体:左小腿前外侧见长约 30cm 手术瘢痕,瘢痕中段约 6cm 皮肤发暗,皮温正常,无红肿渗出,胫骨原骨折处轻压痛,左膝关节及踝关节活动尚可,肢端血运活动及感觉可。

辅助检查:X 线片(2019-11-19)示:左胫腓骨骨折术后,胫骨接骨板断裂,原骨折端硬化,断端成角畸形,左腓骨髓内针固定,断端愈合良好。CT(20019-11-26):左胫骨上段骨质不连续,断端硬化,边缘见少量骨痂形成,左胫腓骨骨小梁稀疏,小腿肌肉较对侧变薄。

诊疗经过:根据病史及入院查体、辅助检查,该患者诊断为"左胫骨骨折术后不愈合",入院后完善术前检查,排除手术禁忌证后,在椎管内麻醉、C 形臂 X 线透视机监控下行左胫骨骨折术后不愈合内固定物取出、髂骨植骨、髓内钉＋接骨板内固定术，术后 X 线片见病例 68 图 1。术后 7 个月复诊时，骨折已基本愈合（病例 68 图 2）。

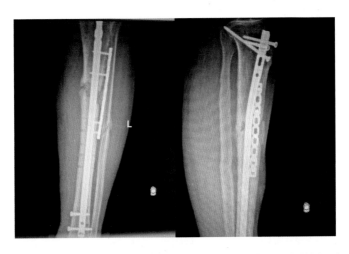

病例 68 图 1　术后 X 线片示断端髂骨植骨，髓内钉＋接骨板固定

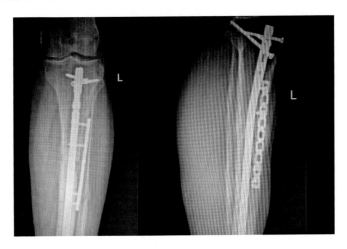

病例 68 图 2　术后 7 个月 X 线片示断端基本愈合

二、疾病概述

（一）概述

骨折不愈合又称骨不连，是指骨折已经超过其愈合通常所需要的时间尚未愈合，且经再度延长治疗时间后（通常骨折后 8 个月），仍达不到骨性愈合，骨折端可形成假关节，骨折修复过程完全停止，不经特殊治疗则不可能产生骨性连接。尽管骨骼的自我修复能力很强，但临床上仍有 5％～10％的骨折愈合受到各种因素干扰，导致骨折延迟愈合或不愈合。

（二）影响因素

影响骨折愈合的因素有全身性因素和局部因素。全身性因素包括患者的代谢、营养、健康状况和活动情况。另有报道认为吸烟也与之有关。但除了严重的营养不良，全身性因素对骨折愈合的影响远不如局部因素影响大。

局部因素主要有骨折部的血液供应、感染的影响、软组织损伤程度、骨折端软组织嵌入及治疗方法的影响。后者包括反复多次的手法复位、切开复位时对软组织的切开及骨膜的剥离、持续骨牵引时牵引过度、骨折固定不确实、不恰当的功能锻炼，以及开放性骨折清创时拆除碎骨块过多。

（三）分型

1. 第一类为血管丰富型（肥大型）　骨折端富有生命力，产生明显的生物学反应，此行骨折断端硬化，髓腔闭塞，周围有肥大增生骨痂，但不连续。分为以下几种亚型。

（1）象足形：骨折端有肥大和丰富的骨痂，该骨折端具有活力，主要由于骨折复位后固定、制动不充分或者负重过早引起。

（2）马蹄形：骨折端轻度肥大，骨痂很少。主要由于钢板和螺钉固定不够牢固，骨折端有一些骨痂形成，但是不足以连接骨折端，并且可能有少量硬化。

（3）营养不良型：骨折端为肥大型，缺乏骨痂。主要发生在骨折端明显移位、分离或者内固定时骨折端未能准确对位。

2. 第二种亚型（萎缩型）　骨端缺乏活力，生物学反应少。骨端萎缩吸收，有的成锥形，骨质疏松，骨折端间有间隙，无明显骨痂形成，这种类型，分为以下几个亚型。

（1）扭转楔形：两个骨折端间有一块缺乏或无血供的中间骨片，骨片与一端愈合而另一端未连接，多见于钢板螺钉固定的胫骨骨折。

（2）粉碎性：存在一块或多块无血供的中间骨折块，X线片示未见骨痂，多见于固定骨折的内固定断裂时。

（3）缺损型：骨折端存在骨缺损，骨折端虽然有血供，但骨痂不能跨过缺损部位，骨折端疏松萎缩。多见于开放骨折、继发性骨髓炎或因肿瘤切除部分骨干后。

（4）萎缩性：中间骨片缺损，其间瘢痕组织缺乏成骨活力，骨折端疏松萎缩。

（四）临床表现与检查

1. 症状　疼痛，活动受限，尤其是长时间行走后出现。

2. 体征

（1）畸形：早期无明显畸形，后期可以出现内外翻畸形。

（2）疼痛：除自发性疼痛外，移动患肢时疼痛更为明显，下肢叩击痛（+）。

（3）肿胀：因为属于慢性过程，周期较长，外观上局部不易看到肿胀。

（4）功能障碍：主被动活动会出现功能活动受限。

（5）肌肉萎缩：尤其见于骨折术后内固定断裂时间较长或应用夹板、石膏等外固定者。

3．辅助检查　X线检查作为骨折的分类和治疗上的参考。CT、磁共振检查可以对骨折断端坏死面积进行评估，进一步确定治疗方案。

（五）骨不连原因

影响胫骨骨折骨不连的因素较多，如损伤程度、骨折类型及合并症等，均不同程度地影响骨折正常愈合。研究表明，高能量暴力损伤导致的胫骨开放性骨折，且合并严重血管损伤者，其术后骨不连的发生率是一般胫骨骨折患者的3倍。胫骨骨折术后继发的骨筋膜室综合征也是导致骨不连的重要因素。胫骨骨折后，复位手法粗暴可破坏骨折端的血供、外固定不牢靠可导致骨折端移位，这些均是导致骨不连的重要医源性因素。而缺乏维生素D、吸烟及使用非甾体类抗炎药，则是导致骨不连的患者自身因素中最为常见的类型。

三、治疗

胫骨骨折骨不连的影响因素多且复杂，不仅与术者的医疗技术水平有关，而且与患者的经济能力及心理状态等有重要关系，因此其治疗较为困难。胫骨骨折骨不连的主要治疗目的是促进骨折愈合、恢复患肢功能，因此临床应重视影响骨折愈合的生物力学因素，并兼顾患者的全身状况。研究表明，胫骨骨折骨不连患者的再手术率是一般胫骨骨折患者的97倍，因此治疗前应向患者说明手术可能存在的风险，使其树立符合实际情况的期望值。

1．非手术疗法

（1）电刺激：电刺激疗法是促进骨折愈合的常用方法，其可能通过诱导成骨细胞的增生分化等发挥作用。临床常用的电刺激疗法主要包括恒定直流电刺激及电容耦合电刺激等。虽然有研究表明，电刺激疗法治疗骨不连的成功率高达83%。但Aleem等研究发现，电刺激疗法治疗骨不连具有一定局限性，不适用于萎缩型及缺血型骨不连，不能获得良好效果，失败率较高。非接触式电刺激器是促进骨折愈合的新型仪器，临床可采用该仪器治疗胫骨骨折骨不连，以便提高疗效、促进患者康复[1]。

（2）低频脉冲超声：低频脉冲超声疗法属于物理疗法中的一种，临床常用于治疗骨科疾病，具有操作简单、效果明显及不良反应少等优点。Potsika等认为，低频脉冲超声疗法尤其适用于高龄及合并严重内科疾病而不能耐受手术的骨不连患者。Zura等采用低频超声疗法治疗胫骨骨折骨不连患者189例，结果治愈168例、无效21例[2]。

（3）体外冲击波：Vulpiani等采用体外冲击波疗法治疗骨不连，治愈率高达84.6%，且所有患者均未出现任何不良反应。Haffner等采用体外冲击波疗法治疗内固定失败导致的胫骨骨不连，治疗 6 个月后所有患者均可负重行走，且行走时患肢无疼痛感；认为该法治疗胫骨骨折骨不连，效果明显且无不良反应，患者更容易接受[3]。

2. 手术疗法

（1）骨移植：骨移植能够起到良好的骨诱导及骨传导作用，是治疗骨不连的常用手术方法，植骨材料主要有人工合成骨、同种异体骨及自体骨等，临床多采用自体髂骨进行骨移植。蒋李青等采用富血小板血浆复合人工骨植骨治疗骨折不愈合，结果骨折愈合及患肢功能恢复情况均良好。

（2）骨形态发生蛋白注射：骨形态发生蛋白是一种能够诱导骨形成和促进骨损伤修复的生长因子，临床常用于治疗骨不连。Friedlaender 等研究发现，骨形态发生蛋白 -7 治疗骨不连的效果和自体骨移植相同，并且前者具有操作简单、创伤小及不良反应少等优点[4]。

（3）髓内钉固定：髓内钉固定治疗胫骨骨折骨不连临床较为常见，多与骨移植等联合应用，效果良好。Tsang 等认为，髓内钉固定治疗肥大型、萎缩型及营养不良型骨不连效果明显，但其治疗感染性骨不连的临床效果尚有待进一步研究证实。

（4）膜诱导：膜诱导技术是治疗骨缺损及感染性骨不连的新方法，可以引导骨组织再生、促进骨折端血管生长及刺激成骨细胞的增生和分化。Morelli 等通过荟萃分析发现，膜诱导技术治疗感染性骨不连及骨缺损性骨不连效果明显。

（5）3D 打印骨组织工程支架植入：采用 3D 生物打印技术可以制作出高精确度的骨组织工程支架，能够重建骨缺损部位的解剖结构，是治疗骨缺损及骨不连的新型疗法，可以有效促进骨折愈合及患肢功能恢复。但是采用 3D 生物打印技术制备骨组织工程支架的时间较长，且如何制备出具有良好生物活性的支架仍有待研究。

（6）中医药治疗：本例患者舌但苔薄白，脉弱，证属肝肾亏虚，给予我院自制剂补肾接骨丹治疗。其中骨碎补续伤止痛，补肾强骨；枇杷叶通经活络止痛，侧柏叶止血散肿，皂角散结消肿祛瘀当归活血养血，舒利关节，温通脉络；穿山甲走窜行散，活血通络祛瘀；麝香辛香走窜，活血祛瘀通经止痛具有极强的穿透性，可以携药效直达病灶，冰片清香宣散生肌止痛，与麝香配伍作通透剂使药力深达骨髓。

影响胫骨骨折骨不连的因素较多，胫骨骨折骨不连的治疗目前尚无统一标准，临床应根据患者的病情及身体素质选择合适疗法；具体治疗时不应单纯应用一种疗法，可联合应用其他治疗方法，以便提高疗效、减少不良反应，促进患肢功能早期恢复。

四、小结

胫骨骨折是最常见的长管状骨骨折。由于胫骨前内侧缺乏软组织包裹，其发生开放性骨折的概率较高，文献报道胫骨骨折不愈合的发生率为 5%～15%。延误治疗可能产生肌肉萎缩、关节僵硬、失用性骨质疏松而导致肢体功能障碍，严重影响患者的正常生活和工作。骨折不愈合依据是否存在感染可分为感染性和非感染性骨折不愈合。非感染性骨折不愈合依据固定物力学强度和局部生物学因素分为萎缩型、肥大型和营养不良型骨折不愈合。肥大型骨折不愈合常继发于固定强度的不足，但局部生物学环境良好，其影像学表现为骨折断端形成类似"象足"的骨痂，但没有连续性骨痂通过骨折断端。其内在的发生机制是缺乏牢固固定，导致骨折断端微动过大，骨折间隙内的纤维软骨无法转化为稳定性骨连接。更换接骨板、更换髓内钉和外固定等方法可用于治疗骨折不愈合，在单一固定不稳定时可采用联合固定。

参考文献

[1]Morison Z, Vicente M, Schemitsch EH, et al.The treatment of atrophic, recalcitrant long-bone nonunion in the upper extremity with human recombinant bone morphogenetic protein-7 (rhBMP-7) and plate fixation: a retrospective review[J].Injury, 2016, 47 (2): 356-363.

[2]Tsang ST, Mills LA, Frantzias J, et al.Exchange nailing for nonunion of diaphyseal fractures of the tibia: our results and an analysis of the risk factors for failure[J].Bone Joint J, 2016, 98-B (4): 534-541.

[3]Morelli I, Drago L, George DA, et al.Masquelet technique: myth or reality？ A systematic review and meta-analysis[J].Injury, 2016, 47 (Suppl 6): S68-S76.

[4]Haffner N, Antonic V, Smolen D, et al.Extracorporeal shockwave therapy (ESWT) ameliorates healing of tibial frac-ture non-union unresponsive to conventional therapy[J].In-jury, 2016, 47 (7): 1506 — 1513.

病例 69

胫骨干骨折

一、病历介绍

患者：辛某，35 岁，男性，因"摔伤致左小腿肿痛伴活动受限 2 小时"入院。

现病史：患者于 2 小时前骑电动车不慎摔伤左小腿，伤后感左小腿疼痛伴活动受限，急诊送至我院。病程中，患者神志清，无恶心呕吐，无昏迷，大小便正常。

体格检查：T 36.4℃，P 80 次 / 分，R 20 次 / 分，BP 140/75mmHg。双肺呼吸音清，无干湿性啰音。心率 80 次 / 分，律齐，无心脏杂音。腹软，肝肾区叩击痛（-）。

专科查体：左小腿肿胀，局部见瘀血形成，压痛（+），可触及骨擦感及异常活动，主动活动受限；肢端血运、感觉及运动可。

辅助检查：X 线片示左胫骨中下 1/3 螺旋形骨折，断端移位（病例 69 图 1）。

诊疗经过：根据病史及入院查体、辅助检查，该患者诊断为左胫骨骨折，入院后完善术前检查，排除手术禁忌证后，在椎管内麻醉、C 形臂 X 线透视机监控下行闭合复位接骨板固定术（病例 69 图 2）。术后 3 个月复诊时，骨折已基本愈合；踝、膝关节功能恢复良好（病例 69 图 3）。

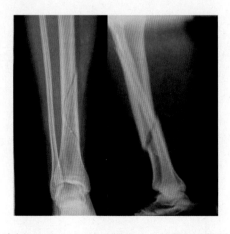

病例 69 图 1　X 线正侧位片左胫骨远端骨折

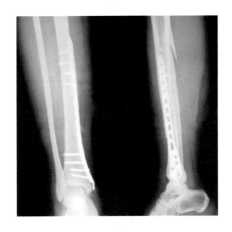

病例69 图2　术后 X 线片示骨折解剖复位

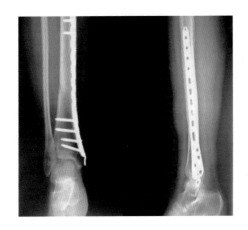

病例69 图3　术后3个月 X 线片示骨折基本愈合

二、疾病概述

1. 概述　胫腓骨是人体中长管状骨中最常发生的骨折部位，约全身骨折的 13.7%，其治疗目的是恢复小腿的长度和负重功能，同时防止骨折并发症。传统对胫腓骨骨折的治疗中，如牵引、小夹板、石膏外固定等方法，在很大程度上会对膝、踝关节功能造成影响，特别是对不稳定性骨折，采用开放复位内固定逐渐成为主流。然而，不恰当的术前计划、手术时机掌握不当及太广泛的骨膜剥离常造成切口关闭困难，甚至出现感染、骨折延迟愈合和不愈合等情况发生。根据 OTA（美国创伤骨科协会）分类系统，复杂性胫腓骨骨折属高能量性骨折，常合并骨折端周围软组织损伤，又因为胫骨中下 1/3 段其特殊的解剖结构，使得此处骨折常常伴有骨膜血管系统的破坏，骨干血运减少，具有很高的骨折并发症危险[1]。

对于胫骨中下 1/3 处骨折，一些最早的生物学固定技术，包括波形和桥接钢板，它们采取穿过骨折区域，使手术创伤范围最小化，血供被很好的保存，营养因素保持在骨折位置。近年来，骨折治疗中初期建立生物学的重要性和保护骨和软组织的原则常常得不到足够重视，AO 学者 Gerber，Palmer 等提出生物学固定（biological osteosynthesis，BO），其核心目的就是保护骨折部位和骨折块血运（骨髓内）[2]。

2. 分型　临床上常用 AO 分型：①A 型骨折：为简单骨折，只存在一条骨折线，无粉碎；②B 型骨折：为粉碎性骨折，可根据暴力类型和蝶形骨块继续分亚型；③C 型骨折：为高度粉碎性骨折，骨折块三块以上，包括多阶段骨折。

3. 临床表现与检查

（1）症状和体征：①有明确的外伤史；②患肢局部肿胀明显，皮下瘀斑；③局部压痛明显，纵向叩击痛阳性；④患肢明显畸形，活动受限；⑤骨折断端可触及骨擦感、闻及骨擦音；⑥X 线片示胫骨远端骨折。

（2）影像学检查：X 线片可帮助明确诊断，CT 有利于从二维或三维重建片上了解骨折移位的病理，MRI 可发现隐匿骨折。

三、治疗

1. 非手术治疗　主要手段是石膏或者支具，主要用于低能量损伤所致的闭合性简单骨折，骨折断端稳定，移位轻。保守治疗闭合复位的要求为：内翻或外翻的侧方成角在 5°以内、前后成角在 10°以内、旋转对线不良在 10°以内以及短缩在 15mm 以内。

2. 手术治疗　保守治疗后出现再次移位、多次闭合复位不满意，应改为手术治疗，对于高能量损伤所致骨折，骨折移位明显、粉碎骨折等，只要不存在手术禁忌，均以手术治疗为宜。内固定可以选择外固定架、髓内钉、接骨板治疗，内植物选择原则为：①胫骨中段骨折固定方法首选髓内钉固定；②胫骨远端髓腔扩大处及关节面的胫骨干骨折适用接骨板固定；③外固定架固定可适用于软组织条件差，不允许内固定的病例，近来外固定架的适应症逐渐放宽[3]。

3. 中医药治疗　术前可应用中药外敷促进肿胀消退，术后按照骨伤科三期辨证原则给与相应治疗。

四、病例讨论

胫腓骨干骨折是一种常见的骨折。因人体胫骨内侧面仅有皮肤覆盖，下 1/3 骨皮质较薄弱，且无肌肉附着，血供较差。因此胫骨中下段骨折较多，且骨折迟缓愈合或不愈合的发生率较高，还有出现皮肤坏死、骨外露、感染等并发症。临床治疗成人胫腓骨干骨折的方法较多，其中闭合复位微创胫骨锁定接骨板固定是颇受青睐的一种，术中对患者损伤较小，无需剥离过多组织，便可达到复位、固定的目的[4]。

参考文献

[1]Park J, Yang KH. Treatment of an open distal tibia fracture with segmental bone loss in combination with a closed proximal tibia fracture: a case report[J]. Arch Orthop Trauma Surg, 2012, 132（8）：1121-1124.

[2]Rüedi TP, Buckley RE, Moran CG. 骨折治疗的AO原则[M]. 第2版. 危杰, 刘璠, 吴新宝, 等译. 上海：上海科学技术出版社, 2010：624-625.

[3]Baird RA, Jackson ST. Fracture of the distal part of the fibular with associated disruption of the deltoid ligament. Treatment without repair of the deltoid ligament[J]. J Bone Joint Surg（Am）, 1987, 69（9）：1346-1352.

[4]Manuel P, Natalio C, Leonardo L, et al. Minimally-invasive alternatives in the treatment of distal articular tibial fractures[J]. Fuss Und Sprunggelenk, 2012, 10（1）：37-45.

病例 70

胫骨平台骨折

一、病历介绍

患者：李某，45 岁，男性，因"摔伤致左膝部疼痛及活动受限 1 天"入院。

现病史：患者于 1 天前不慎扭伤左膝，伤后感左膝部疼痛伴活动受限，急诊送至我院。病程中，患者神志清，无恶心呕吐，无昏迷，大小便正常。

体格检查：T 36.3℃，P 72 次 / 分，R 19 次 / 分，BP 120/75mmHg。双肺呼吸音清，无干湿性啰音。心率 72 次 / 分，律齐，无心脏杂音。腹软，肝肾区叩击痛（-）。

专科检查：左膝部肿胀明显，左膝外侧压痛及左下肢纵轴叩击痛，浮髌试验（+），侧方应力试验（+），抽屉试验（-），左膝关节主动活动受限；肢端血运、感觉及运动可。

辅助检查：X 线片显示左胫骨平台骨折，外侧平台劈裂（病例 70 图 1）。

诊疗经过：根据病史及入院查体、辅助检查，该患者诊断为"左胫骨平台骨折（Schatzker Ⅰ型）"，入院后完善术前检查，排除手术禁忌证后，在椎管内麻醉、C 形臂 X 线透视机监控下行切开复位接骨板固定术（病例 70 图 2）。术后 3 个月复诊时，骨折已基本愈合；患膝关节功能恢复良好。

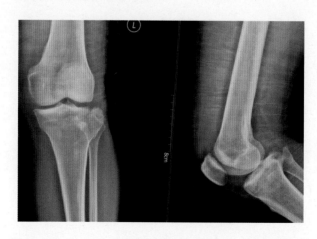

病例 70 图 1　X 线正侧位片左胫骨平台骨折，外侧平台劈裂

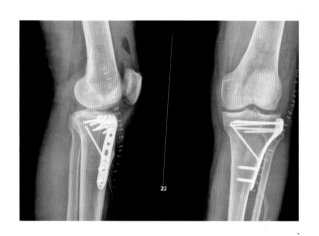

病例 70 图 2　术后 X 线片示骨折解剖复位

二、疾病概述

1．概述　近年来，胫骨平台骨折增多，约占全部骨折的 4%，粉碎性骨折居多，闭合复位困难，可并发半月板损伤和韧带损伤。

胫骨平台即胫骨近侧干骺端之上，外形膨大，利于膝稳定，有较多肌肉肌腱及韧带附着。其骨松质丰富，骨密质薄，对抗暴力能力差，关节上方为平台关节面与股骨髁关节面相对应。

胫骨平台骨折主要由高能暴力所致。暴力形式为轴向压力或较链（内翻或外翻）力，可造成胫骨平台劈裂或压缩骨折，骨折多为粉碎性，关节面有压缩及倾斜。内外翻或过伸也可造成胫骨边缘撕脱骨折，半月板损伤及膝不稳定。

2．分型　临床上常用 Schatzker 分型：①Ⅰ型：累及外侧平台的楔形劈裂骨折。②Ⅱ型：累及外侧平台的楔形劈裂骨折合并平台负重区的压缩骨折。③Ⅲ型：累及外侧平台的压缩骨折。④Ⅳ型：累及内侧平台骨折。⑤Ⅴ型：累及双侧平台骨折。⑥Ⅵ型：累及干断端骨折。

3．临床表现与检查

（1）症状和体征：胫骨平台骨折无移位或移位轻微者，伤后症状较轻，须与单纯膝关节韧带损伤相鉴别。膝关节腔内多有积血，明显肿胀，并有膝内翻或外翻畸形。同时需注意有无腓总神经及腘血管损伤。此外需强调的是平台骨折可合并膝关节侧副韧带、半月板和交叉韧带损伤。

（2）影像学检查：X 线片可帮助明确诊断，CT 有利于从二维或三维重建片上了解骨折移位的病理，MRI 可发现隐匿骨折，半月板和交叉韧带损伤。

三、治疗

1. 非手术治疗　适应于无移位或轻度移位的 Schatzker Ⅰ型骨折或压缩少于等于 1cm 的 Schatzker Ⅱ型或Ⅲ型骨折，采用长腿石膏固定，根据骨折的类型给予相应的内翻或外翻处理。在牵引下早期活动也是有价值的治疗方法，有益于复位及关节面模造。虽然常遗留关节面轻度不平整，但力线正常，效果满意。

2. 手术治疗　胫骨平台骨折系关节内骨折，故多主张早期手术治疗，对 Schatzker Ⅰ～Ⅲ型骨折可用支撑接骨板－螺钉内固定。Ⅳ型骨折多合并髁间隆起骨折，应同时以钢丝通过骨隧道固定。Ⅴ型、Ⅵ型骨折为双髁骨折，应采用骨松质螺钉和双侧支撑接骨板内固定。胫骨边缘撕脱骨折多并发韧带损伤和不稳定，应认真对待。

四、病例讨论

除部分无位移的 Schatzker Ⅰ型骨折可单纯使用螺钉固定外[1]，大部分的Ⅰ～Ⅲ型骨折需要切开复位钢板螺钉固定。膝关节前外侧切口可以直接显露关节面，便于直视下复位，是治疗外侧平台骨折最常用的入路。此入路也可联合 Gerdy 结节截骨或腓骨头截骨治疗后外侧平台骨折[2]，优点是骨折显露充分，无需多切口，但截骨改变了膝关节生物力学，引起额外的创伤，有损伤腓总神经风险，且仍存在复位不满意的情况。郑占乐等介绍了一种使用 4 个小切口的"张氏切口"[3]，第 1 切口位于胫骨结节下后方 2～3cm 处，用于复位植骨操作，第 2 切口位于 Gerdy 结节后上方，用于接骨板置入，第 3 切口位于胫骨嵴的外侧 1～2cm 用于接骨板远端固定，第 4 切口位于胫骨平台内侧用于置入加压螺栓的螺母，随访显示疗效满意。

总之，胫骨平台骨折损伤机制各异，分型多样，手术治疗处理难度差异大，临床医师需综合评估患者伤情，制定个性化诊疗方案，尽可能解剖复位关节面、恢复下肢力学和膝关节的稳定性，在骨折稳定固定的同时减少软组织损伤。

参考文献

[1]Tscherne H, Lobenhoffer P.Tibial plateau fractures.Management and expected results[J].Clin Orthop Relat Res, 1993,（292）：87-100.

[2]Bennett WF, Browner B.Tibial plateau fractures：a study of associated soft tissue injuries[J].J Orthop Trauma, 1994,8（3）：183-188.

[3] 郑占乐，刘欢，韩志杰，等．张氏切口在胫骨平台骨折治疗的初步应用 [J]．河北医科大学学报，2018，39（6）：728-730.

病例 71

踝关节骨折

一、病历介绍

患者：路某，34 岁，男性，因"挤伤致左踝部疼痛，活动受限 3 小时"入院。

现病史：患者于 3 小时前在车间工作时被机床挤伤左踝部，伤后即感左踝部疼痛，不敢活动，急至当地某卫生院拍片后，为求进一步诊疗特来我院就诊，门诊阅片后以"左踝关节粉碎性骨折"收入病房行系统治疗。

体格检查：T 36.6℃，P 80 次/分，R 21 次/分，BP 133/86mmHg。青年男性，神志清，痛苦貌，发育良好，营养中等，自主体位，查体合作。全身皮肤黏膜无黄染及出血点，浅表淋巴结未及肿大。头颅无畸形，眼睑无水肿、充血，双侧瞳孔等大正圆，对光反射灵敏。耳鼻未见畸形，无异常分泌物。口唇无发绀，扁桃体无肿大及化脓。颈软，无抵抗，气管居中，甲状腺未及肿大，颈静脉无怒张。胸廓对称，无畸形，双侧呼吸动度均等，双肺呼吸音粗，未闻及干湿性啰音。心前区无隆起，心界不大，心率 80 次/分，律齐，各瓣膜听诊未闻及病理性杂音。腹平软，全腹无压痛及反跳痛。肝、脾肋下未触及。移动性浊音（-）。肠鸣音正常。外生殖器、肛门、直肠未查。脊柱四肢检查见专科情况。

专科查体：神志清，痛苦貌，左踝部疼痛肿胀明显，环周压痛（+），踝关节内外侧均可见约 3cm×1cm 皮肤挫伤，未见明显渗出，可扪及骨擦音及异常活动，踝关节功能活动明显受限，肢端血运活动及感觉可，余肢体活动自如。

辅助检查（病例 71 图 1）：X 线示（2020-09-18，当地某卫生院）：左踝关节骨折。CT 三维示（2020-09-18，聊城市中医医院）：左内、外踝粉碎骨折，骨块移位明显。

诊疗经过：根据病史及入院查体、辅助检查结果，该患者诊断为"左踝关节粉碎性骨折"，完善术前检查，排除手术禁忌证后，在椎管内麻醉下行左踝关节粉碎性骨折切开复位内固定术（病例 71 图 2、病例 71 图 3）。

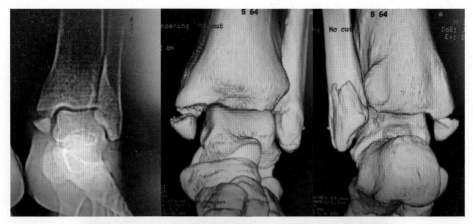

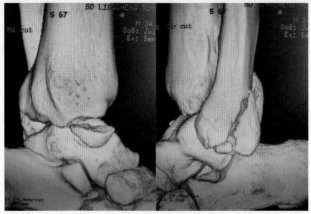

病例 71 图 1　术前 X 线及 CT 三维示踝关节骨折

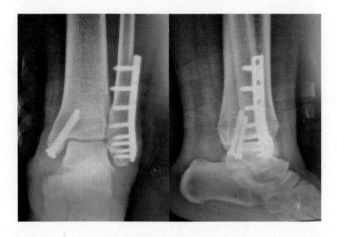

病例 71 图 2　术后 1 天 X 线

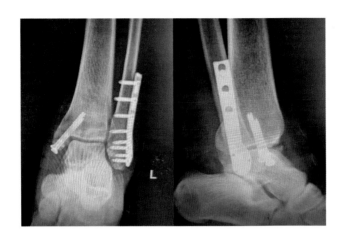

病例 71 图 3　术后 2 周 X 线

二、疾病概述

踝关节由胫、腓骨下端和距骨组成。胫骨下端内侧向下的骨突称为内踝，其后缘向下突出者称为后踝，腓骨下端骨突构成外踝。外踝比较窄而长，位于内踝后约 1cm、下约 0.5cm，内踝的三角韧带也较外踝的腓距、腓跟韧带坚强，故阻止外翻的力量大，阻止内翻的力量小。

内、外、后三踝构成踝穴，而距骨居于其中，呈屈戌关节。胫、腓骨下端之间被坚强而有弹性的下胫腓韧带连接在一起。距骨分体、颈、头三部，其体前宽后窄，其上面为鞍状关节面，当作背伸运动时，距骨体之宽部进入踝穴，腓骨外踝稍向外后侧分开，而踝穴较跖屈时能增宽 1.5～2mm，以容纳距骨体，当下胫腓韧带紧张时，关节面之间紧贴，关节稳定，不易扭伤，但暴力太大仍可造成骨折。而踝关节处于跖屈位（如下楼梯或下坡）时，下胫腓韧带松弛，关节不稳定，容易发生扭伤。

踝部损伤原因复杂，类型很多。韧带损伤、骨折和脱位可单独或同时发生。根据受伤姿势可分为内翻、外翻、外旋、纵向挤压、侧方挤压、跖屈和背伸等多种，其中以内翻损伤最多见，外翻损伤次之。

1. 内翻损伤　从高处跌下，足底外缘着地；或步行在平路上，足底内侧踏在凸处，使足突然内翻。骨折时，内踝多为斜形骨折，外踝多为横形骨折；严重时可合并后踝骨折、距骨脱位。

2. 外翻损伤　从高处跌下，足底内缘着地；或外踝受暴力打击，可引起踝关节强度外翻。骨折时，外踝多为斜形骨折，内踝多为横形骨折；严重时可合并后踝骨折、距骨脱位。

根据骨折脱位的程度，损伤又可分为三度：单踝骨折为 I 度；双踝骨折、距骨轻度脱位为 II 度；三踝骨折、距骨脱位为 III 度[1]。

三、诊断与治疗

1．诊断

（1）局部瘀肿、疼痛和压痛，功能障碍，可闻及骨擦音。

（2）外翻骨折多呈外翻畸形，内翻骨折多呈内翻畸形，距骨脱位时，则畸形更加明显。

（3）X线照片可显示骨折脱位程度和损伤类型。

2．治疗　无移位骨折仅将踝关节固定在90°中立位3～4周即可，有移位的骨折脱位应予以整复。

（1）整复方法：患者平卧屈膝，助手抱住其大腿，术者握其足跟和足背作顺势拔伸，外翻损伤使踝部内翻，内翻损伤使踝部外翻。如有胫腓联合分离，可在内外两踝部加以挤压；如后踝骨折合并距骨后脱位，可用一手握胫骨下段向后推，另一手握前足向前提，并徐徐将踝关节背伸。利用紧张的关节囊将后踝拉下，或利用长袜套套住整个下肢，下端超过足尖20cm，用绳结扎，做悬吊滑动牵引，使后踝逐渐复位。总之，要根据受伤机制和损伤类型并分析X线照片，以酌定其整复手法。

（2）固定方法：先在内外踝的上方各放一塔形垫，下方各放一梯形垫，用5块夹板进行固定。其中内、外、后板上自小腿上1/3，下平足跟，前内侧及前外侧夹板较窄，其长度上起胫骨结节，下至踝关节上。夹板必须塑形，使内翻骨折固定在外翻位，外翻骨折固定在内翻位。最后可加用踝关节活动夹板（铝制或木制），将踝关节固定于90°位置4～6周。

（3）手术治疗的适应证：若手法整复失败或系开放性骨折脱位，可考虑切开复位内固定；陈旧性骨折脱位则考虑切开复位植骨术或关节融合术[2]。

（4）药物治疗：按骨折三期辨证用药，一般中期以后应注意舒筋活络、通利关节；后期局部肿胀难消，应行气活血、健脾利湿；关节融合术后则需补肾壮骨，促进愈合。

（5）练功活动：整复固定后，鼓励患者活动足趾和做踝部背伸活动。双踝骨折从第2周起，可在保持夹板固定的情况下加大踝关节的主动活动范围，并辅以被动活动。被动活动时，术者一手握紧内、外侧夹板，另一手握前足，只做背伸和跖屈，不做旋转或翻转活动。3周后可将外固定打开，对踝关节周围的软组织（尤其是肌腱经过处）进行按摩，理顺经络，点按商丘、解溪、丘墟、昆仑、太溪等穴，并配合中药熏洗。在袜套悬吊牵引期间亦应多做踝关节的伸屈活动。

四、预防和调护

踝关节骨折患者筋络受损，气滞血瘀，肌肉长久得不到滋养会出现萎缩的现象，关节也会逐渐粘连，患者活动不利又会出现软组织疼痛等异常。踝关节骨折后肿胀属于中医水肿、瘀血范畴，若因伤骨折，内动经络，血行之道不得宣通，癖结不散，则为肿为痛[3]。骨折手法整复固定后，早期应卧床休息并抬高患肢，以促进患踝血液回流，减轻瘀肿，同时常规检查外固定松紧度，如患踝出现进行性加重的疼痛、肿胀，局部麻木，趾端皮肤苍白，常提示局部压迫过紧，应及时予以松解。

踝部肿胀一般于固定 4～6 天后逐渐消退，此时应及时缩紧固定，以免扎带松脱，使骨折移位。

参考文献

[1] 张鹏，董启榕，王宗允，等 . 内、外侧双切口结合 Herbert 螺钉内固定治疗合并同侧踝关节骨折的 Hawkins III 型距骨颈骨折 [J]. 中华医学杂志，2016，96（41）：3342-3346.

[2] 鲍焕，熊小龙，罗毅 . 手术治疗下胫腓联合分离踝关节损伤患者的临床效果分析 [J]. 当代医学，2018，24（10）：76-78.

[3] 王精 . 仙灵骨葆胶囊对踝关节骨折术后关节功能影响的临床观察 [D]. 辽宁中医药大学，2018.

病例 72

陈旧性踝关节骨折

一、病历介绍

患者：张某，38 岁，女性，因"左踝部外伤后肿痛，活动不利 3 个月"入院。

现病史：患者于 3 个月前在开发区骑车时摔伤，当即感左踝部疼痛明显，活动不利，遂来我院就诊，门诊拍片检查后以"左踝部陈旧性骨折"收入院系统治疗，近日纳眠可，二便调。

体格检查：T 36.5℃，P 80 次 / 分，R 20 次 / 分，BP 130/80mmHg。双肺呼吸音清，无干湿性啰音。心率 80 次 / 分，律齐，无心脏杂音。腹软平坦，肝肾区叩击痛阴性。

专科检查：脊柱无畸形，左踝部肿胀明显，踝关节周缘压痛，内外踝处压痛及叩击痛阳性，踝关节屈伸不利，足背动脉搏动可，趾端血运及活动可。

辅助检查：X 线示（2019-06-08，聊城市中医医院，病例 72 图 1）：左踝部骨折，骨质疏松明显，内外后踝可见骨折处畸形愈合，骨痂生长。

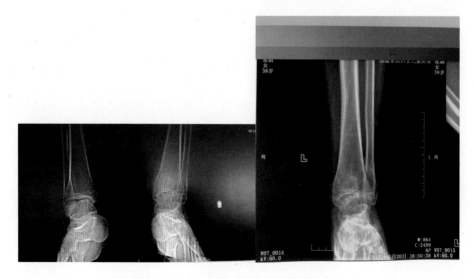

病例 72 图 1　术前 X 线示踝关节畸形愈合

诊疗经过：根据病史及入院查体、辅助检查，该患者诊断为"左踝部陈旧性骨折"，入院后完善相关检查，排查手术禁忌证，在椎管内麻醉、C形臂X线透视机监控下行左踝关节陈旧性骨折切开复位内固定术，术后恢复良好（病例72图2）。

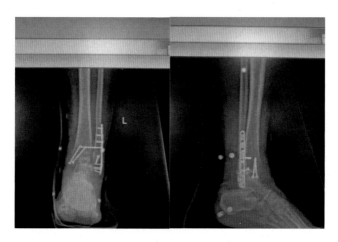

病例72图2　术后X线示踝关节间隙良好

二、疾病概述

踝关节由胫腓骨下端与距骨组成，受到暴力损伤时可发生骨折，根据暴力作用大小、方向和受伤时足的位置不同可产生不同类型和不同程度的骨折，踝关节骨折主要表现为踝部疼痛、肿胀、内翻或外翻畸形及活动障碍等。

1. I型　内翻内收型。当踝关节在极度内翻位受伤时（旋后），暴力作用通过外侧副韧带传导至外踝，引起胫腓下韧带平面以下的外踝骨折。若暴力作用并未因外踝骨折而衰减，继续传导至距骨，使其撞击内踝，引起内踝自下而上的斜形骨折。

2. II型

（1）外翻外展型：踝关节遭受间接暴力，在极度外翻位受伤，或重物打击外踝，使踝关节极度外翻，暴力经内侧副韧带传导，牵拉内踝而发生骨折。若暴力作用继续传导，距骨极度外翻撞击外踝和后踝，使外踝发生由下斜向上外的斜形骨折，并同时发生后踝骨折，骨折多在胫腓下韧带平面。

（2）内翻外旋型：暴力作用于外踝，首先导致外踝粉碎性骨折和后踝骨折，但胫腓下韧带完整。暴力继续传导，踝外旋力量使内侧副韧带牵拉内踝，导致内踝撕脱骨折，II型骨折均为三踝骨折。下胫腓韧带完整，不发生踝关节脱位是此型骨折的特征。

3. III型

（1）外翻外旋型：踝关节遭受外翻（旋前）暴力时，使内侧副韧带紧张，导致内踝撕脱骨折。若暴力作用不衰减，使距骨撞击外踝，导致下胫腓韧带断裂，发生下胫腓联合分离。若暴力继续作用，经胫腓骨间膜传导，引起下胫腓韧带平面以上腓骨的斜形或粉碎性骨折，有时暴力传导可达腓骨上端，发生高位腓骨骨折，临床上常因对这种损伤机制认识不足而漏诊。

（2）垂直压缩型：即 Pilon 骨折，意为杵臼关系的损伤，常为高处跌落时胫骨下端受距骨垂直方向的暴力，导致塌陷型骨折。根据受伤时踝及足所处的位置不同，压缩重点部位可在胫骨下端的前缘、中部及后缘，中心部位压缩常同时伴有胫骨下端的粉碎性骨折或斜形骨折。

三、诊断与治疗

1. 典型症状　踝关节骨折患者常见的临床症状为踝关节肿胀明显，疼痛拒按，皮下瘀斑、青紫，足部呈内翻或外翻畸形，踝关节活动障碍。

2. 并发症

（1）踝关节创伤性关节炎：踝关节骨折复位不良造成关节面不平，可引起创伤性关节炎，表现为足踝部经常肿胀、疼痛。

（2）骨折不愈合：踝关节骨折复位差或固定失效，可造成骨折不愈合。

（3）骨折畸形愈合：踝关节骨折复位不良，在错位的情况下愈合，存在成角、旋转或重叠畸形，可导致足踝部疼痛、跛行。

3. 手术治疗

（1）Ⅰ型骨折为双踝骨折，为恢复韧带的张力，一般均应行切开复位，松质骨螺钉、钢板内固定。

（2）Ⅱ型骨折为三踝骨折，内踝骨折采用松质骨螺钉内固定，外踝骨折常需采用钢板固定，影响胫骨 1/4～1/3 关节面的后踝骨折也需用松质骨螺钉或支撑钢板内固定。

（3）Ⅲ型骨折除需对内踝行切开复位、内固定外，外踝与腓骨骨折也应行钢板螺钉内固定，固定腓骨是保证胫腓下端稳定性的重要方法。

（4）垂直压缩性骨折多需切开复位内固定，将压缩塌陷部位复位后遗留的骨缺损用自体松质或人工骨充填。

四、病例讨论

踝关节面比髋、膝关节面小，但承受的体重却大于髋膝关节，而且踝关节结节地面，作用于踝关节的承重应力无法得到缓冲，因此对踝关节的治疗较其他部位要求更高，尽快避免形成创伤性关节炎，无论哪种类型的关节炎，均要求胫骨下端关节面与距骨关节面吻合一致，并且要求内外踝恢复正常的生理斜度[1]。

参考文献

[1] 胥少汀，葛宝丰，徐印坎 . 实用骨科学（第 5 版）[M]. 北京：人民军医出版社，2019.

踝关节撞击综合征

一、病历介绍

患者：侯某，男，49 岁，因"右踝部疼痛 1 年，加重伴活动受限 10 余天"入院。

现病史：患者于 1 年前无明显诱因出现右踝部疼痛，就诊于当地医院行贴膏药、口服消炎止痛药物治疗后症状时有反复，10 天前无明显诱因出现疼痛症状加重，并活动受限，为求系统治疗，特来我院就诊，门诊医师查体阅片后，以"右踝关节撞击综合征"收入院，自发病以来患者神志清、精神可，纳可，二便调。

体格检查：T 36.5℃，P 65 次 / 分，R 20 次 / 分，BP 120/80mmHg。双肺呼吸音清，无干湿性啰音。心率 65 次 / 分，律齐，无心脏杂音。腹软平坦，肝肾区叩击痛阴性。

专科查体：脊椎生理弯曲正常，各棘突无明显压痛，左踝关节前侧及外侧压痛明显，外侧为重，右踝关节内翻、背伸、外翻、跖屈时踝关节外侧疼痛加重，右踝关节前抽屉试验（-），前抽屉试验时踝关节外侧疼痛加重，后抽屉试验（-），右下肢肌力、肌张力正常，右下肢足背动脉搏动良好。

辅助检查：①右踝关节 MRI：右踝关节在位，前踝及距骨骨质压脂像见斑片状高信号，距腓前韧带走形区压脂像见混杂高信号，跟腓韧带、距腓后韧带及下胫腓联合前后韧带走形及信号大致正常。踝关节前方见一小片状近骨样游离信号。踝关节腔及距下关节腔内见长 T_1、长 T_2 液性信号。关节临近软组织压脂像见混杂高信号。②右踝关节 CT：右踝关节轻度骨质增生，局部关节面毛糙。右侧踝关节面前方、外踝下方分别见一骨性游离体影，直径分别为 0.4cm、0.6cm，周围软组织轻度肿胀（病例 73 图 1、病例 73 图 2）。

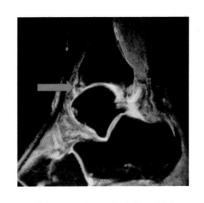 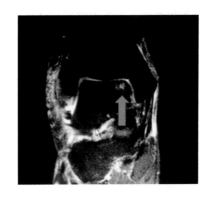

病例 73 图 1　右踝前方增生　　　　　　　　病例 73 图 2　距骨损伤

二、疾病概述

1. 概念　踝关节撞击综合征[1]为在运动时踝关节周围软组织或骨相互撞击、挤压所致造成的疼痛状态。主要表现为踝关节慢性疼痛，过度活动时疼痛加剧。其病因主要为反复微创伤所致软骨损伤，引起韧带、滑膜炎性增生和骨赘产生，关节活动时增生的滑膜嵌入骨赘中而产生挤压疼痛。包括骨性撞击和软组织撞击两类[2]。骨性撞击综合征一般是指距骨和胫骨骨赘之间的撞击；软组织撞击为关节囊、滑膜、韧带增生、肥厚或瘢痕组织增生所致。后踝撞击综合征[3]与三角籽骨综合征[4]有关；前踝撞击综合征[5]与胫骨、距骨骨质改变或软组织异常软组织异常有关。

2. 分类

（1）前外踝撞击综合征：踝关节旋后损伤通常导致距腓前韧带、跟腓韧带及前外侧关节囊撕裂合并关节内出血，继而产生瘢痕组织或滑膜增生肥厚。常伴距骨顶部外前部分的软骨侵蚀及后胫腓韧带和骨间膜损伤。需与跗骨窦综合征鉴别。影像学表现为外侧沟内异常软组织或（和）前胫腓韧带（AITFL）异常肥厚（病例 73 图 3）。因为炎症组织在关节镜下的形态类似膝关节的半月板，所以又称为"半月板样损伤"。

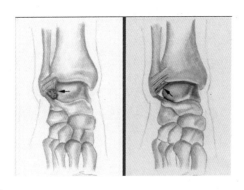

病例 73 图 3　影像学表现（图 1：踝关节外侧沟内异常软组织；图 2：前胫腓韧带异常肥厚）

（2）前踝撞击综合征：又称足球踝，通常为骨性撞击，由于经常性背屈导致胫骨远端关节面前缘与距骨颈部上缘骨赘反复撞击，有时滑膜软骨瘤病的游离体聚积在关节囊前部也会导致前撞击综合征。影像学表现主要为胫骨前下缘与距骨颈部前上缘鸟嘴样骨刺形成（病例73图4）。

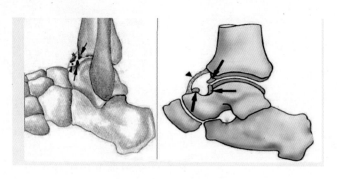

病例73图4　影像学表现

（3）前内踝撞击综合征：半月板样损伤或（和）胫距前韧带异常增厚（病例73图5）。需与副舟骨损伤鉴别。

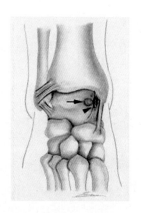

病例73图5　影像学表现

（4）内侧撞击综合征：踝关节内翻损伤会导致内踝和距骨相对应关节面软骨的撞击、骨赘形成，三角韧带撕裂或挤压，局部瘢痕或滑膜组织增生肥厚，在踝关节跖屈内翻时嵌入内踝后缘和距骨内侧壁之间，引起疼痛。

（5）后内侧撞击综合征：影像学表现为距骨胫骨间肌腱及趾长屈肌腱水肿、增厚，内踝及距骨后内侧骨赘形成（病例73图6）。

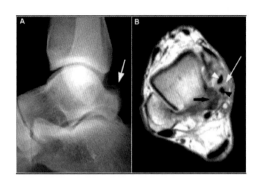

胫骨后部骨赘形成，MR 质子像黑箭示胫骨内后侧骨赘形成，白箭示内后侧软组织增厚，
白箭头：胫后肌腱；黑箭头：趾长屈肌腱。

病例 73 图 6　X 线片

（6）后踝撞击综合征：骨性撞击多见，例如距骨后三角骨损伤，距骨或跟骨后突
过度增生。软组织撞击表现为后胫腓韧带下部分、横韧带、后踝间韧带的撕裂或肥厚
增生。需与跟距后关节骨关节病鉴别。影像学表现为距骨后三角骨的存在或损伤及距
骨后突骨赘形成，导致踝关节跖屈受限，可伴随拇长屈肌肌腱鞘炎症及邻近滑膜不同
程度的炎性增生（病例 73 图 7）。

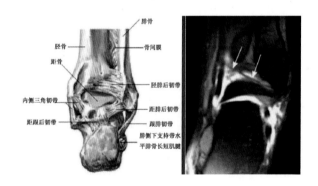

病例 73 图 7　正常后踝韧带；MRI 冠状位 T_2-FLAIR 示踝间后韧带（长箭头）

三、治疗

1. 保守治疗[6]　踝关节制动，减少踝关节负重；踝关节中药理疗治疗；踝关节
药物注射局部封闭治疗，对于大多数软组织撞击多采用保守治疗。

2. 手术治疗

（1）开放清理手术[7]：在关节镜技术发展起来之前，开放清理手术是治疗较严重
关节撞击综合征和骨关节炎的一项重要手段，切除滑膜，凿除骨赘，能够缓解一部分
症状，但由于其创伤大，容易出现多种并发症，随着关节镜技术的发展，逐渐被取代。

（2）微创关节镜[8]：对保守治疗无效的患者关节镜手术是最佳选择。关节镜手术

清理的目的是清除关节内的致痛因子，尤其是关节软骨磨损后的碎屑和微结晶、软骨降解微粒、炎性因子和疼痛物质，磨削影响关节活动的骨性阻挡或软骨剥脱后的台阶状关节面，解除关节内绞索因素和功能紊乱，阻断病变的恶性循环。随着关节镜微创技术的飞速发展，越来越多的踝关节疾病能在镜下微创完成，关节镜微创手术几乎已经成为治疗踝关节撞击综合征和踝关节炎的金标准。

（3）关节置换与融合[9]是治疗踝关节撞击综合征和踝关节炎的终极手段，当上述所有治疗手段均无效时可以选择，尽管踝关节融合术是一个可靠的手术，但很多患者还是首先选择全踝关节置换。虽然踝关节置换术早期可以得到一个相对好的功能，但全踝关节置换治疗终末期翻修率和主要并发症发生率更高。所以选择手术方式要全面评估患者，谨慎实施。

四、病例讨论

踝关节撞击综合征多见于运动员和体育爱好者，与踝关节扭伤呈正相关。前期预防为调整运动方案，避免超负荷运动；运动时佩戴护具，限制踝关节过度活动；行增强踝关节稳定的下肢肌肉力量训练，增强踝关节稳定性，减少踝关节损伤。早期可以采用保守治疗，包括理疗、消炎止痛药物、休息及减少活动。保守治疗无效者可以采用关节镜微创手术治疗，目的在于去除影响关节活动的骨性组织或软组织，解除关节内绞索，改善踝关节活动度。

参考文献

[1]Satija B, Kumar S, Kapoor S, et al.Dysplasia epiphysealis hemimelica of talus mimicking posterior ankle impingement syndrome in a young male：a case report with review of the literature[J].J Foot Ankle Surg, 2013, 52（4）：518-522.

[2]Fessa CK, Linklater JM, et al.Imaging findings in arthrofibrosis of the ankle and foot[J].Semin Musculoskelet Radiol, 2012, 16（3）：185-191.

[3]Connell D, Datir A.Imaging of impingement lesions in the ankle[J].Top Magn Reson Imaging, 2010, 21（1）：15-23.

[4]Donovan A, Rosenberg ZS.MRI of ankle and lateral hindfoot impingement syndromes[J].AJR Am J Roentgenol, 2010, 195（3）：595-604.

[5]Linklater J.MR imaging of ankle impingement lesions[J].Magn Reson

Imaging Clin N Am，2009，17（4）：775-800.

[6]O'Kane JW，Kadel N.Anterior impingement syndrome in dancers[J].Curr Rev Musculoskelet Med，2008，1（1）：12-16.

[7]Umans HR，Cerezal L.Anterior ankle impingement syndromes[J].Semin Musculoskelet Radiol，2008，12（2）：146-153.

[8]Raven EE，van-den-Bekerom MP.The distal fascicle of the anterior inferior tibiofibular ligament as a cause of tibiotalar impingement syndrome：a current concepts review[J].Knee Surg Sports Traumatol Arthrosc，2007，15（4）：465-471.

[9]Robinson P.Impingement syndromes of the ankle[J].Eur Radiol 2007，17（12）：3056-3065.

病例 74

距腓前韧带和跟腓韧带损伤

一、病历介绍

患者:杨某,31 岁,男性,因"扭伤致左踝部疼痛肿胀、活动受限 17 小时"入院。

体格检查:T 36.4℃,P 68 次 / 分,R 18 次 / 分,BP 120/84mmHg。双肺呼吸音清,无干湿性啰音。心律齐,无心脏杂音。腹软平坦,肝肾区叩击痛阴性。

专科检查:脊柱生理曲度存在,各棘突无压痛,左踝周围可见青紫瘀斑,左踝部肿胀明显,左外踝前下方压痛明显,前抽屉试验(+),左踝关节主动屈伸活动受限,足背动脉及胫后动脉搏动可扪及,肢端血运感觉可。

辅助检查:X 线片(病例 74 图 1)示左侧腓骨外踝骨折;CT 示左侧腓骨下端可见两个骨块影,邻近皮质毛糙;MRI(病例 74 图 2、病例 74 图 3)示左踝距腓前韧带、跟腓韧带损伤,左踝关节腔和距下关节腔积液。

诊疗经过:根据病史及入院查体、辅助检查,该患者诊断为"左外踝骨折合并距腓前韧带、跟腓韧带损伤",入院后予以术前检查,排除手术禁忌后行左距腓前韧带、跟腓韧带损伤切开修补术(病例 74 图 4)。

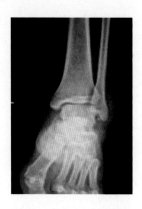

病例 74 图 1　术前 X 线片示左外踝骨折,可见撕脱骨折片

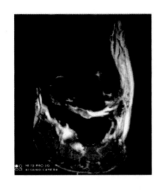 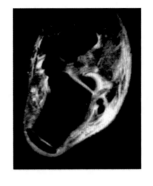

病例 74 图 2　术前磁共振示距腓前韧带损伤　　病例 74 图 3　术前磁共振示跟腓韧带损伤

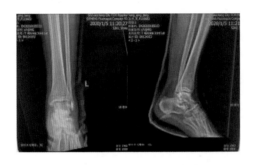

病例 74 图 4　术后拍片示韧带止点锚钉固定

二、疾病概述

1. 概述　距腓前韧带损伤发病率非常高，主要见于一些踝关节扭伤的患者，此韧带是限制距骨前脱位及踝关节跖屈的主要结构，此韧带与关节囊相邻，典型表现为上下两层结构。中间有腓动脉穿支穿出，并和外踝动脉交通。距腓前韧带起于外踝前缘（其中央部分距腓骨尖 10mm，总宽度为 6～10mm）向前内走行，止于距骨体外踝关节面的前面。在中立位，此韧带与踝关节面相平行；在踝关节背伸时向上倾斜；跖屈时向下倾斜。跖屈时上半部分韧带紧张，背伸时，下半部分韧带紧张。主要作用是限制距骨前移。

跟腓韧带损伤同样见于踝关节扭伤的患者，跟腓韧带起自外踝前面，起点位于距腓前韧带下方。在踝关节中立位，此韧带斜行向下后止于跟骨外侧面的后方部分。此韧带被腓骨肌腱覆盖，仅有 1cm 处韧带外露。跟腓韧带对于距下关节稳定性意义重大。主要作用是限制跟骨的内翻。

2. 损伤机制　旋后损伤是最常见损伤机制。踝关节的旋后损伤时距腓前韧带断裂最先断裂；如果损伤暴力持续，跟腓韧带随后断裂，距腓后韧带很少发生断裂。单纯内翻损伤也可导致外侧副韧带断裂。

3. 损伤病理　由于韧带实际是关节囊的增厚部分，又构成腓骨肌腱纤维鞘的底部，所以韧带断裂多同时合并踝关节和腓骨肌腱鞘内积血。当韧带完全断裂时，关节腔与腓骨肌腱鞘相通，按压积血的关节腔会导致腓骨肌腱鞘膨起，此点对韧带完全断裂具有诊断意义。根据韧带断裂程度不同，可将损伤分为3度。Ⅰ度损伤是指韧带拉伤，关节无不稳定。Ⅱ度损伤是指韧带部分断裂，轻度不稳定；韧带完全断裂为Ⅲ度损伤，同时合并明显的不稳定。

三、诊断与治疗

（一）诊断

踝关节韧带急性损伤是非常多见的运动损伤，尤其以距腓前韧带和跟腓韧带损伤发病率最高，也最常见。

1. 症状　踝关节扭伤后外侧软组织肿胀、疼痛，严重时有瘀斑，伴有不同程度的活动受限。严重者患侧不能负重行走。

2. 体征

（1）压痛：压痛点主要在踝关节外侧，即距腓前韧带和跟腓韧带所在的部位。寻找压痛点时应注意联合伤的检查。压痛点的检查应包括：距腓前韧带、跟腓韧带、距腓后韧带、跗骨窦韧带、跟骰韧带、距骰韧带、距后三角骨、副舟骨及距胫前韧带。触诊标志是先找到跟距关节外侧的凹陷，即跗骨窦。跗骨窦外上缘与外踝尖的连线即距腓前韧带；趾短伸肌肌腹的深方即为跟骰关节；第5跖骨底为腓骨短肌的止点，找到此点即可触到距骰关节。主要标志找到后，韧带是否损伤就容易确诊。

（2）足旋后试验：重复损伤动作，将足被动旋后，外侧相应的损伤部位即出现疼痛。如果踝内侧疼痛，提示副舟骨损伤，或内侧三角韧带损伤。

（3）前抽屉试验：目的是检查外侧副韧带是否完全断裂。检查者一手握住小腿远端，一手握住足跟，使距骨向前错动。两侧对比，如果伤侧错动范围较大即为阳性。此试验通常在踝关节轻度跖屈位最容易进行。也有文献认为踝关节中立位抽屉试验阳性说明距腓前韧带完全断裂，跖屈位抽屉试验阳性则说明跟腓韧带完全断裂。

（4）内翻应力试验：将踝关节被动内翻，如果伤侧踝关节在外侧关节隙的"开口"程度较大即为阳性。说明距腓前韧带或和跟腓韧带完全断裂。

（5）合并损伤：外侧副韧带损伤常同时合并足踝部其他组织损伤，包括跗骨窦韧带损伤、三角韧带损伤、副舟骨损伤、距后三角骨损伤、距骨骨软骨切线骨折以及跟骰关节损伤等。

3. 辅助检查　包括踝关节X线、关节造影和MRI。

（1）X线：包括踝关节前后位、侧位、踝穴位和应力位。前后位和侧位用来除外踝关节骨折、韧带止点的撕脱骨折，踝穴位可除外下胫腓韧带损伤，应力位可用来判断外侧副韧带损伤的程度。内翻应力位 X 线检查可测量距骨倾斜角，如果倾斜角较对侧大于 5°，提示外侧副韧带断裂。前抽屉应力位 X 线检查可测量距骨前移距离，正常踝关节距骨前移距离不超过 3mm，如果距骨前移距离大于 3mm，提示外侧副韧带断裂。前抽屉应力位 X 线可显示距骨是否有前向半脱位的表现，这比测量距骨前移距离是否大于 3mm 具有更大的诊断意义。

（2）关节造影或腱鞘造影：用以诊断韧带是否完全断裂。距腓前韧带完全断裂时，注入关节腔的造影剂会渗漏至皮下组织。由于跟腓韧带参与构成腓骨肌腱鞘的底部，因此在跟腓韧带完全断裂时关节内的造影剂会进入腓骨肌腱鞘；反之，如果将造影剂注入腱鞘，跟腓韧带断裂时造影剂会进入关节腔。由于这些检查均为有创性检查，而且假阳性率和假阴性率较高，所以不需要常规进行。

（3）MRI：踝关节中立位或背伸 10° 位轴位片可清晰地显示距腓前韧带和距腓后韧带。正常距腓前韧带的 MRI 影像为条索状均一的低信号，而距腓后韧带则为较宽厚的略呈扇形、不均一的信号。跟腓韧带在踝关节跖屈位的轴位片或冠状位片最清晰，表现为低信号的条带。急性损伤期可发现低信号的韧带中出现片状高信号、韧带连续性中断、周围软组织水肿以及关节腔积液等。

4. 鉴别诊断　注意与外踝骨折、距骨骨软骨损伤、跟骨前突骨折、腓骨肌腱断裂或脱位相鉴别。

（二）治疗

1. 非手术治疗　如果是踝关节不严重的韧带损伤，局部适当休息 3～5 天，休息期间也可以进行踝关节屈伸康复训练。如果是较为严重的韧带损伤，需要石膏固定制动 3 周，石膏固定期间进行脚趾、膝关节屈伸活动，患肢抬腿及小腿肌肉等长收缩训练。石膏去除以后再逐渐进行踝关节屈伸训练，逐渐下地行走康复锻炼。

2. 手术治疗　适用于踝关节明显不稳定的患者。研究发现，距腓前韧带和跟腓韧带均发生断裂时，保守治疗约 58% 的患者疗效满意，而手术治疗满意率可达 89%。手术应将撕裂的韧带断端缝合在一起；当韧带从止点撕脱，难以直接缝合时，应进行韧带止点重建术。怀疑有关节内骨软骨损伤时，应进行关节镜探查，取出关节游离体。术后石膏固定 3 周，早期开始进行关节活动度肌肉力量以及本体感觉等康复训练。主要包括以下术式。

（1）韧带短缩：例如改良 Broström 法[1]，在距离外踝止点 2mm 处切断距腓前韧带和跟腓韧带，然后重叠短缩缝合，并将伸肌支持带缝合到外踝上加固修补韧带。

（2）韧带止点前上移位：例如 Karlsson 法[2]，暴露距腓前韧带和跟腓韧带在外踝的附着点，将韧带附着点连同骨膜切下，向远端分离距腓前韧带和跟腓韧带瓣，在韧带原止点的后侧和近侧钻孔，将距腓前韧带拉向后侧、将跟腓韧带拉向近侧固定。

（3）肌腱移植重建韧带：可使用腓骨短肌腱、跖肌腱重建外侧副韧带。例如
Jones Watson 法[3]，目前关节镜下缝合锚钉技术使用使得手术更加简便，疗效确切，
适应证：反复多次扭伤、踝关节明显不稳、年轻人、运动员、体力劳动者，高要求人员，
磁共振及镜下发现韧带完全断裂。

四、小结

随着人们对生活质量的要求不断提高，越来越关注自我健康状况，这也要求临床
医师需更加熟知踝关节周围错综复杂的韧带解剖关系，应用不断发展的影像技术及检
查手段，准确评估踝关节的病变。踝关节距腓前韧带和跟腓韧带解剖部位隐匿，损伤
后如不及时处理，可能会引起创伤性关节炎等远期并发症，如果在诊断中出现明确的
影像学依据或踝关节不稳定临床表现，建议手术治疗。目前对于距腓前韧带和跟腓韧
带损伤，国外学者倾向于进行肌腱移植来重建，国内学者偏向于断裂韧带修复。考虑
到安全、便捷、可靠等因素，带线锚钉技术的应用仍不失为较好选择之一。当然韧带
重建技术、带线锚钉技术，乃至其他新兴技术的应用及评价，还有待更深入的研究。

参考文献

[1]RT.Fractures of the odontoid process of the axis[J].J Bone Joint
Surg Am，1974，56（8）：1663-1674.

[2]Ozanne EM，et al.Cost effectiveness of operative versus Non-
Operative treatment of geriatric type- Ⅱ odontoid fracture[J].Spine，
2016，41（7）：610-617.

[3]Chapman J，Smith JS，Kopjar B，et al.The AOSpine north america
geriatric odontoid fracture mortality study：a retrospective review of
mortality outcomes for operative versus nonoperative treatment of 322
patients with long-term follow-up[J].Spine，2013，38（13）：1098-1104.

病例 75

足背软组织缺损游离股前外皮瓣修复术

一、病历介绍

患者：陆某，40 岁，男性，因"右足背外伤术后皮肤坏死缺损 10 天"入院。

现病史：患者于 2018 年 6 月 29 日在村中干活时被铁皮砸伤右足，于当地医院行清创缝合术后，后由于 7 月 1 日转入聊城市中医医院骨创伤科行内固定及负压吸引术治疗，现患者右足背皮肤缺损，为求进一步治疗，来我院就诊，经门诊检查后以"右足背皮肤缺损"收入院，入院时见：神志清，精神可，右足敷料包扎。病程中，患者纳可，体重无明显变化，大小便可自解。

体格检查：T 36.2℃，P 84 次 / 分，R 20 次 / 分，BP 106/70mmHg。双肺呼吸音清，无干湿性啰音。心率 84 次 / 分，律齐，无心脏杂音。腹软平坦，肝肾区叩击痛阴性。

专科检查：右足背皮肤缺损，足趾伸肌腱裸露，创面新鲜，无明显异常分泌物，右足各趾肿胀，趾端血运可。右足第五趾见克氏针裸露（病例 75 图 1）。

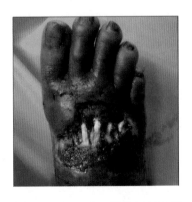

病例 75 图 1　右足背软组织缺损

辅助检查：X 片见右足第一、二、三、四跖骨钢板螺钉存留，右足第五跖骨克氏针存留，骨折线清晰。

诊疗经过：根据病史及入院查体、辅助检查，该患者诊断为"右足背皮肤缺损，右足多发骨折内固定术后"。入院后完善各项检查，予右侧游离股前外侧皮瓣修复术[1]，皮瓣供区拉拢缝合后予全厚皮片植皮，术后予活血通络防感染等对症治疗（病例75图2、病例75图3）。

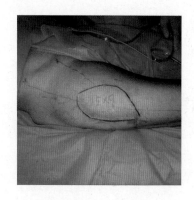 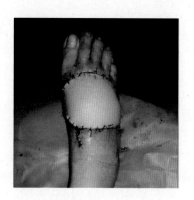

病例75图2　术中设计　　　　　　　　　　病例75图3　术后

二、疾病概述

足背部软组织缺损是临床上比较常见的一种疾病。足背部大面积软组织缺损多因足部严重的挤压伤、碾挫伤引起，此处位于肢体的远端，皮肤薄，皮下没有厚脂肪和肌肉组织保护，常伴有肌腱及骨质损伤、外露。为最大限度地保留足部的外形和功能，往往需要皮瓣闭合创面。

三、诊断与治疗

1. 诊断　本疾病通过病史及临床表现易于明确诊断。

2. 治疗　足背仅皮肤组织缺损，无肌腱及骨质外露的情况，可取全厚皮片游离植皮。对于面积较大，有肌腱、骨质外露的足背软组织缺损就需要皮瓣覆盖，可选用带蒂的小腿外侧皮瓣、腓肠神经营养血管蒂皮瓣、游离股前外侧皮瓣、游离腹股沟皮瓣等。就本病例情况，可选用带蒂的胫前动脉穿支皮瓣、胫后动脉穿支皮瓣、腓肠神经营养血管蒂皮瓣[2]，此三种皮瓣局部转移，皮瓣及蒂部切取面较大，对踝关节部组织易造成医源性损伤，术后小腿部留有较大瘢痕，不予选择；交腿皮瓣术后双腿交接，痛苦难忍，不予选择。综合考虑，选用游离股前外皮瓣，股前外皮瓣可切取较大面积，位置隐蔽，皮瓣质地较厚，适合选用。

本病例选用的游离股前外侧皮瓣。手术方法：①硬腰联合麻醉满意后，患者平卧手术台，患肢外展，常规术区消毒铺巾。②右中足背清创后，清除部分失活皮肤组织，形成创面约9cm×13cm大小皮肤组织缺损，足背伸肌腱裸露，创面仔细止血后，术中一样布大小于右大腿外侧切取股前外侧皮瓣，依次切开皮肤、皮下组织，筋膜层，游离筋膜层，于股直肌和股外侧肌间隙找到穿支，游离血管后，于股动脉外侧结扎并断开，将皮瓣完全切取后，缝合修复右足创面，显微镜下吻合足背动脉及其伴行静脉，松止血带：游离皮瓣血运可，色红润，毛细血管回充盈反应可。右大腿外侧皮瓣供区，取右腹股沟断层皮片植皮后负压吸引装置覆盖，腹股沟皮片供区，予直接缝合，无菌包扎，患足支具外固定。

术后于活血通络、抗凝、防止感染、防止动脉痉挛等，对症治疗。

四、病例讨论

本病例足背部大面积的皮肤组织缺损，伴肌腱骨质外露，单纯植皮不可取，为最大程度恢复肢体的功能，皮瓣修复是唯一的选择，游离股前外侧皮瓣修复的优点：①皮瓣面积够大，完全能覆盖创面；②皮瓣供区位于大腿部，日常衣物可以遮蔽；③股前外侧皮瓣营养血管位置恒定，血管蒂部有一定的长度，血管口径较大，易于吻合；④股前外侧皮瓣质地紧密，厚度合适，术后外观和皮瓣的耐磨性可获得满意的效果[3~5]，适合修复足背组织缺损。游离股前外侧皮瓣修复的注意事项：①皮瓣皮支的穿出点多分布在以髂前上棘与髌骨外上缘连线中点为中心的周围，部分穿支点会出现变异，术前需多普勒定位皮支穿出点，微调皮瓣的切取位置；②皮瓣切取时，小心游离血管蒂，单纯的肌间隙穿支比较少见，大部分为肌穿支，可采用"会师法"[6]分离，游离出肌穿支；③禁止过分牵拉血管蒂，能避免动脉吻合后痉挛的发生[7]；④皮瓣供区彻底止血，动脉结扎牢靠，防止供区植皮后皮下血肿；⑤股前外侧皮瓣皮瓣皮下脂肪略厚，可于皮瓣切下后显微镜下皮瓣修薄，小心剥离出皮下脂肪组织形成超薄股前外侧皮瓣。

参考文献

[1] 尚修超，刘宏君，张乃臣，等. 游离股前外侧皮瓣修复足部软组织缺损[J]. 中华创伤杂志，2015，31（6）：544-545.

[2] 杨运发，张光明，徐中和. 足部大面积皮肤软组织缺损的皮瓣修复临床分析[J]. 中国美容医学，2010，19（1）：14-16.

[3] 邢进峰，施铁军，赵巍. 桥式血管吻合股前外侧皮瓣移植修复前臂严重毁损伤[J]. 中华手外科杂志，2004，20（2）：79-80.

[4] Wong CH. The oblique branch trap in the harvest of the anterolateral thigh myocutaneous flap[J]. Microsurgery，2012，32（8）：631-634.

[5]Daniel C，Angel F，Clara M.Use of lateral circumflex femoral artery system feee flaps in skull base reconstruction[J].J Craniofac Surg，2011，22（3）：888-893.

[6]唐志荣，黄东，江奕恒.股前外侧皮瓣在软组织缺损急诊修复中的临床应用[J].中华显微外科杂志，2005，28（2）：164-166.

[7]唐继全，甘干达，陶智刚，等.股前外侧皮瓣游离移植同时修复趾伸肌腱和足背创面［J].中国修复重建外科杂志，2011，25（4）：423-426.

病例 76

左足跟部皮肤坏死腓动脉皮支皮瓣修复术

一、病历介绍

患者：洪某，45 岁，男性，因"左足跟部皮肤剥脱伤术后皮肤坏死并溢液 11 天"入院。

现病史：患者来院 11 天前开自家农用车去农田种葱时因躲避行人致车撞于树上，左足跟部被离合器挤伤，当即疼痛流血活动不利，伤后急至聊城市中医医院行清创缝合术，术后予以抗炎、活血药物对症处理。术后其左跟部伤口皮肤渐变暗，出现坏死，并伴有异常分泌物，经细菌培养及药敏试验结果示：大肠埃希菌。予以敏感抗生素及无菌换药治疗。未见好转，现为求进一步治疗遂入院。刻下：患者一般情况可，自述自伤后无头痛、头晕，无恶心、呕吐等。

体格检查：T 36.4℃，P 80 次 / 分，R 19 次 / 分，BP 130/80mmHg。双肺呼吸音清，无干湿性啰音。心率80 次 / 分，律齐，无心脏杂音。腹软平坦，肝肾区叩击痛阴性。

专科检查：左足跟后侧外侧自外踝远端、内侧于内踝下、近端平内踝近端、远端至跖底近端皮肤处一约 10cm×8cm 大小皮肤色暗，质硬，跟腱止点偏内侧处皮肤缺损，形成一约 4cm×3cm 大小等坏死空洞区，其内有黄褐色分泌物溢出，异味明显，可见部分跟腱组织外露，左踝背伸可、跖屈略欠佳（病例 76 图 1）。

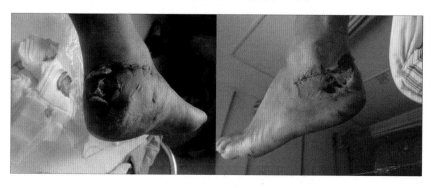

病例 76 图 1　专科查体见足跟部皮肤坏死

辅助检查：细菌培养结果示：大肠埃希菌。

诊疗经过：根据病史及入院查体、辅助检查，该患者诊断为"左足跟部皮肤坏死并感染"。入院后完善各项检查，予清创负压引流，再予腓肠神经穿支筋膜蒂皮瓣并植皮修复术，术后予活血通络防感染等对症治疗（病例 76 图 2 至病例 76 图 4）。

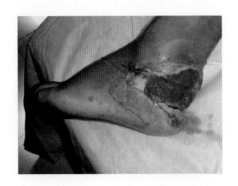

病例 76 图 2　皮肤组织缺损情况

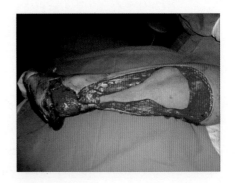

病例 76 图 3　术中皮瓣切取后观察血运

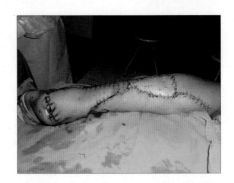

病例 76 图 4　术后腓动脉皮支皮瓣修复术后外观

二、疾病概述

足跟部皮肤坏死一般出现于皮瓣剥脱伤、跟骨手术术后等情况下，根据组织缺损的深度和面积，可疑选择植皮或皮瓣修复。

三、诊断与治疗

1. 诊断　本疾病通过病史及临床表现易于明确诊断。

2. 治疗　就此病例伤情，可选择胫后动脉穿支皮瓣、腓动脉穿支皮瓣，或游离皮瓣[1]。根据患者组织缺损的具体位置，我们选用了腓动脉穿支皮瓣，此皮瓣方便快捷，切取面积大，旋转点平缓，供血可靠，使皮瓣供区可拉拢缝合后减少皮瓣供区植皮面积。手术方法如下：

（1）麻醉成功后，术区常规消毒铺巾，上下肢止血带。

（2）先清创左跟后侧及跟部两侧创面增生肉芽及感染组织，术中见跟后侧皮肤缺损末节约 18cm×12cm 大小，其跟部两侧无明显骨质裸露，可予以植皮修复以减小皮瓣面积。

（3）以腘窝中点及外踝及跟腱连线中点两者之间的连线为皮瓣轴线，在小腿后侧上中端设计大小约 13cm×12cm 大小的腓肠神经穿支筋脉蒂皮瓣，先于外踝及跟腱中点连线上方 7～9cm 处寻找到一腓动脉穿支蒂，以此穿支为蒂部供血血管作为皮瓣旋转点，再沿皮瓣设计边缘依次切开皮肤皮下组织至深筋膜，将腓肠神经代入皮瓣内，结扎皮瓣周围血管及小隐静脉，将皮瓣翻转后见皮肤覆盖跟后侧跟腱裸露处完全并大小合适，松止血带见皮瓣色红润，血运良好，将皮瓣覆盖跟后侧皮肤缺损处后与周围皮肤予以缝合；其皮瓣供区及跟部两侧皮肤缺损处于左侧腹股沟处区全厚皮片予以植皮修复，外用 VSD 覆盖，其腹部供区直接缝合。

四、病例讨论

足跟部的皮肤坏死、软组织缺损多见于捻挫伤及跟部手术后并发症。足跟部皮肤血运不足，损伤后易于出现肌腱和骨质的外露，其修复以皮瓣为佳，皮瓣的选择可选带蒂皮瓣和游离皮瓣。以此病例为例，可选择游离股前外侧皮瓣[2～3]、游离腓动脉皮支皮瓣[4～5]、腓肠神经营养血管蒂皮瓣、带蒂腓动脉皮支皮瓣[6～7]。游离股前外侧皮瓣和腓动脉皮支皮瓣，手术难度较高，术中翻转体位困难，腓肠神经营养血管蒂皮瓣术中需要切断腓肠神经，故带蒂腓动脉皮支皮瓣比较合适。带蒂腓动脉皮支皮瓣不牺牲腓肠神经，皮瓣切取相对容易。其具有以下优点：①腓动脉穿支位置恒定，皮瓣解剖层次清楚；②皮瓣切取范围够大，蒂部长度可调，皮瓣选择自用，完全覆盖组织缺损部；③不牺牲主干动脉；④皮瓣厚薄合适，其质地与受区组织相近，修复效果好。缺点：①皮瓣供区位于小腿后侧，术后出现大面积瘢痕；②皮瓣供区不能直接缝合，需要二次植皮。

参考文献

［1］杨运发，张光明，徐中和 . 足部大面积皮肤软组织缺损的皮瓣修复临床分析［J］. 中国美容医学，2010，19（1）：14-16.

［2］徐达传，钟世镇，刘牧之 . 股前外侧皮瓣的解剖学一个新的游离皮瓣供区［J］. 临床应用解剖学杂志，1984，2（3）：158-160.

［3］张滋洋，施佳，马建华 . 股前外侧皮瓣游离移植修复下肢及足部皮肤软组织

缺损的临床应用［J］.骨科，2015，6（5）：226-230.

［4］许庆家，朱磊，林尊文，等.游离腓动脉穿支皮瓣在四肢软组织缺损修复中的应用［J］.中华显微外科杂志，2014，37（4）：413-414.

［5］官士兵，寇伟，许兰伟，等.腓动脉穿支皮瓣游离移植修复前足皮肤缺损［J］.中华显微外科杂志，2014，37（4）：356-359.

［6］吕桂，崔邦胜.应用腓肠神经营养血管皮瓣逆行修复足部软组织缺损［J］.实用手外科杂志，2017，31（1）：59-61.

［7］陈志东，王金华，许如福，等.小腿后侧远端蒂筋膜皮瓣修复踝足部皮肤缺损［J］.临床骨科杂志，2007，10（2）：186-187.

病例 77

跟骨骨折跗骨窦

一、病历介绍

患者：黄某某，55 岁，男性，因"双足部外伤后肿痛、活动不利 3 小时"入院。

现病史：患者于 3 小时前在家中干活时摔伤，当即感双足部疼痛，活动受限，休息后不缓解，为求治疗来我院，门诊拍片检查后以"双跟骨粉碎性骨折"收入院系统治疗，近日纳眠可，二便调。

体格检查：T 36.5℃，P 80 次 / 分，R 20 次 / 分，BP 130/80mmHg。双肺呼吸音清，无干湿性啰音。心率 80 次 / 分，律齐，无心脏杂音。腹软平坦，肝肾区叩击痛阴性。

专科检查：脊柱无畸形，双足部肿胀明显，跟骨处压痛明显，踝关节屈伸活动尚可，足背动脉搏动可，趾端血运及活动可。

辅助检查：X 线示（2019-12-21 聊城市中医医院，病例 77 图 1）：双足跟骨粉碎性骨折，断端移位明显，可见碎骨块。

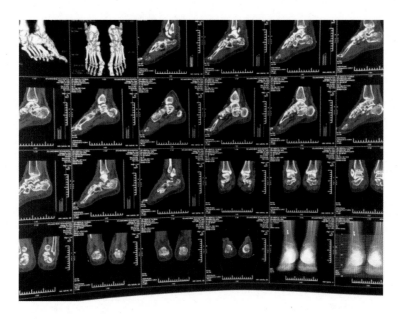

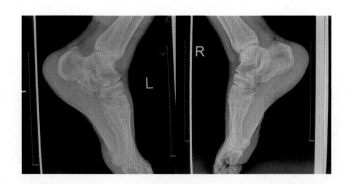

病例 77 图 1　X 线、CT 示双足跟骨粉碎性骨折，骨折线累计关节面

诊疗经过：根据病史及入院查体、辅助检查，该患者诊断为"双跟骨粉碎性骨折"，入院后予以中药外敷、冷疗等对症治疗，完善相关检查，排查手术禁忌证，双足肿胀消退满意后，在椎管内麻醉、C 形臂 X 线透视机监控下行双跟骨骨折切开接骨板内固定术，术后恢复良好（病例 77 图 2、病例 77 图 3）。

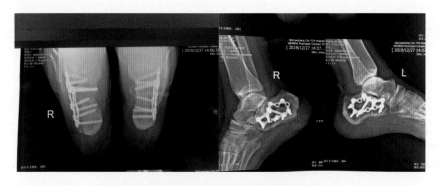

病例 77 图 2　术后 X 线示骨折断端复位良好

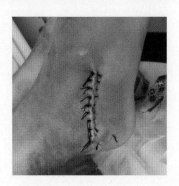

病例 77 图 3　术后跗骨窦刀口较"L"形刀口愈合良好

二、疾病概述

1. 概述　跟骨骨折成年人较多发生，常由跳跃、高处坠下或挤压致伤、足跟遭

受垂直撞击所致。跟骨骨折主要以足跟部剧烈疼痛为主，伴有肿胀和瘀斑明显、足跟不能着地行走、跟骨压痛等。高处坠落的高能量损伤，经常伴有脊椎骨折、骨盆骨折等。

2. Essex-Lopresti 分型[1]

（1）根据骨折是否累及距下关节面分为两型：Ⅰ型未累及距下关节面，Ⅱ型累及距下关节面。

（2）根据Ⅱ型骨折继发性骨折线走形，将其分为舌形骨折和关节面塌陷形骨折。根据骨折移位程度，这两种类型的关节内骨折可分为Ⅰ～Ⅲ度。

Ⅰ型：包括跟骨结节骨折和累及跟骰关节的骨折。

Ⅱ型Ⅰ度舌形骨折。

Ⅱ型Ⅱ度舌形骨折：继发性骨折线走向跟骨结节后缘，移位不明显。

Ⅱ型Ⅲ度舌形骨折：骨片前端陷入跟骨体松质骨内，后端上翘，骨折块分离移位。

Ⅱ型Ⅰ度关节面塌陷型骨折：继发性骨折线经过体部走向关节后面，无明显移位。

Ⅱ型Ⅱ度关节面塌陷型骨折：关节面骨片移位，陷入跟骨体松质骨内。

Ⅱ型Ⅲ度关节面塌陷型骨折：骨折线分离明显。

三、诊断与治疗

（一）典型症状

伤后足跟部疼痛，不能站立和负重。足跟横径增宽，可有内翻或外翻畸形，并有程度不等的肿胀和青紫瘀斑。可有前足增长和足纵弓低平，多有外踝下膨出，甚至足呈舟状畸形。足跟两侧挤压和足跟底部按压及沿跟骨纵轴扣压均有明显疼痛。踝关节背伸、跖屈及内翻、外翻活动，均有明显受限[2]。

（二）并发症

1. 软组织肿胀　跟骨骨折后由于小血管破裂、毛细血管通透性增加，渗出增加，致局部软组织肿胀，多发生在伤后48小时内，72小时达到高峰。

2. 创口感染　跟骨骨折因骨外侧软组织较薄、跟骨表面致结缔组织和皮肤血液循环差，术前软组织肿胀明显、抗感染能力差。

3. 跟骨畸形　跟骨畸形是常见的并发症，当跟骨局限性部位压力增大后，易形成胼胝、疼痛，由于跖侧皮质不平刺激跖筋膜，造成跖筋膜炎而致疼痛。

4. 足跟增宽，穿鞋困难　跟骨后关节面塌陷，邻近骨骼之间的撞击及肌腱、神经的卡压，穿鞋困难等。

5. 距下关节炎　后关节面复位不完整，关节面不吻合引起的距跟关节过度磨损。

（三）治疗

1. 保守治疗　包括伤后抬高患肢、休息、应用冰袋和使用非甾体类抗炎药，患足加压包扎，小腿使用软夹板维持踝关节中立位。伤后尽早开始踝关节功能练习，伤后1周左右换弹力绷带包扎，开始内外翻练习及足内在肌、外在肌的等长收缩。待疼痛和水肿完全消除以后，开始挂拐下地，患肢部分负重15kg。患者需穿着特殊定做的气垫鞋，后足畸形严重患者应使用矫形鞋。

2. 手术治疗

（1）闭合复位多针内固定（撬拨复位）：适用于舌型骨折和严重粉碎的关节面骨折，术中注意距下关节对合、Bohler角及跟骨宽度。手术的关键是注意选择跟骨结节入针点，在透视下撬拨复位，多根1.5mm直径克氏针穿经或不经距下关节固定，术后无需石膏固定，术后6周拔除克氏针。

（2）有限切开复位内固定术：适用于关节塌陷型骨折或多发创伤、软组织条件差，以及开放骨折、有足筋膜间隔综合征或者骨折移位较小的患者，做跟骨外侧小切口，显露复位后关节面，Schanz针或斯氏针打入跟骨结节牵引复位跟骨力线，复位后关节面用1～2枚3.5mm直径的螺钉固定，外侧横形接骨板桥接固定跟骨前后骨折块。对于持续不稳定骨折，可以辅以克氏针固定距下关节。此方法的优点是在跟骨关节内骨折不具备应用切开复位内固定术条件的情况下，最大限度地恢复跟骨力线及后关节面的对合关系，同时将手术合并症的发生率降到最小。

（3）切开复位内固定术：对于软组织条件好、患者依从性良好的病例，采取切开复位内固定治疗，目前切开复位手术通常采取Regazzoni和Benirschke提出的延长外侧"L"形入路。此入路的优势在于显露方便，利于复位，可以避免内侧入路的危险。

垂直切口位于腓骨后缘及跟腱之间，水平切口位于外踝与足底之间，在足底与外踝中点偏下做弧形延伸止于第5跖骨基底。注意锐性剥离，掀起全层皮瓣，细克氏针打入距骨及外踝牵开皮瓣，显露距下关节，复位后多以解剖形状接骨板固定骨折。注意减少软组织的牵拉和损伤，能降低术后切口合并症的发生率。为了便于切口愈合，术后可以短期进行石膏外固定。

四、经验总结

跟骨手术可在患者伤后2～3天施行，如肿胀严重手术可推迟10～14天，待肿胀消退到皮肤出现皱纹，但3周后切开复位会比较困难。手术目的恢复跟骨高度、长度、宽度，也就是重建距下关节面的外形，恢复跟距角及跟骨宽度，以利于早期活动关节。

参考文献

[1] 吴建成，朱鸣镝，孙杰，等．闭合撬拨复位空心钉内固定治疗跟骨 Essex-Lopresti Ⅱ型Ⅲ度骨折 [J]．交通医学，2018，32（3）：218-219，223．

[2] 胥少汀，葛宝丰，徐印坎．实用骨科学（第5版）[M]．北京：人民军医出版社，2019．

第五章 骨病中药治疗

病例 78

桂枝芍药知母汤加减治疗痹证

患者：女，38 岁，2020 年 5 月 18 日初诊。

主诉：全身多关节窜痛、肿胀、晨僵 3 个月余。

现病史：患者于 2017 年确诊为"痹病"，经积极治疗后病情稳定。在这三年内仅有小范围、小症状发作，未曾用药。于 3 个月前再次出现双手部晨僵、手膝关节肿胀疼痛、踝关节窜痛。近一周出现体温增高，咳嗽、咳痰，乏力，盗汗，纳差，偶有胸闷，双手、左膝、双踝关节肿痛，小便频数，大便干，无腹痛，月经正常，舌质红边有齿痕，苔白，脉弦滑。

体格检查：双上肢臂部外形未见明显异常，肩、肘关节活动度可，腕关节活动范围稍受限，双手多关节肿胀、畸形，指间关节活动范围降低。右下肢外形未见明显特殊异常，左下肢膝关节明显肿胀，皮温高，皮色稍红，浮髌试验（+），膝关节主动屈伸时疼痛。查类风湿因子阳性，血沉 90mm/h。

中医诊断：痹证（寒热错杂证）。

治则：温阳通经，清热利湿。

处方：桂枝芍药知母汤加减。以桂枝 12g，白芍 9g，生姜 15g，白术 15g，防风 12g，知母 12g，附子 6g，麻黄 3g，甘草 6g 为主，根据伴症不同给以相应加减。颗粒剂 7 剂，分早晚 2 次冲服，每日 1 剂。

二诊：上方应用 1 周，患者全身多关节疼痛明显减轻，体温正常，盗汗、乏力减轻，纳好转，眠梦多，晨起颈部僵硬感，小便略频，大便干较前稍缓解，舌质红边有齿痕，苔白，脉弦滑。在初诊方的基础上加用葛根 15g，颗粒剂 7 剂冲服。

三诊：患者症状明显改善，根据"效则不更方"的原则继服上方 14 剂。

按语：中医学无类风湿关节炎相对应的名称，总结历代医药大家对疾病发病特点的描述，本病属"痹证"的范畴，在文献记载中又被称为尪痹、顽痹、历节等。

疼痛是类风湿关节炎患者基本表现。在中医学，根据"通则不痛,通则不痛"的原则，关节疼痛称为痹症，根据其表现的症状不同，中医学将类风湿关节炎分为行痹、痛痹、着痹、热痹等。行痹是以肢体关节痛无定处，走窜性疼痛为特点；痛痹是以痛有定处且疼痛剧烈为特点，一般得热痛减，遇寒加重；着痹是肢体关节疼痛重着，痛有定处，肌肤麻木不仁，手足困重，屈伸不利；热痹是关节疼痛处灼热红肿，得热痛甚，得凉则舒。根据患者不同的病因和临床表现，我们将类风湿关节炎相对应的痹证分为如下五型分别进行辨证论治：①湿热痹阻证；②阴虚内热证；③寒热错杂证；④痰瘀互结，经脉痹阻证；⑤肝肾亏损，邪痹筋骨证。对于寒热错杂证的类风湿关节炎，一般多见于类风湿关节炎慢性活动期或急性期向稳定期过渡。关节肿痛，局部皮色正常，但触之有热感，或自觉局部有热灼感，但全身畏寒畏风，受风寒则关节疼痛加重。舌暗红，苔薄白或薄黄，脉弦滑或弦缓。治宜温阳通经、清热利湿，方用桂枝芍药知母汤加减。桂枝芍药知母汤为《金匮要略》方，方中用桂枝、麻黄、防风散湿于表；芍药、知母、甘草除热于中；白术、附子驱湿于下；而用生姜最多，以止呕降逆，为湿热所致外伤肢节肿痛，而复上冲心胃之治法也。

各家论述：①《金匮玉函经二注》：桂枝治风，麻黄治寒，白术治湿，防风佐桂，附子佐麻黄、白术。其芍药、生姜、甘草亦和发其营卫，如桂枝汤例也。知母治脚肿，引诸药祛邪益气力；附子行药势，为开痹大剂。然分两多而水少，恐分其服而非 1 剂也。②《沈注金匮要略》：此久痹而出方也，乃脾胃肝肾俱虚，足三阴表里皆痹，难拘一经主治，故用桂枝、芍药、甘草、白术调和营卫，充益五脏之元；麻黄、防风、生姜开腠行痹而驱风外出；知母保肺清金以使治节；经谓风、寒、湿三气合而为痹，以附子行阳燥湿除寒为佐也。③《金匮要略心典》：桂枝、麻黄、防风散湿于表；芍药、知母、甘草除热于中；白术、附子驱湿于下；而用生姜最多，以止呕降逆。为湿热外伤肢节，而复上冲心胃之治法也。

病例 79

桃红四物汤治疗神经根型颈椎病急性疼痛

患者：孙某某，男，58 岁。

主诉：右上肢疼痛麻木 20 余天。

现病史：患者于 20 余天前无明显诱因出现右上肢疼痛麻木，疼痛进行性加重，在家自行口服药物治疗未见明显好转，现疼痛较甚，为求进一步治疗来我院，门诊初步诊断为"颈椎骨性关节炎，颈椎病（神经根型）"，入院时见右上肢疼痛麻木，疼痛较甚，纳可，眠差，二便可。

入院检查：T 36.4℃，P 76 次／分，R 19 次／分，BP 140/80mmHg，颈椎生理曲度正常，颈部肌肉僵硬，无明显棘突及棘间压痛，椎间孔挤压实验（+），臂丛神经牵拉实验（+），双侧霍夫曼征（-），颈椎椎间孔挤压实验（+），前屈旋颈实验（-），双上肢肌力正常。

辅助检查：颈椎 CT 示：颈椎退行性改变，C_2/C_3、C_3/C_4、C_4/C_5 椎间盘突出。

中医诊断：项痹病（气滞血瘀证）。

西医诊断：①颈椎骨性关节炎；②颈椎病（神经根型）；③慢性心房颤动。

患者入院时疼痛较甚，入院后给予甘露醇注射液、地塞米松磷酸钠注射液静脉滴注治疗以缓解神经根水肿，氢溴酸高乌甲素注射液以缓解患者疼痛症状，中药蒸汽浴治疗以温经通络、活血化瘀止痛，中医定向透药疗法治疗以消炎止痛，灸法红外线治疗以通经活络、行气活血、温中散寒止痛。患者入院后病情逐步稳定，疼痛缓解，患者入院第 5 日，出现疼痛加重，麻木较甚，疼痛夜不能寐，即给予颈肩部穴位注射治疗（注射部位有肩井穴、肩外腧、臑俞穴，曲池穴），同时给予患者 C_6/C_7 棘间，椎旁开 1cm 共三个部位小针刀治疗。患者入院第 6 日，右上肢疼痛麻木明显缓解，睡眠改善。患者入院第 7 日晨起时疼痛再次加重，无法平卧，病情反复。上肢刺痛，痛处固定，伴有肢体麻木，舌质暗，脉弦涩。

治则：活血行气，通络止痛。

处方：桃红四物汤加减。桃仁 10g，红花 10g，当归 15g，川芎 15g，生地 10g，赤芍 12g，甘草 10g，秦艽 15g，威灵仙 10g，鸡血藤 15g，羌活 15g，葛根 20g，桂枝 10g。共 5 剂，每日 1 剂，水煎服，600ml，分 3 次温服。

二诊：患者内服中药 3 日后右上肢疼痛缓解，右上肢麻木缓解，患者病情稳定，5 剂后疼痛明显缓解，无明显麻木，纳可，眠可，二便正常。患者舌苔薄白，脉沉。后续继续给以患者本方 5 剂继续内服。

按语：神经根型颈椎病是临床常见病，临床表现为颈肩部疼痛及上肢放射性疼痛、麻木、乏力，该病的临床表现会因为神经根受压的部位而异，其范围与颈脊神经根所支配的区域一致。临床常伴随有上肢血管、神经的症状，如手部肿胀、皮肤潮红或者苍白、干燥无汗等，部分患者还会因颈椎前缘骨赘压迫食管造成吞咽困难。

该患者处于神经根型颈椎病急性期，表现为上肢放射性疼痛麻木，患者疼痛剧烈，急性期治疗嘱患者注意休息，减少颈部负担，病程较短的患者首选保守治疗（包括生活管理、颈部制动、物理治疗、药物治疗等），保守治疗无效的患者可以考虑开放性手术治疗。该患者通过物理治疗效果欠佳，结合患者舌脉，为气滞血瘀证，治宜活血行气、通络止痛，待气血通，患者疼痛缓解。

桃红四物汤有桃仁、红花、当归、生地、芍药、川芎六位药组成，本方源于《医宗金鉴》的方剂。其实本方由四物汤加桃仁、红花而成，是中医养血补血的经典方剂，它有养血作用，也有补血作用，而加入桃仁、红花后，便成了活血养血并重的一个方剂。而且"瘀血"可以作为本方剂的一个病机核心。中医认为"瘀血不去、新血不生"，所以适合有瘀血病症的证。本方剂中当归养血活血，以养血为主，生地滋阴生血；芍药养血合营，川芎为"血中之气药"使本方可以养血不留瘀；桃仁、红花为强有力的活血破血药物，所以本方化瘀生新为其特点。本方加秦艽，秦艽有止痹痛的功效；加威灵仙以祛风止痛、活血通络；鸡血藤活血止痛，羌活也有止痹痛的作用；桂枝温经通脉，助阳化气，推动气血运行。诸药合用，共凑活血化瘀、通络止痛的功效。

病例 80

桃红四物汤加减治疗腰腿痛

患者：女性，43 岁。

主诉：腰膝部疼痛 4 个月余。

现病史：伴有双腕部疼痛，晨起疼痛明显，活动后疼痛减轻，未曾系统治疗，症状逐步加重，出现行走跛行。同时患者伴有口干，近 1 个月盗汗，纳差，脘部时痛，大便溏，日行 3～5 次，无腹痛，小便略频，月经正常，舌苔稍白厚，舌下脉络紫粗，脉弦涩略沉。

体格检查：腰部无明显压痛，L_4/L_5 叩击痛，无放射痛，四肢关节无红肿，关节被动屈伸活动正常，膝关节主动屈伸时疼痛，右下肢直腿抬高试验 60°（+），左下肢直腿抬高试验 70°。查类风湿因子阳性，血沉 30mm/h。

中医诊断：腰腿痛（瘀血阻络）。

治则：活血祛瘀，通络止痛。

处方：桃红四物汤加减。当归 10g，川芎 15g，怀牛膝 25g，地龙 10g，秦艽 10g，羌活 10g，香附 10g，五灵脂 10g，桃仁 10g，红花 10g，没药 10g，白芍 12g，白术 15g，炙甘草 10g。颗粒剂 7 剂，早晚分 2 次冲服，每日 1 剂。

二诊：患者腰腿部疼痛明显减轻，双腕部疼痛亦减，纳好转，食多则脘部不适，仍有口干、盗汗、小便略频，舌苔稍白厚，脉略弦涩，大便略溏，每日 1～2 次。在初诊方的基础上加用生龙牡各 25g，颗粒剂 7 剂冲服。

三诊：患者症状明显改善，继服上方 14 剂。

按语：疼痛是腰腿痛患者的基本病理表现。机体的气血、经络与脏腑功能的失调和腰腿痛的发生有着密切的关系，引发腰腿痛的原因，一是外伤；二是劳损；三是肾气不足，精气衰微，筋脉失养；四为风、寒、湿、热之邪流注经络，致使经络困阻，气滞血瘀，不通则痛。青壮年发病者，多数有外伤史，以实证多见；老年患者，多因慢性劳损而致，或因肝肾亏虚，卫外失司，风寒湿等邪气侵入机体，流注经络。腰腿痛发病的病理机制错综复杂，有虚有实，但各种病因最终导致机体经络气血运行不畅，经脉困阻,阻碍气血的运行,气血运行不畅,引起肌肉筋脉拘急而疼痛,正如《证治要诀》所云:"痛则不通,通则不痛。"

根据患者不同的病因和临床表现,我们将腰腿痛分为瘀血阻络、寒湿痹阻、湿热下注、肝肾亏虚、水湿内停、肾阳亏虚六型分别进行辨证论治。对于瘀血阻络型的腰腿痛,一般有较明确的外伤史,症见腰腿疼痛,痛有定处,按之痛甚,俯仰不利,转侧不便,日轻夜重,晨起活动后减轻,舌质暗紫,或有瘀斑,脉弦紧或涩。治宜活血祛瘀、通络止痛,方用桃红四物汤加减。

该例患者虽无明显诱因导致腰腿痛的发生,但从症状、体征及舌脉看属气血瘀阻。本方以肝经理气药为先,合以调血之剂,以行气药带动活血药;另加用牛膝、白芍、甘草而缓急止痛。

各种病因最终导致机体经络气血运行不畅,引起肌肉筋脉拘急而引发疼痛,缓解或解除腰腿部的疼痛是治疗腰腿痛的首要目的,因此在治疗腰腿痛进行整体辨证论治的同时,方中适当佐用柔筋缓急止痛之品,如怀牛膝、白芍、甘草,痛甚则加延胡索,可取得较好的临床疗效。牛膝具有活血通经,补肝肾,强筋骨,引血下行之功。《神农本草经》云:"牛膝,主寒湿痿痹,四肢拘挛,膝痛不可屈伸,逐血气"。《本草经疏》载有:"牛膝……主寒湿痿痹,四肢拘挛、膝痛不可屈伸者,肝脾肾虚,则寒湿之邪客之而成痹,及病四肢拘挛,膝痛不可屈伸"。张锡纯在《医学衷中参西录》中亦记有:"牛膝……善行气血下注,故善治肾虚腰疼腿疼,或膝疼不能屈伸"。芍药、甘草相伍,乃是《伤寒论》芍药甘草汤,具有柔筋解痉、缓急止痛的效用。三药合用对于缓解腰腿痹痛具有良好的作用。

病例 81

隔物灸治疗血瘀气滞证腰痛

一、病历介绍

患者:彭某某,女性,57 岁。腰部疼痛反复发作 3 年余,加重伴左下肢麻木 10 天。

现病史:患者于 3 年前无明显诱因出现腰部疼痛,以腰骶部为重,疼痛时活动受限,于当地行推拿、正骨、膏药外敷(具体不详),疼痛一般 10 天左右缓解,后出现疼痛反复发作,经治疗后均能缓解,10 天前再次出现腰部疼痛,腰骶部为主,伴有左下肢后侧及外侧麻木,腰部不能活动,站立及活动时疼痛,于当地门诊输液治疗,给予甘露醇注射液、利多卡因、地塞米松药物治疗后无明显缓解,仍觉腰骶部疼痛,左下肢麻木不适,为求进一步治疗,今日来我院门诊,门诊拟"腰椎骨性关节炎、腰间盘突出症"收入院。入院症见:被动仰卧位,腰部疼痛,以腰骶部为主,左下肢麻木不适,佩戴腰围可于床上翻身,纳食一般,眠尚可,二便尚可。

既往史:糖尿病病史 10 年余。

专科查体:神清语利,颅神经(-),双上肢肌力、肌张力对称正常,生理反射对称存在,双侧 hoffmann 征(-),双肺呼吸音清,未闻及啰音,腹软,左下腹压痛(+),左侧髂腰肌压痛(+),左侧闭孔压痛(+),双下肢肌力、肌张力对称正常,左下肢直腿抬高试验(+),左下肢跟臀试验(+),左侧股神经牵拉试验(+),患者被动仰卧位,腰椎活动度不能完成。双侧腱反射对称存在,巴氏征(-)。

辅助检查:腰椎磁共振示(2020-05-25,病例 81 图 1):腰生理曲度变直,椎体后缘序列连续,L_5、S_1 椎体边缘见短 T_1、长 T_2 信号;部分间盘 T_2 信号不均匀减低;L_3/L_4、L_4/L_5 间盘轻度向后突出,同水平硬膜囊受压,椎管轻度狭窄,L_5/S_1 椎间盘向后突出,同水平硬膜囊受压,椎管及双侧侧隐窝狭窄;脊髓圆锥位置可,椎管内信号无殊。诊断:L_3/L_4、L_4/L_5 间盘轻度后突,同水平管轻度狭窄;L_5/S_1 间盘后突,椎管及双侧侧隐窝狭窄;L_5、S_1 体终板软骨炎;腰退行性改变。

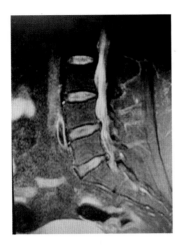

病例 81 图 1　磁共振显示腰椎间盘突出情况

诊断：中医诊断：腰痛病（血瘀气滞证）。

西医诊断：①腰椎骨性关节炎；②腰椎间盘突出症；③终板软骨炎；④2型糖尿病。

诊疗经过：辨证予以塞来昔布胶囊口服缓解疼痛，静脉滴注高乌甲素注射液改善疼痛，天麻素注射液改善神经症状；辨证予以手指点穴、隔物灸＋中药涂擦等综合康复治疗以活血化瘀、通络止痛，予以腰椎轻牵减轻局部压迫，文体疗法及姿势矫正以疏经通络改善不良姿势。

二、疾病概述

1. 概述　非特异性腰痛是指持续或反复发作、无明确腰椎器质性改变或病理学改变的腰骶部疼痛，其中病程超过3个月者称为慢性非特异性腰痛（chronic non-specific low back pain，CNSLBP）。CNSLBP以腰骶部疼痛为主要临床表现，可伴有腰部乏力、活动受限、僵硬感或协调能力下降，一般腰痛症状在弯腰、久站、久坐后加剧，卧床休息后可以减轻或消失，局部可有肌张力增高或明显压痛点[1]。本病是降低人类生活与工作质量的常见病、多发病之一。

在美国，腰痛的发病率位居第2位而仅次于上呼吸道感染，全球疾病报告将腰痛列为影响人类健康的七大疾病之一，并且临床发现85％以上的腰痛均属于非特异性腰痛[2]。由于现代社会科技发展，人们生活及工作方式发生剧变，伏案久坐、不良姿势、体重超标及缺乏锻炼等原因导致本病的发生日渐增多且有年轻化趋势，给人们工作及生活均产生严重困扰。

NSLBP无特异性病理改变，病因繁多、病机复杂，其发生的主要原因是脊柱失衡，主要涉及化学性因素、机械性因素及社会心理学因素等。对于本病的治疗仍处于探索阶段,目前尚缺乏针对性的系统化、规范化的诊疗措施,保守治疗主要包括药物治疗（非甾体类抗炎药、肌松剂、阿片类药物及抗抑郁药）、康复治疗（运动疗法、物理因子疗法、传统中医疗法）、认知行为疗法等;有创治疗主要有封闭注射、脊柱融合术、射频消融等。由于药物治疗及手术治疗均有明显不良反应,且其疗效有待于进一步验证,相对而言,康复疗法更易于为患者所接受,其中传统的中医疗法具有绿色、安全、经济、无痛的优势而被广泛运用于 CNSLBP 的治疗中。

中医称慢性非特异性腰痛为"腰痛""腰脊痛""腰痹病"等,属于"痹证"的范畴。"腰痛"名称最早见于《内经》。目前多认为腰痛病位在肾,并与督脉、膀胱经等密切相关。病因上以肾虚为本,他邪（风、寒、湿、热、瘀等）为标。中医治疗本病方法灵活多样,总体来看,疗效较为满意。本病的治疗方法中,以针刺、艾灸、推拿等保守治疗占首要地位[3]。

三、诊断与治疗

1. 诊断标准

（1）西医诊断标准:参考 2016 年《中国急／慢性非特异性腰背痛诊疗专家共识》（中国康复医学会脊柱脊髓专业委员会专家组）的内容制定如下。

1）主要临床表现为腰背部、腰骶部疼痛;

2）疼痛局部肌张力增高或存在明显局限性压痛点、肌萎缩、肌痉挛等;

3）病程≥3 个月,呈慢性反复发作;

4）缺乏神经根受累及系统性疾病的相关证据;

5）X 线、CT 等检查多无特异性发现,腰椎 MRI 可存在椎间盘信号增高或（和）Modic 征。

（2）中医诊断标准:诊断标准参照国家中医药管理局于 1994 年颁布的《中华人民共和国中医药行业标准》中将"腰痛病血瘀症"诊断标准,所有研究对象均有血瘀证的临床表现:腰腿痛如刺,痛有定处,日轻夜重,腰部板硬,俯仰旋转受限,痛处拒按;舌质暗紫,或有瘀斑,脉弦紧或湿。

2. 艾灸治疗 中医认为,腰椎病属中医"痹证"范畴。主要是指因外感、内伤或挫闪导致腰部气血运行不畅,或失于濡养,引起腰脊或脊旁部位疼痛为主要症状的一种病症。如《七公岩集·腰痛》指出:"然痛有虚实之分,所谓虚者,是两肾之精神气血虚也,凡言虚证,皆两肾自病耳。所谓实者,非肾家自实,是两腰经络血脉之中,为风寒湿之所侵,闪肭挫气之所碍,腰内空腔之中为湿痰瘀血凝滞,不通而为痛,当依据脉症辨悉而分治之。"因此,就腰椎病的发病机制而言,药物疗法并非治本之法,只能缓解症状,暂时减轻患者的痛苦,在疾病早期或急性期,效果比较明显。但药物均有不同程度的毒副反应，不宜长期服用，只能起到辅助作用，而中医可以标本兼治。既可补肾、通经活血，使营卫调和，风寒湿邪无依附，通则不痛[5]。腰痛灸主要由自动发热体和热熔药膏组成，其主要药物成分有蕲春、陈艾等。《本草从新》曰："艾叶苦辛，性温，属纯阳之性，能回垂危之阳，通十二经，走三阴，理气血，逐寒湿，暖子宫。以之灸火，能透诸经而除百病。"腰痛灸在持续而温和的灸热作用下，通过刺激腧穴或特定部位激发经络经气、温经散寒，活血化瘀，调节神经、体液的功能，调整机体各组织、系统的失衡状态。灸热能提高细胞吸收营养的速度和能力，改善骨关节滑液的主要成分蛋白多糖的营养状况，提高髓核的吸收液体能力，从而促进患肩局部血液循环，消炎退肿。

古有"外治之理即内治之理，外治之药即内治之药，所异者，法耳""膏药能治病，无殊汤药，用得法，其响立应"等说法[6]。因此，腰痛灸联合药物治疗腰椎病不仅能促进患部血液循环，而且具有快速止痛、防止疼痛复发的功效，通过内病外治，安全无明显不良反应，遵循中医通则不痛的原理，所以效果彻底，对于急、慢性腰椎病较单用药物治疗疗效明显。

四、小结

自古以来中医界普遍的认识"外治即内治""外治之理即内治之理，外治之药即内治之药，所异者，法耳""膏药能治病，无殊汤药，用得法，其响立应"等说法[5]。因此，腰痛灸联合药物治疗腰椎病不仅能促进患部血液循环，而且具有快速止痛、防止疼痛复发的功效，通过内病外治，安全无明显不良反应，遵循中医通则不痛的原理，所以效果彻底，对于急、慢性腰椎病较单用药物治疗疗效明显。

参考文献

[1] 张伟. 特异性腰痛与非特异性腰痛的对比研究 [D]. 泰山医学院，2012.

[2] 彭小文，张盘德. 非特异性下腰痛的病因研究进展 [J]. 中国康复医学杂志，2010，25（10）：1009-1012.

[3] 王佳梅，赵学田. 血瘀型腰椎间盘突出症中医疗法研究进展 [J]. 辽宁中医药大学学报，2015，17（11）：212-215.

[5] 周仲瑛. 中医内科学 [M]. 北京：中国中医药出版社，2003：515.

[6] 吴焕淦. 中国灸法学 [M]. 上海：上海科学技术出版社，2006：302.

身痛逐瘀汤加减治疗腰腿痛

一、病历介绍

患者：男性，50 岁，2017 年 10 月 1 日初诊。

主诉：腰痛伴左下肢疼痛麻木半年余。

现病史：患者约于半年前无明显诱因出现腰痛伴左下肢疼痛麻木，活动后加重，休息后减轻，未曾系统治疗，症状逐步加重，出现跛行，为系统治疗，特来我院就诊，门诊医师查体阅片后，以"腰椎间盘突出症"收入院。现患者腰痛伴左下肢疼痛麻木，以左大腿外侧、左小腿外侧疼痛麻木为主，活动后加重、休息后减轻，无头晕头痛，无胸闷胸痛，无恶心呕吐，无腹胀腹痛，二便未见明显异常。

体格检查：腰椎生理曲度变直，腰部压痛、叩击痛阳性，L_4、L_5 棘突及棘突旁压痛、叩击痛（+），并伴左下肢放射性疼痛麻木，腰背伸试验（+），左下肢直腿抬高试验 60°（+），左膝跳反射减弱，双下肢髂腰肌、股四头肌、小腿三头肌、胫前肌肌力正常，病理征未引出。

中医诊断：腰腿痛（瘀血痹阻证）。

治则：活血祛瘀，祛湿通络。

处方：桃红四物汤加减。秦艽 3g，川芎 6g，桃仁 9g，红花 9g，甘草 6g，羌活 3g，没药 6g，当归 9g，灵脂 6g（炒），香附 3g，牛膝 9g，地龙 6g（去土）。水煎服，每日 1 剂。

二诊：患者腰腿部疼痛明显减轻。

三诊：患者症状基本消失，继服上方 7 剂。

二、腰痛病讨论

（一）中医病因病机辨证

《诸病源候论·腰背病诸候》认为腰痛是由于"肾经虚，风冷乘之""劳损于肾，动伤经络，又为风冷所侵，血气击搏，故腰痛也。"在发病方面强调肾虚，风寒留着，劳役伤肾，坠堕伤腰及寝卧湿地等因素，并以突然发作者，称卒腰痛，反复发作，经久不愈者称久腰痛。

1. 病因病机　腰痛病因为内伤、外感与跌仆挫伤，基本病机为筋脉痹阻，腰府失养。内伤多责之禀赋不足，肾亏腰府失养；外感为风、寒、湿、热诸邪痹阻经脉，或劳力扭伤，气滞血瘀，经脉不通而致腰痛。

（1）外邪侵袭：多由居处潮湿，或劳作汗出当风，衣着单薄，或冒雨着凉，或暑夏贪凉，腰府失护，风、寒、湿、热之邪乘虚侵入，阻滞经脉，气血运行不畅而发腰痛。湿性黏滞，所以感受外邪多离不开湿邪为患。

（2）体虚年衰：先天禀赋不足，加之劳役负重，或久病体虚，或年老体衰，或房事不节，以致肾之精气虚亏，腰府失养。诚如《景岳全书·杂证谟·腰痛》言："腰痛之虚证十居八九，但察其既无表邪，又无湿热，而或以年衰，或以劳苦，或以酒色斫丧，或七情忧郁所致者，则悉属真阴虚证。"

（3）跌仆闪挫：举重抬高，暴力扭转，坠堕跌打，或体位不正，用力不当，摒气闪挫，导致腰部经络气血运行不畅，气血阻滞不通，瘀血留着而发生疼痛。

2. 辨证要点

（1）腰痛病因主要为外感、内伤与跌仆闪挫。

（2）外感者，多起病较急，腰痛明显，常伴有外感症状。

（3）内伤者，多起病隐袭，腰部酸痛，病程缠绵，常伴有脏腑症状，多见于肾虚。

（4）跌仆闪挫者，起病急，疼痛部位固定，瘀血症状明显，常有外伤史可鉴。

3. 治疗原则

（1）腰痛治疗当分标本虚实。

（2）感受外邪属实，治宜祛邪通络，根据寒湿、湿热的不同，分别予以温散或清利。

（3）外伤腰痛属实，治宜活血祛瘀、通络止痛为主。

（4）内伤致病多属虚，治宜补肾固本为主，兼顾肝脾。

（5）虚实兼见者，宜辨主次轻重，标本兼顾。

（6）如《杂病源流犀烛》指出："肾虚，其本也；风、寒、湿、热、痰饮、气滞、血瘀、闪挫，其标也。或从标，或从本，贵无失其宜而已。"

4. 证治分类

（1）寒湿腰痛

1）主证：腰部冷痛重着，转侧不利，逐渐加重，静卧病痛不减，寒冷和阴雨天则加重。《金匮要略·五脏风寒积聚病》所说："身劳汗出，表里寒湿，久久得之。"当寒湿之邪，侵袭腰部，痹阻经络时，因寒性收引，湿性凝滞，故腰部冷痛重者，转侧不利。湿为阴邪，得阳运使化，静卧则湿邪更易停滞，故虽卧则疼痛不减。阴雨寒冷天气则寒湿更甚，故疼痛加剧。舌质淡，苔白腻，脉沉而迟缓，均为寒湿停聚之象

2）证机概要：寒湿闭阻，滞碍气血，经脉不利。

3）治法：散寒行湿，温经通络。

4）代表方：甘姜苓术汤加减。本方有温中、散寒、化湿作用，适用于寒湿闭阻经脉而致腰脊疼痛之证。

5）常用药：干姜、桂枝、甘草、牛膝温经散寒，通络止痛；茯苓、白术健脾渗湿；杜仲、桑寄生、续断补肾壮腰。

（2）湿热腰痛

1）主证：腰部掣痛，痛处伴有热感，热天或雨天疼痛加重，而活动后或可减轻，小便短赤，苔黄腻，脉濡数或弦数。湿热壅于腰部，筋脉迟缓，经气不通，故腰部掣痛而伴有热感。热天或雨天热重湿增，故疼痛加重，活动后气机稍有舒展，湿滞得减，故痛或减轻。湿热下注膀胱，故小便短赤。苔黄腻，脉濡数，均为湿热之象。

2）证机概要：湿热壅遏，经气不畅，筋脉失舒。

3）治法：清热利湿，舒筋止痛。

4）代表方：四妙丸加减。本方有清利湿热、舒筋通络、强壮腰脊作用，适用于湿热壅遏、经脉不舒，腰脊疼痛。

（3）瘀血腰痛

1）主证：腰痛如刺，痛有定处，痛处拒按，日轻夜重，轻者俯仰不便，重则不能转侧。痛处拒按。舌质暗紫，或有瘀斑，脉涩。部分患者有跌仆闪挫病史。

2）证机概要：瘀血阻滞，经脉痹阻，不通则痛。

3）治法：活血化瘀，通络止痛。

4）代表方：身痛逐瘀汤加减。本方有活血通络止痛作用，适用于腰部外伤，瘀血阻脉，腰痛如刺。

5）常用药：当归、川芎、桃仁、红花、蟅虫活血祛瘀，疏通经脉；香附、没药、五灵脂、地龙行气活血、通络止痛、祛瘀消肿；牛膝活血化瘀，引药下行，并能强壮腰脊。

（4）肾虚腰痛

1）肾阴虚证

主证：腰部隐隐作痛，酸软无力，缠绵不愈，心烦少寐，口燥咽干，面色潮红，手足心热。舌红少苔，脉弦细数。

证机概要：肾阴不足，不能濡养腰脊。

治法：滋补肾阴，濡养筋脉。

代表方：左归丸加减。本方有滋阴补肾、强壮腰脊作用，适用于肾阴亏虚，腰脊

失于濡养，腰痛绵绵，五心烦热。

常用药：熟地黄、枸杞子、山萸肉、山药、龟板胶以滋补肾阴；菟丝子、鹿角胶、牛膝温肾壮腰，阳中求阴。

2）肾阳虚证

主证：腰部隐隐作痛，酸软无力，缠绵不愈，局部发凉，喜温喜按，遇劳更甚，卧则减轻，常反复发作，少腹拘急，面色㿠白，肢冷畏寒。舌质淡，脉沉细无力。

证机概要：肾阳不足，不能温煦筋脉。

治法：补肾壮阳，温煦经脉。

代表方：右归丸加减。本方有补肾壮腰、温养命门火作用，适用于肾阳不足，筋脉失于温煦，腰痛绵绵，拘急肢冷。

常用药：肉桂、附子、鹿角胶、杜仲、菟丝子温阳补肾，强壮腰脊；熟地、山药、山萸肉、枸杞子滋阴益肾，阴中求阳。

（二）西医鉴别诊断

腰椎间盘突出症的鉴别诊断包括：

1. 腰椎结核　常有较长时间腰痛，伴有食欲缺乏、消瘦疲倦、下午低热、夜间盗汗等全身症状。若出现坐骨神经痛，其发病缓慢而持续。脊柱可出现后凸畸形，下腹部可摸到包块。X线可发现椎间隙变窄、椎体边缘破坏等，可以确诊。

2. 腰椎椎管狭窄综合征　逐渐发展的行走时小腿痛、无力和麻木，休息后即缓解。再走又痛，叫作间歇性跛行。腰痛往往呈双侧不对称。

3. 马尾神经瘤　症状常以神经痛为主，老是一个劲地痛，几乎没有轻重变化，而是慢慢越来越厉害，卧床休息反受加重，夜间尤甚。初起症状限于某一神经根区域，随着肿瘤长大，压迫马尾神经，发生下肢瘫痪，大小便失禁。脊髓造影可以确诊。

4. 椎弓峡部裂和脊柱滑脱症　慢性反复腰痛，弯腰费劲，疼痛常向两臀及大腿后方及膝以下放射。通过X线照射腰椎双侧斜位片和侧位片可以确定诊断。称反射痛，既有坐骨神经痛，也有股神经痛。脊髓造影和CT检查有助于明确诊断。

5. 腰椎骨关节病　慢性发展的腰痛可伴有坐骨神经痛，发病年龄较大。腰椎X线照片和骨髓造影等有助于确诊。

6. 骨盆出口综合征　是指坐骨神经经过盆腔出口时受到刺激或压迫所产生的综合征，其临床表现为坐骨神经干刺激症状，起始于臀部的沿坐骨神经行走的放射性疼痛，并伴有其支配区的运动、感觉或反射障碍。起病可缓可急，多有外伤、劳累、着凉或受潮史。病程长时可呈间隙性起伏发作。多为单侧发病，初为臀钝痛、酸胀或沉重感，有时也可表现剧烈锐痛。疼痛向大腿后方、小腿后外侧放射，但很少达足跟部及足底部，而且多无明确的根性界限。走路可使疼痛加剧，或出现间隙性跛行。

7. 臀上皮神经卡压综合征　臀上皮神经在经过深筋膜孔处受到刺激或卡压可产生一系列症状。临床表现为腰痛及臀部疼痛，可扩散到大腿及腘窝，但极少涉及小腿；在髂后上棘外上方髂嵴缘下有明显压痛点，有时可扪及条索节结或小脂肪瘤；可伴有臀肌痉挛。局部封闭可立即消除疼痛。

病例 83

身痛逐瘀汤治疗腰椎间盘突出症疼痛

患者：王某，女，58 岁，山东聊城人，2018 年 4 月 1 日初诊。

主诉：腰扭伤后反复腰痛 2 余年。

现病史：患者诉 2 年前劳作时不慎扭伤腰部，导致腰部疼痛，劳累后加重休息后减轻，间断发作，未曾系统治疗，症状逐步加重，遂前来我院就诊。症见：腰部痛，每遇劳累则症状加重，伴头晕神疲，面色少华，腰痛如针刺，痛处拒按，痛处固定，夜寐差，二便调，无发热，舌质淡红，可见瘀斑，苔白厚腻，脉弦涩。

体格检查：L$_4$/L$_5$ 棘突压痛明显，L$_4$/L$_5$、L$_5$/S$_1$ 椎旁压痛、叩击痛，无放射痛，双下肢直腿抬高试验 70°，仰卧挺腹试验（-），股神经牵拉试验（-）。

中医诊断：腰痛病（痰瘀互结证）。

治则：化痰祛瘀，通络止痛。

处方：身痛逐瘀汤加减。苍术 15g，黄柏 8g，川牛膝 30g，焦槟榔 10g，桃仁 15g，红花 10g，赤芍 15g，当归 12g，川芎 15g，没药 12g，羌活 30g，五灵脂 10g（包煎），香附 20g，炙甘草 6g，地龙 10g，秦艽 15g，柴胡 15g，枳实 12g，黄连 8g，制胆星 6g。7 剂，水煎服。每日 1 剂，分 2～3 次服。

二诊：2018 年 4 月 8 日。服上药后腿痛减轻，睡眠好转。患者自觉药力偏小。处方：苍术 15g，黄柏 8g，川牛膝 30g，焦槟榔 10g，桃仁 15g，红花 10g，赤芍 30g，当归 12g，川芎 15g，没药 12g，羌活 30g，五灵脂 10g（包煎），香附 20g，炙甘草 6g，地龙 10g，秦艽 15g，柴胡 15g，枳实 12g，黄连 8g，制胆星 6g，丹参 30g，石斛 15g。7 剂，水煎服。每日 1 剂，分 2～3 次服。

三诊：2018 年 4 月 15 日。服上药后腿痛明显减轻，睡眠大为好转。继服原方 14 剂巩固。

按语：身痛逐瘀汤出自清代王清任《医林改错》。功用活血祛瘀，祛风除湿，通痹止痛。主治瘀血挟风湿，经络痹阻，肩痛、臂痛、腰腿痛，或周身疼痛，经久不愈者。方中秦艽、羌活祛风除湿，桃仁、红花、当归、川芎活血祛瘀，没药、灵脂、香附行气血，止疼痛，牛膝、地龙疏通经络以利关节，甘草调和诸药。此例患者长期身体疼痛，按其脉证属瘀血夹风湿为患，以身痛逐瘀汤为主，加三妙丸加强燥湿清热之力。病久痰瘀互结，严重影响睡眠，加制胆星化痰，焦槟榔消积行气，二诊加丹参活血祛瘀止痛。

病例 **84**

四神煎加减治疗膝关节滑囊炎肿痛

患者：张某某，男性，60 岁，2018 年 8 月 29 日初诊。

主诉：左膝关节反复肿胀不适 2 年余，复发 5 天。

病史：患者自诉 2 余年前摔倒后出现左膝部肿胀疼痛不适，病情反复出现，曾予多次抽取膝关节腔积液治疗、应用活血消肿类药物治疗，效果不理想，近 5 天无明显诱因左膝再次出现肿胀，稍有疼痛，遂来我院就诊。

体格检查：T 36.4℃，P 72 次 / 分，R 18 次 / 分，BP 125/72mmHg。左膝关节未见明显内外翻畸形，左膝肿胀，皮色可，皮温正常，膝周轻压痛，浮髌试验（+），研磨试验（-），膝腱反射正常，肌力正常，肢端血运及活动度可。舌淡红，苔薄白，脉弦。

辅助检查：血常规：白细胞 $5.47×10^9$/L，血沉：25mm/h；血糖：4.6mmol/L。本院膝关节磁共振示：①左膝关节腔及髌上囊积液；②左股骨内髁骨髓水肿；③左膝髌上囊滑膜增厚。

中医诊断：膝痹病（气虚血瘀证）。

西医诊断：左膝关节滑囊炎。

入院后给予行左膝关节穿刺术，抽出红色质稀液体约 20ml，穿刺液送细菌培养＋药敏试验，注入关节腔玻璃酸钠注射液 2.5ml，后绷带加压固定，置膝关节功能位制动；卧床休息，抬高患肢；指导进行股四头肌收缩功能锻炼。关节穿刺液经 48 小时普通培养结果回示：无细菌生长。应用七叶皂苷钠 10mg 静脉滴注，每日 1 次，以抗炎、消肿；硫酸氨基葡萄糖胶囊口服以抗炎、止痛。

治则：益气活血，通利关节。

处方：四神煎加减。黄芪 60g，怀牛膝 30g，石斛 30g，制远志 15g，白芷 10g，木瓜 10g，鸡血藤 15g，伸筋草 15g，当归 10g。7 剂，水煎内服，每日 1 剂，早晚 2 次。

7 天后就诊，膝部症状基本消失。

按语：本例证属外伤后瘀而化热，久则伤阴耗气，而致气虚阴亏、血瘀不行，主要表现为膝部肿胀、疼痛、活动不利。治宜益气养阴祛邪，活血通利关节。方选四神煎加减。方中，大量黄芪以补气利水，石斛养阴生津，防止利水津伤，怀牛膝引药直入膝关节，善治屈伸不利，并可祛瘀，制远志祛痰消肿痛，木瓜、鸡血藤、伸筋草舒筋活络，白芷消肿，当归活血通经。

病例 85

柴葛解肌汤治疗创伤性膝关节炎急性发热

患者：宋某某，男，53 岁。

主诉：扭伤致左膝关节肿痛不适 20 余天，加重 3 天。

现病史：20 天前患者运动时扭伤左膝部，致左膝部肿痛、活动受限，在当地医院就诊，行左膝关节 MRI 平扫示：左膝关节前交叉韧带损伤、内侧半月板后角撕裂，左膝关节腔及髌上囊积液，关节周围软组织损伤，左膝关节退行性骨关节炎 MRI 表现。给予左膝关节固定制动，应用活血化瘀、消炎止痛类药物进行治疗。3 天前无明显诱因出现左膝部发热、肿痛，今因症状加甚来诊。

查体：T 38.3℃；左膝关节肿胀较甚，内后侧见暗紫色皮下瘀斑，面积直径约 10cm；膝部广泛皮温高，外、内侧压痛明显，膝关节主、被动屈曲活动明显受限，浮髌试验（＋），侧方应力试验（－），研磨试验、抽屉试验因疼痛剧烈未能进行，足背动脉搏动正常，肢端血运及深浅感觉正常。血常规：白细胞计数 7.5×10^9/L，中性粒细胞百分比 79.9％，淋巴细胞百分比 14.0％；血沉 120mm/h；C- 反应蛋白 189.19mg/L；血糖 5.37mmol/L。

中医诊断：筋伤（瘀血阻络证）。

西医诊断：①左创伤性膝关节炎（急性期）；②左膝软组织损伤；③左膝前交叉韧带损伤；④左膝内侧半月板损伤。

入院后给予行左膝关节穿刺术，抽出淡红色质稀液体约 10ml，穿刺液送细菌培养＋药敏，同时给予 0.9％生理盐水进行关节冲洗，冲洗后注入庆大霉素 16 万 U，术后置膝关节功能位制动；应用头孢唑林钠 1g 静脉滴注、2 次／日，七叶皂苷钠 10mg 静脉滴注、1 次／日，以抗炎、消肿；指导进行股四头肌收缩功能锻炼。入院治疗 3 日后，患者左膝关节仍肿胀、热痛，每日体温波动在 37.5～39℃，发热时间不固定；关节穿刺液经 48 小时普通培养结果回示：无细菌生长；复查血常规：白细胞计数 5.33×10^9/L，中性粒细胞百分比 3.68％，淋巴细胞百分比 1.33％；血沉 106mm/h；C- 反应蛋白 106.75mg/L。继续按原方案进行治疗 3 日。但患者仍发热，每日体温波动在 37.5～

39℃，发热时间不固定，伴有身体烦热，发热时烦热加重，左膝关节仍肿胀、热痛，纳可，二便可。舌质红偏赤，舌苔稍黄厚，脉弦滑。

中医诊断：筋伤（阳明热郁证）。

治则：解肌清热。

处方：给予停用抗菌药物，应用柴葛解肌汤加减。柴胡 12g，葛根 10g，黄芩 10g，白芍 12g，桔梗 10g，羌活 10g，白芷 10g，生甘草 6g，生石膏 15g，大枣 6g，生姜 6g，川牛膝 15g，生薏米 15g，苍术 10g，泽兰 15g。颗粒剂 5 剂，每日一剂半，早中晚分 3 次热水冲服，嘱患者服药后需身微微汗出。

二诊：1 剂后患者体温最高至 38.2℃，身烦热减轻，大便行，膝部热痛感亦减；3 剂后患者体温基本正常，最高至 37.3℃，身烦热已不显，左膝关节热痛明显减轻，肿胀亦有消减。5 剂服完，体温正常，未再发热，身烦热亦消，膝部热痛亦消、肿胀消减，二便正常。复查血常规正常；血沉 58mm/h；C- 反应蛋白 63.7mg/L。患者舌质仍偏红，舌苔稍黄厚，脉弦略滑。遂停用静脉滴注，继给予中药四妙散加减 4 剂口服，膝部症状消失；因患者拒绝关节镜手术治疗，遂出院保守治疗，随诊未再发热。

按语：创伤性膝关节炎为骨伤科常见病，临床可表现为关节疼痛、肿胀和不同程度的关节活动功能障碍，其急性期可出现在受损后的各个阶段，以损伤早、中期多见，表现为关节局部的红肿热痛症状，临床常规应用抗炎、消肿药物进行治疗，辅以关节制动。

对于本案例，患者急性期出现在受损后的中期，除表现出关节局部的发热、肿痛外，还出现全身发热症状。老师指出该患者因外伤而致左膝部损伤，并无外感风寒的病史，后出现左膝部局部的红肿热痛症状及全身的中等热，应用抗菌药物等治疗效果不明显，仍发热，同时伴有身烦热等症状，结合舌脉，当为阳明热郁之证，治当解肌清热，方选柴葛解肌汤加减。热退后，阳明热郁已解，当根据脉症随证治之，治以清利下焦湿热，方选四妙散加减，则病可愈。

柴葛解肌汤为表里双解之方，出自明代陶节庵的《伤寒六书·卷三·杀车槌法方》，由柴胡、葛根、黄芩、羌活、白芷、白芍、桔梗、生石膏、甘草、大枣、生姜诸药组成，书载"治足阳明胃经受邪，目疼，鼻干，不眠，头疼，眼眶痛，脉来微洪，宜解肌，属阳明经病"，用于太阳风寒表邪未解，入里郁而化热，里热已炽而致的发热诸症。临床应用柴葛解肌汤，当以发热为主症，辨证属阳明郁热者皆可应用，以上所列诸症但见一症便可。该案例患者虽未有外感风寒病史，无风寒表症，亦无从表入里化热之说，乃因膝部为足三阴三阳经所经行之处，外伤致膝部经脉损伤，气血运行不畅，气血瘀阻，瘀而化热，出现局部的红肿热痛；邪热侵犯阳明，影响至全身，则导致发热、身烦热；同时患者二便正常，亦无口渴、大汗出，脉象弦滑，故排除阳明腑实证和阳明经证；结合舌脉，可诊为阳明热郁，给予应用柴葛解肌汤加减。方中葛根性味辛凉，辛能外透肌热，凉可内清郁热；柴胡性味辛寒，为解肌之要药，同时具有疏畅气机的功效，又可助葛根透郁热外出；羌活、白芷性味辛散，既可发表，又可止诸痛；黄芩性味苦寒，可清热燥湿、泻火解毒，与石膏相配，以清泄里热；桔梗宣畅肺气以利解表；白芍、大枣敛阴养血，防止疏散太过而伤阴；生姜发散风寒；甘草调和诸药。因患者舌苔稍黄厚，脉弦滑，兼有左膝部肿胀，故加用生薏米、苍术健脾祛湿；川牛膝以逐瘀通经，通利关节；泽兰活血化瘀，利水消肿；同时生薏米可清热排脓。诸药共用，共奏解肌清热、祛湿活血之功，取得较好的疗效。

病例 86

蒿芩清胆汤加减治疗骨折后发热

患者：刘某，男，17岁。

主诉：右下肢骨折术后发热14天。

病史：患者因被重物砸伤右下肢致浮膝损伤，急症行切开复位内固定术，术后体温在 $37.4 \sim 38℃$，查血常规：白细胞计数 $10.5 \times 10^9/L$，分类正常。应用抗菌药物治疗。术后第7天开始，患者晨起体温38℃左右，午后则升至39.4℃左右，半夜后体温略下降，复查血常规：白细胞计数 $8.6 \times 10^9/L$，中性粒细胞百分比 94.8%，加大抗菌药物用量，并加用清热解毒药物，用药5天，体温无明显变化。刻下患者时发热、汗出，微恶寒，略头晕，口略干，口苦，胃脘胀满，纳差，偶有恶心，舌质稍红，舌苔黄厚腻，脉弦数。

中医诊断：骨折（湿热瘀阻三焦）。

治则：清热利湿，清透三焦。

处方：停用抗菌药物及清热解毒药物，应用蒿芩清胆汤加减。青蒿20g，滑石20g，茯苓20g，黄芩12g，栀子12g，清半夏10g，竹茹12g，陈皮12g，枳壳12g，青黛4g，甘草6g。3剂，水煎服，早中晚分3次温服。

二诊：患者服药1剂后，体温降至37℃，午后体温37.5℃，3剂服完后体温正常。给予继服上方3剂以巩固疗效，随诊未再发热。

按语：骨折术后发热为骨科常见病，因伤后出血，瘀血内阻，瘀而化热致发热，临床多采用清热凉血、活血化瘀之法进行治疗。但有部分患者疗效不明显，甚至联合应用抗菌药物进行治疗，亦无明显改善，需根据患者症状进行辨证治疗。该例患者表现为湿热瘀阻三焦之象，究其原因，乃伤后卧床，情志不畅，亦有瘀血内阻，致机体气机不畅，三焦气化失常，水液停聚。加之补养失度，饮食内积，蕴生湿热。湿热蕴结于内，又阻滞三焦气机。《重订通俗伤寒论》云："足少阳胆与手少阳三焦合为一经，其气化一寄予胆中以化水谷，一发于三焦以行腠理。若受湿遏热郁，则三焦之气机不畅，胆中之相火乃炽。"故湿热内蕴，既影响三焦气机，又影响少阳枢机，使少阳枢机不利。在这种情况下，清热凉血、活血化瘀之法与之不符，而单用柴胡剂或单用渗利剂，都难以使湿和热分离，把热从半表半里枢转出来，所以必须治以清透和解，蒿芩清胆汤是首选方剂。以青蒿、黄芩清透三焦湿热；竹茹、半夏清化痰热；陈皮、枳壳宽胸畅膈；碧玉散引相火下泄，下焦之气机通畅；茯苓使湿热下出，均从膀胱而去；加用栀子以加强清泄内热之力，加用苍术以加强祛湿之力；如此配合，使三焦湿热得以宣透，少阳枢机得以恢复，则热退病自除。